La Guinée face au handicap

Études africaines

Collection dirigée par Denis Pryen et François Manga Akoa

Dernières parutions

Mohamed Lamine MANGA, *La Casamance dans l'histoire contemporaine du Sénégal*, 2012.

Roda N'NO et Alice ATERIANUS-OWANGA, *Akamayong-Nkemeyong. Recueil de textes de rap en langue fang nzaman*, 2012.

Mohammad AL SUBAIE, *L'idéologie de l'islamisme radical. La nouvelle génération des intellectuels islamistes*, 2012.

Théodore Nicoué GAYIBOR (dir.), *Cinquante ans d'indépendance en Afrique subsaharienne et au Togo*, 2012.

Christian Thierry MANGA, *Le Sénégal, quelles évolutions territoriales ?*, 2012.

N'deye Maty Sene, *Le commerce des produits maritimes et fluviaux au Sénégal de 1945 à nos jours*, 2012.

Tiéman DIARRA, *Santé, maladie et recours aux soins à Bankoni, Niarela et Bozola (Mali). Les six esclaves du corps*, 2012.

Tiéman DIARRA, *Paludisme, cultures et communautés. Le cri du hibou*, 2012.

André SAURA, *1975, une année sans pareille à Madagascar*, 2012.

Coordonné par Céline LABRUNE-BADIANE, Marie-Albane de SUREMAIN et Pascal BIANCHINI, *L'école en situation postcoloniale*, 2012.

Jérôme TOUNG NZUE, *Elites et compromission en Afrique. Légitimation d'un système et sous-développement au Gabon*, 2012.

Joachim E. GOMA-THETHET, *Histoire des relations entre l'Afrique et sa diaspora*, 2012.

Amadou OUMAROU, *Dynamique du Pulaaku dans les sociétés peules du Dallol Bosso (Niger)*, 2012.

Marc-Laurent HAZOUMÊ, *Développement du Bénin. L'éducation au cœur de l' « Émergence »*, 2012.

Andoche BAVUINDISI MATONDO, *Le système scolaire au Congo-Kinshasa. De la centralisation bureaucratique à l'autonomie des services*, 2012.

Djibril DIOP, *Urbanisation et gestion du foncier urbain à Dakar. Défis et perspectives*, 2012.

Hygin Didace AMBOULOU, *Histoire des institutions judiciaires au Congo*, 2012.

Serge TCHAHA, *La francophonie économique. Horizons des possibles vus d'Afrique*, 2012.

Vitaly TCHIRKOV

La Guinée face au handicap

La problématique des déficiences motrices à Conakry

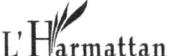

Photo page de couverture : archive personnelle de l'auteur

© L'HARMATTAN, 2012
5-7, rue de l'École-Polytechnique ; 75005 Paris

http://www.librairieharmattan.com
diffusion.harmattan@wanadoo.fr
harmattan1@wanadoo.fr

ISBN : 978-2-336-00499-0
EAN : 9782336004990

DEDICACE

Ce travail est consacré à toutes les personnes atteintes de handicap qui vivent à travers le monde et plus particulièrement à celles qui résident dans les pays en voie de développement tels que la République de Guinée. Evoluant dans des conditions d'existence souvent dramatiques et imprégnées de désespoir et de misère, elles sont, dans leur grande majorité, abandonnées par les politiques, stigmatisées par leurs sociétés et plongées dans la pauvreté et l'indigence.

Ce n'est qu'à travers une profonde désolation et avec un sentiment d'impuissance que nous avons pu observer et étudier ces publics, devenus finalement si proches de nous et si pareils à nous. Par notre travail, nous espérons leur apporter une aide et un soutien. En diffusant leurs témoignages, nous espérons sensibiliser la communauté scientifique et internationale aux problématiques liées à leurs conditions de vie.

REMERCIEMENTS

C'est dans l'esprit d'Albert Jacquard, célèbre scientifique français, qui écrit : « *Le savoir, pour moi, est une longue promenade. Qu'importe le parcours, l'essentiel est de marcher* », que j'ai marché durant ces longues années d'études en parcourant des kilomètres et des pages. Parfois égaré ou retardé pour diverses raisons, j'ai persisté et, à ce jour où mon travail aboutit à sa fin, je souhaite remercier toutes les personnes qui m'ont accompagné dans cette aventure humaine et scientifique.

Je souhaite ainsi exprimer ma profonde reconnaissance envers le Professeur Dominique KELLER, qui, malgré l'originalité de mon sujet d'étude a accepté de diriger le présent travail. Ses apports théoriques et méthodologiques m'ont permis de construire celui-ci selon les règles de l'art. Toujours disponible et à l'écoute, Dominique KELLER, non seulement encadrait ma thèse d'un point de vue scientifique, mais surtout, m'apportait un énorme soutien moral et psychologique. Je tiens à remercier également, William GASPARINI, Professeur des universités et Directeur de l'Equipe de recherche en Sciences Sociales du Sport (EA 1342) de l'Université de Strasbourg, pour ses apports en qualité de codirecteur de mon travail.

Au préalable, je tiens à remercier toutes les personnes qui, de près ou de loin, ont participé à notre étude. Je pense particulièrement à Moussa TRAORE, Directeur du Centre National d'Orthopédie de Conakry, qui a contribué au bon déroulement de nos enquêtes de terrain. Un grand merci également à Mohamed CAMARA, Président de la FEGUIPAH, pour nous avoir accueillis dans son service et pour nous avoir renseignés sur la situation de handicap aussi bien dans son pays que dans toute l'Afrique de l'Ouest. Merci à toutes les personnes qui ont participé à nos enquêtes. Vos sincères réponses et témoignages ont été fondamentaux pour le bon déroulement de notre recherche.

Pour finir, je tiens à remercier mes parents, mon père Vladimir et ma mère Galina. Si ma thèse est à ce jour accomplie, c'est en grande partie grâce à eux. Séparés par des milliers de kilomètres, ils étaient à chaque instant près de moi et toujours prêts à m'apporter une aide, une solution et un conseil quelles que soient les circonstances. Je les remercie également pour leur soutien financier qui m'a permis durant ces dix dernières années de m'adonner principalement aux études. Je les remercie aussi pour l'organisation de mes séjours en République de Guinée, de même que pour leurs apports intellectuels et scientifiques qui m'ont fait énormément avancer dans ce travail. Merci du fond du cœur.

LISTE DES ABREVIATIONS

ACDI	Agence canadienne de développement international
ACIPH	Agence de Coopération Internationale des Personnes Handicapées
AOF	Afrique Occidentale Française
APA	Activités physiques adaptées
APIG	Association pour la Promotion de l'Islam en Guinée
AVC	Accident vasculaire cérébral
CES	Conseil Economique et Social
CF	Communauté Française
CHU	Centre hospitalier universitaire
CIF	Classification internationale de fonctionnement, des handicaps et de la santé
CIH	Classification internationale des handicaps : déficiences, incapacités, désavantages
CNDD	Conseil National pour la Démocratie et le Développement
CNO	Centre National d'Orthopédie
CNT	Conseil National de la Transition
CRO	Centre Régional d'Orthopédie
CTNERHI	Centre Technique National d'Etudes et de Recherches sur les Handicaps et les Inadaptations
DM	Déficience mentale
DMI	Déficience des membres inférieurs
DMS	Déficience des membres supérieurs
DV	Déficience visuelle

FAO	Organisation des Nations Unies pour l'alimentation et l'agriculture
FEGUIPAH	Fédération Guinéenne pour la Promotion des Associations des Personnes Handicapées
FMI	Fonds monétaire international
FNUAP	Fonds des Nations Unies pour la population
FOAPH	Fédération Ouest Africaine des Personnes Handicapées
IAR	Institut Africain de Réadaptation
ICIDH	International Classification of Impairments, Disabilities and Handicap
IDH	Indice de développement humain
IFORD	Institut de Formation et de Recherche Démographiques
IFRH	Institut Fédératif de Recherche sur le Handicap
IMC	Infirmité motrice cérébrale
INSERM	Institut National de la Santé et de la Recherche Médicale
IRRH	Institut Régional de Recherche sur le Handicap
MASPFE	Ministère des Affaires Sociales, de la Promotion Féminine et de l'Enfance
MEPU	Ministère de l'Enseignement Pré-Université
MJS	Ministère de la Jeunesse et des Sports
MSHP	Ministère de la Santé et de l'Hygiène Publique
OMPH	Organisation mondiale des personnes handicapées
OMS	Organisation mondiale de la Santé
ONG	Organisation non gouvernementale
ONU	Organisation des Nations Unies
PANAPH	Panafricaine des personnes handicapées

PNUD	Programme des Nations Unies pour le développement
PPH	Processus de production du handicap
RBC	Réadaptation à base communautaire
REGAC	Réseau Guinéen des Associations Caritatives
RGPH	Recensement Général de la Population et de l'Habitat
RIPPH	Réseau international sur le Processus de production du handicap
SAR	Secrétariat des Affaires Religieuses
SCM	Sciences du Corps et des Mouvements
SIMH	Système d'Identification et de Mesure du Handicap
SSP	Soins de santé primaire
STAPS	Sciences et Techniques des Activités Physiques et Sportives
VIH (SIDA)	Virus d'immunodéficience humaine (Syndrome d'immunodéficience acquise)
UNESCO	Organisation des Nations Unies pour l'éducation, la science et la culture
UNICEF	Fonds des Nations Unies pour l'enfance
USAID	United States Agency for International Development

SOMMAIRE

PREFACE   21

INTRODUCTION GENERALE   23

CHAPITRE I. ORIGINES, DEFINITIONS ET MODELES CONCEPTUELS DES HANDICAPS

I. HISTOIRE DE LA MONSTRUOSITE ET GENESE DES HANDICAPS   32

1. Traitement social des anomalies corporelles au cours de l'histoire   32
2. Origines et évolutions sociolinguistiques du « handicap »   35
3. Emergence du handicap à l'échelle internationale   39

II. ESSAI DE DEFINITION DU HANDICAP   43

1. Handicap : part de responsabilité du biologique et du social   44
2. Handicap et facteurs d'exclusion sociale   49
3. Intégration, insertion et handicap : quelles perspectives ?   54

III. PRINCIPAUX MODELES DE PRODUCTION DES HANDICAPS   57

1. Classification internationale du fonctionnement, du handicap et de la santé   57
2. Modèle québécois de la production du handicap   59
3. Système d'identification et de mesure du handicap   61
4. Quel modèle de référence ?   63

IV. CARACTERISTIQUES DES HANDICAPS MOTEURS   66

1. Rôle du mouvement chez l'homme   66
2. Causes des déficiences motrices   68
2.1. Mécanismes généraux de la survenue des déficiences motrices   69
2.2. Classement des déficiences selon le niveau d'atteinte anatomique   71
3. Limites de la compensation orthopédique   72

SYNTHESE   75

CHAPITRE II. REPUBLIQUE DE GUINEE ET DONNEES RELATIVES AUX PUBLICS ATTEINTS DE HANDICAP

I. PRESENTATION DE LA REPUBLIQUE DE GUINEE — 78

1. Aperçu géopolitique — 78
2. Population et indices démographiques — 81
3. Conditions de vie à Conakry — 83
4. Caractéristiques socioculturelles des habitants de Conakry — 85

II. DONNEES RELATIVES AUX PUBLICS PORTEURS DE HANDICAP — 89

1. Sources et études — 89
2. Recensement selon le type de déficience — 91
3. Déterminants démographiques et migration — 95
4. Habitations et état matrimonial — 97
5. Activités économiques — 98
6. Place du handicap dans les traditions et les croyances guinéennes — 100

III. HANDICAP ET PRISE EN CHARGE EN REPUBLIQUE DE GUINEE — 103

1. Prise en charge institutionnelle — 103
1.1. Centre National d'Orthopédie — 105
1.2. Cité de Solidarité de Ratoma — 107
2. Système éducatif guinéen — 109
2.1. Insertion d'enfants atteints de handicap au sein des écoles publiques — 110
2.2. Formation dans les établissements spécialisés — 111
2.3. Instruction coranique — 113
3. Rôle du mouvement associatif dans la prise en charge du handicap — 116
3.1. Domaines d'intervention de la FEGUIPAH — 116
3.2. Partenariat et financement — 117
4. Offres sportives pour les personnes atteintes de handicap — 118
4.1. Catégories de handicaps et disciplines intégrées au sein du Handisport — 118
4.2. Fonctionnement et financement de la fédération du Handisport — 119
5. Aide internationale et politique de Réadaptation à base communautaire — 120
5.1. Rôle de l'ONU — 122
5.2. Actions des Organisations non gouvernementales — 126
6. Prise en charge du handicap au sein de la famille guinéenne — 127

SYNTHESE — 129

CHAPITRE III. ESSAI D'ANALYSE DU HANDICAP DANS LE CONTEXTE SPECIFIQUE DE LA REPUBLIQUE DE GUINEE

I. ANALYSE DES CAUSES BIOMEDICALES DES HANDICAPS — 132

1. Identification des facteurs de risques	133
2. Piste de l'exode rural	134

II. DETERMINANTS SOCIO-ECONOMIQUES 135

1. Hypothèses des modes de subsistance des personnes DMI	135
2. Implications sur la participation et de l'intégration sociales	136

III. APPORTS D'UNE APPROCHE REPRESENTATIONNELLE 138

1. Force des croyances dans le contexte guinéen	139
2. Préjugés et représentations sociales : effets sur la perception du handicap	140

SYNTHESE 143

CHAPITRE IV. DEROULEMENT DE L'ETUDE, POPULATION CIBLEE ET OUTILS METHODOLOGIQUES

I. ENQUETES QUANTITATIVES 146

1. Populations interrogées	146
1.1. Personnes déficientes des membres inférieurs résidant à Conakry	146
1.2. Habitants de Conakry (valides et atteints de handicap)	147
1.3. Représentativité des échantillons	148
2. Déroulement des enquêtes	148
2.1. Formation des enquêteurs	148
2.2. Techniques d'échantillonnage	149
2.3. Aspects éthiques de la recherche	149
3. Instruments de collecte	150
4. Variables étudiées	151
5. Méthode d'analyse des données	153

II. ENQUETES QUALITATIVES 154

1. Entretiens semi-dirigés	154
1.1. Echantillon	154
1.2. Méthode d'interprétation	155
2. Observation participante	155
2.1. Projet « Sport humanitaire à la Cité de Solidarité »	156
2.2. Immersion au sein de la FEGUIPAH	157

SYNTHESE 158

CHAPITRE V. DETERMINANTS DES HANDICAPS CHEZ LES HABITANTS DE CONAKRY

I. FACTEURS DE RISQUE ET INCIDENCE DES DEFICIENCES DES MEMBRES INFERIEURS CHEZ LES HABITANTS DE CONAKRY   160

1. Prévalence des déficiences des membres inférieurs à Conakry   160
1.1. Séquelles de la poliomyélite   163
1.2. Conséquences d'autres maladies invalidantes   164
1.3. Erreurs médicales   165
1.4. Accidents du travail et de la circulation   166
2. Ancienneté des déficiences et compensation orthopédique   169
3. Migration des personnes atteintes de déficiences des membres inférieurs   171
3.1. Raisons économiques   172
3.2. Raisons familiales   174
3.3. Raisons médicales   176
3.4. Raisons professionnelles   178

II. MODES DE SUBSISTANCE DES PERSONNES ATTEINTES DE DEFICIENCES DES MEMBRES INFERIEURS RESIDANT A CONAKRY   180

1. Profils socio-économiques des personnes interrogées   180
1.1. Subsistance à travers la pratique de la mendicité   181
1.2. Subsistance à travers l'occupation d'un emploi   184
1.3. Subsistance à travers la prise en charge familiale   187
2. Influence des modes de subsistance sur l'intégration sociale   189
3. Cas d'adolescents et de jeunes déficients des membres inférieurs   194

III. CROYANCES TRADITIONNELLES ET REPRESENTATIONS SOCIALES DES HANDICAPS CHEZ LES HABITANTS DE CONAKRY   196

1. Phénomène d'adhésion aux croyances en la nature maléfique des handicaps   196
2. Sorcellerie et représentations sociales des handicaps   203
3. Quelle définition du handicap en République de Guinée ?   205

SYNTHESE   211

CONCLUSION GENERALE   217

BIBLIOGRAPHIE   227

PREFACE

Par Dominique KELLER

Professeur Emérite de l'Université de Strasbourg

Si en Europe, la question de la personne handicapée nous interroge toujours, cela pose encore plus de problèmes en Afrique, tant au niveau des gouvernements qu'à celui des mentalités. En effet, la convention des Nations Unies de 2006 souligne bien que les personnes handicapées jouissent de tous les droits de l'homme et de toutes les libertés fondamentales. Ce droit à la dignité, à un épanouissement dans la société, est essentiel. Mais entre déclaration et réalité, l'espace est plus qu'illusoire en Afrique. Malgré les efforts d'associations, mais aussi des gouvernements, les obstacles concernant la reconnaissance des personnes handicapées, leur accès à l'éducation, à l'information et aux infrastructures sont nombreux et dépendent de bien de facteurs : politiques, médicaux, psychologiques, sociologiques et économiques. Les pesanteurs socioculturelles et les préjugés limitent la reconnaissance de leur statut. Pourtant le Rapport Mondial sur le Handicap émet des recommandations afin d'unifier les actions des divers pays en insistant sur la nécessité d'une recherche et de politiques pour l'épanouissement des personnes handicapées. Dès lors, une thèse traitant des conditions sociales et culturelles vient à point nommé.

Le travail exhaustif de Vitaly Tchirkov s'attache à préciser les déterminants du handicap moteur en République de Guinée. Cette étude pertinente cerne les effets et les mécanismes de la production des déficiences des membres inférieurs chez les habitants de Conakry. Le mérite du chercheur est d'avoir organisé son champ de recherche en fonction d'une approche interactionniste dont les aspects empirique et pragmatique de terrain pointent les antinomies et l'entrecroisement complexe de cette question du handicap. Grâce à une très bonne connaissance de la Guinée, l'auteur nous éclaire sur la réalité objective des causes du handicap et les divers effets du style de vie. Son approche des aspects subjectifs du handicap à la lumière du modèle hypothético-déductif nous éclaire pour aborder cette problématique comme un produit des diverses conditions de la vie sociale. Par les entrées plurimodales, il permet une appréhension globale de la prise en charge du handicap moteur éclairé par des données quantitatives et qualitatives.

Après une étude de cas très explicite, l'auteur propose des définitions et expose les modèles de la production du handicap classique. Il aborde ensuite le contexte guinéen avec les divers déterminants des déficiences des membres inférieurs par les aspects biomédicaux, socio-économiques et culturels. Enfin, à travers des témoignages, il appréhende les aspects subjectifs et tout particulièrement les croyances en la sorcellerie et en la nature maléfique du handicap.

Les résultats de ce travail montrent bien que 80% de personnes handicapées des membres inférieurs sont issues de l'exode rural et sont réduites à la mendicité. Les trois modes principaux de subsistance concernent la mendicité, l'emploi et la famille. L'intégration de la personne handicapée dépend donc essentiellement du mode de subsistance, mais encore des différentes institutions qui les prennent en charge selon des intérêts divers. Par ailleurs, la forte croyance en la sorcellerie et en la nature maléfique du handicap est un obstacle essentiel sur les représentations et des stratégies socio-économiques. Soulignons que les pages les plus poignantes concernent les rumeurs et les témoignages, reflets d'une parfaite immersion dans le terrain africain et d'une retranscription authentique.

L'ouvrage de Vitaly Tchirkov apporte un nouvel éclairage sur les réalités du handicap chez les personnes atteintes de déficiences des membres inférieurs à Conakry. Cet essai est une contribution essentielle à l'étude du statut, fréquemment stigmatisé, des handicapés des membres inférieurs. Elle permet également d'étudier les pratiques qui en dépendent dans une perspective de reconstruction du handicap comme « phénomène social total ». Elle propose aussi des recommandations pratiques pour agir au niveau local.

Dominique KELLER

INTRODUCTION GENERALE

« Avant d'être comme je suis, j'étais très heureux. [...]. Puis, mon avenir s'est cassé à 15 ans, quand un accident est venu frapper ma vie. Ce jour-là, je me souviens très bien, parce que ça a tout changé dans ma vie. [...]. Ça s'est passé quand je jouais un match au quartier. [...]. Oui, un chauffard ma roulé dessus, ma jambe droite s'est cassée, mon pied s'est écrasé au sol. Je suis tombé par terre car ça m'a fait très mal. [...]. Ensuite. Bah, je me souviens que mon père m'avait envoyé à l'hôpital, mais il n'avait pas l'argent. Les médecins, ils ont mis un plâtre et on m'a ramené à la maison. J'ai beaucoup souffert, je ne pouvais pas marcher, même pas bouger, pas dormir. Après deux semaines, une infection a encore frappé mon pied et on m'a dit qu'il faut, comme on appelle, l'amputation. [...]. Quand mes parents sont décédés, mon frère et mes sœurs ne voulaient plus me voir. Quelqu'un leur a dit qu'on m'a jeté un sort et qu'il ne fallait pas me voir. Je me suis trouvé dans la rue à mendier, parce que je dois manger quelque chose. Avec ce que je gagne, je peux avoir un peu de riz le soir. Mais, c'est pas facile : il y a beaucoup de mendiants à Conakry ! ».

(Ibrahima, 24 ans, Conakry, janvier 2008).

Ibrahima est un jeune Guinéen issu d'une famille relativement pauvre qui a subi à l'âge de 15 ans une amputation de la jambe droite après avoir été percuté par un véhicule. Son témoignage, à la fois sincère et émouvant, montre étape par étape comment cet accident a brisé ses rêves et a transformé sa vie en cauchemar. Comme il l'explique, tout a commencé par un banal match de football qui opposait deux équipes informelles sur un terrain traversé en plein milieu par une chaussée régulièrement empruntée par des conducteurs. Dans ce type de rencontres, le jeu est systématiquement interrompu à cause de la circulation et quelquefois suite à l'écrasement de la balle. Dans un tel cas, il est coutumier que les joueurs encerclent la voiture fautive et ne la relâchent que si le prix de la balle est remboursé.

Dans le cas d'Ibrahima, ce n'est pas la balle, mais sa jambe qui a été percutée. Après l'accident le chauffeur a pris la fuite sans jamais être retrouvé. Le manque de moyens n'a pas permis l'hospitalisation de ce jeune car les frais d'une telle intervention, en l'absence d'assurance maladie, ce qui est le cas de la grande majorité des Guinéens, sont entièrement à la charge du patient ou de sa famille. Néanmoins, un plâtre recouvrant l'ensemble de sa jambe droite a été posé suite à quoi il retourna chez ses parents. D'après ce que nous avons compris, les plaies occasionnées au moment de l'accident se sont aussitôt infectées sous le plâtre. Pour Ibrahima, cela n'a pu se produire qu'à cause de l'indifférence, voire de l'incompétence des médecins qui n'ont « *même pas correctement désinfecté les blessures* »[1] et qui ne lui ont pas prescrit à temps un traitement à base d'antibiotiques. Lorsque son état s'est significativement aggravé, le plâtre lui a été retiré. Une fois de plus, les médecins qui l'ont examiné, se sont empressés de lui sectionner la jambe, alors qu'à ce stade relativement précoce, deux semaines environ, d'autres traitements pouvaient être envisagés[2].

Amputé à la hauteur du genou, Ibrahima a senti sa vie se briser, mais à ce stade il ignorait encore le destin que lui réservait l'avenir. Dès lors, il devait faire face à sa nouvelle existence, où le handicap ne tardait pas à faire son apparition. La perte de ses deux parents peu de temps après son accident, a sensiblement aggravé sa situation et son moral. Délaissé par ses proches, craignant qu'un sort lui ait été jeté, Ibrahima se retrouva à la rue sans formation et sans emploi. Comme nous le verrons ultérieurement, la superstition et les croyances en la sorcellerie et en la nature maléfique des handicaps sont largement répandues dans les esprits des Guinéens, d'où l'émergence d'une forte méfiance et d'une certaine discrimination à l'égard de cette catégorie de personnes.

Pour revenir à Ibrahima, voilà que depuis ses vingt ans, il erre dans les rues de la capitale en se déplaçant à l'aide d'une paire de béquilles, qu'il a lui-même fabriquée avec des morceaux de bois, à la recherche du miracle et de quoi se nourrir. Selon lui, l'Etat et la société toute entière l'ont abandonné et aucune aide ni soutien ne lui ont jamais été accordés. Pire encore, ne pouvant pas porter des charges lourdes ni travailler physiquement, la pratique de la mendicité, qu'il qualifie d'indigne, mais indispensable pour sa survie, est devenue sa seule activité génératrice de revenu. Comme chez la plupart des personnes ayant des déficiences physiques et sensorielles en République de

---

[1] Extrait d'entretien avec Ibrahima réalisé en janvier 2008 à Conakry, République de
[2] Interventions chirurgicales locales accompagnées d'une chimiothérapie à base de pénicilline, relativement bon marché et accessible en République de Guinée.

Guinée, ce choix de vie a été renforcé chez Ibrahima par l'absence de prise en charge institutionnelle et par l'inadaptation du marché de l'emploi à ses capacités limitées par rapport à la moyenne des personnes dites « valides ». Marqué par la présence d'emplois essentiellement manuels, tels que les travaux agricoles, les exploitations minières[3], le bâtiment et la menuiserie, la société guinéenne offre peu de possibilités sur le plan professionnel aux personnes atteintes de handicap. Leurs seules activités se cantonnent donc rarement à des travaux intellectuels et plus majoritairement à des emplois ne nécessitant pas de lourdes implications physiques, tels que le commerce et l'artisanat.

L'exemple d'Ibrahima n'est pas une exception, mais la réalité dont témoignent de nombreuses études sur les conditions de vie des personnes atteintes de handicap vivant dans les pays en voie de développement[4]. En effet, malgré la Déclaration universelle des droits de l'Homme[5] qui affirme, entre autres, le « *droit de tout individu sans distinction de quelque sorte, au mariage, à la propriété, à l'égalité d'accès aux services publics, à la sécurité sociale et à la jouissance des droits fondamentaux, y compris économiques, politiques, sociaux et culturels* », la quasi-majorité des personnes atteintes de handicap résidant dans certains pays en voie de développement, sont de nos jours privées de leurs principaux droits et alimentent couramment les couches sociales les plus vulnérables et les plus défavorisées. En effet, si le progrès socio-économique permet désormais aux pays occidentaux de garantir une subsistance optimale à leurs publics en situation de handicap, notamment en assurant leur prise en charge sur les plans médical, social, éducatif, juridique, économique, culturel, sportif, etc., en République de Guinée, ces derniers vivent massivement en-dessous du seuil de pauvreté et ne bénéficient d'aucune subvention, ni de protection sociale.

---

[3] Comme nous le verrons ultérieurement, les compagnies minières, qui extraient notamment de la bauxite, mais aussi de l'or, du fer, du nickel et des diamants, créent à elles seules plus de la moitié des emplois en Guinée.
[4] Il suffit de regarder les différents rapports à ce sujet réalisés par l'Organisation mondiale de la Santé (OMS), l'Organisation des Nations Unies pour l'éducation, la science et la culture (UNESCO), le Programme des Nations Unies pour le développement (PNUD), ainsi que de lire les articles de Bénicourt E. (2001), Emmanuelli X. (1999), Heraud M. (2005), Perry D. (2003), Poizat D. (2007), etc. pour se rendre compte de la réalité et de l'envergure de ce phénomène.
[5] Déclaration universelle des droits de l'Homme adoptée le 10 décembre 1948 à Paris au Palais de Chaillot par les 58 Etats Membres. Résolution 217 A (III).

Malgré la signature de conventions internationales, telles que récemment la charte sur les droits des personnes handicapées[6], qui a été ratifiée en 2008 par le gouvernement guinéen, aucune mesure concrète n'a été prise. Les personnes atteintes de handicap demeurent habituellement à leur propre charge ou à la charge de leurs familles. Cette non-application des conventions nationales et internationales relatives aux personnes atteintes de handicap semble résulter des difficultés principalement économiques et techniques, telles que le manque de financement et l'insuffisance d'infrastructures et de personnel qualifié. Néanmoins, nous pensons que ce problème est en grande partie lié au fait que l'Etat Guinéen ne possède vraisemblablement pas de données fiables sur ce type de publics, notamment en termes d'effectifs, de caractéristiques biomédicales et socio-économiques, de tendances démographiques, etc., sur lesquelles pourrait s'appuyer une véritable politique visant leur reconnaissance et leur prise en charge.

Les seules données chiffrées dont dispose actuellement la Guinée sur la situation de sa population face aux handicaps datent du dernier Recensement Général de la Population et de l'Habitation[7] (RGPH) de 1996. Les statistiques relatives aux personnes atteintes de handicap ont été analysées par deux équipes ministérielles différentes, dirigées par Sidibé[8] en 2000, et par Diallo[9] en 2002. Toutefois leurs analyses, principalement descriptives, semblent donner une vision assez superficielle de ce phénomène, n'expliquant pas ses principales manifestations telles que la pratique de la mendicité, l'exode rural, l'inaccessibilité du système éducatif, la quasi-absence de prise en charge médicosociale, le rôle du milieu associatif, l'impact des croyances traditionnelles et les raisons de la discrimination sociale que subissent les personnes atteintes de handicap.

---

[6] Convention relative aux droits des personnes handicapées, adoptée par l'ONU à New-York le 30 mars 2007. Celle-ci garantit à « quelques 650 millions de personnes handicapées à travers le monde une vie à l'abri de l'exploitation et des abus, tout en renforçant les droits dont ils disposent dans les domaines clefs comme la liberté de mouvement, la santé, l'éducation, l'emploi et la participation à la vie politique ».

[7] Recensement Général de la Population et de l'Habitation de 1996. Décret /95/210 PRG/SGG du 26 Juillet 1995. Département des archives du Ministère des Affaires Sociales, de la Promotion Féminine et de l'Enfance.

[8] Sidibé, M. (2000). *Les handicapés*. Ministère de l'Economie et des Finances de Guinée. Direction Nationale de la Statistique. Bureau National du Recensement. Projet Gui/94/P02. Conakry.

[9] Diallo, C. D. (2002). *Etude sur les groupes marginaux en Guinée*. Conakry, Ministère des Affaires Sociales, de la Promotion Féminine et de l'Enfance de Guinée.

Depuis, à l'exception de rares études cliniques, souvent de type rétrospectif et spécifiques à certaines déficiences, comme c'est le cas d'une enquête menée au Centre hospitalier universitaire (CHU) de Donka sur les déficiences intellectuelles[10] ou d'études plus globales sur la santé de Guinéens et de quelques dizaines de publications isolées de chercheurs guinéens[11] et d'associations locales[12], nous n'avons trouvé aucun rapport complet et actualisé portant sur cette thématique. En même temps nous avons constaté que depuis les années 1990, le climat socio-économique, démographique et politique guinéen a significativement évolué, notamment à cause de l'assimilation des quelques 300 à 400 mille réfugiés provenant du Libéria et de la Sierra-Léone, du déclin économique, de l'instabilité politique et de la forte croissance démographique interne qui a modifié inévitablement l'équilibre entre les milieux urbain et rural[13].

C'est donc au regard d'un tel contexte qu'une nouvelle étude sur cette thématique nous a paru opportune. Mais avant d'en dévoiler les objectifs, essayons de donner une définition de ce que recouvre pour nous la notion de handicap et expliquons les objectifs de notre travail, ainsi que le choix de la population étudiée.

De par sa complexité et les controverses qui la caractérisent, la notion de handicap représente un phénomène pluriel. Les difficultés à définir ce terme résident en effet, à la fois dans sa variation spatio-temporelle, son caractère situationnel, ou encore son champ de réflexion et d'application. Malgré l'abondance d'approches (médicales, sociales, linguistiques, juridiques, politiques, etc.), grand nombre de chercheurs contemporains estiment que le handicap représente un phénomène socioculturel complexe et évolutif, qui résulte de la confrontation entre les caractéristiques propres à l'individu et celles du milieu dans lequel il vit[14]. Ainsi, Fougeyrollas (1993) définit ce terme comme « *une limitation des habitudes de vie d'un individu découlant*

---

[10] Etude sur les patients atteints de maladies mentales entre 1986 et 1990. Conakry, CHU de Donka.
[11] Comme celles de Diakité (1991), Bayo (2005), Oularé (1989) et Barry (1998).
[12] Ici nous pouvons citer l'enquête réalisée par l'Association Guinéenne pour la Formation et la Réinsertion sociale des personnes handicapées (AGEFRIS). Toutefois, il ne s'agit pas d'une véritable étude au sens scientifique, mais plutôt d'une campagne de sensibilisation visant la reconnaissance des personnes handicapées.
[13] PNUD. (2007). *Note sur la situation politique, sociale et économique en Guinée*.
[14] Delcey, M. (2002), Murphy, R. F. (1987), Fougeyrollas, P. (2001), Ebersold, S. (1997), etc.

d'une interaction entre des facteurs personnels et des facteurs environnementaux agissant comme facilitateurs ou obstacles »[15].

De nos jours, il est admis que le handicap ne se réduit pas à la déficience, ni à l'incapacité fonctionnelle, mais qu'il se produit dans un ensemble très large, constitué par une multitude de variables « bio-psycho-socio-environnementales ». En d'autres termes, l'on reconnaît que les causes des handicaps sont intimement liées aux défaillances corporelles et fonctionnelles, mais le réel désavantage est généré par la société, notamment à cause de ses normes, ses règles, ses standards, ses barrières et ses limites. Ainsi, comme le suggèrent les personnes atteintes de handicap, le handicap apparaît dans « *l'interaction entre la déficience, la limitation fonctionnelle et une société qui produit des barrières empêchant l'intégration* »[16].

Néanmoins, nous pensons que la définition accordée au handicap devrait davantage prendre en compte les réalités de la société dans laquelle elle s'inscrit. En effet, est-il possible d'envisager une définition universelle, niant ainsi les différences entre les pays telles que les écarts socio-économiques qui persistent entre les pays développés et ceux en voie de développement ? L'un des objectifs de cette étude consistera par conséquent à élaborer une vision du handicap adaptée au contexte socioculturel guinéen, qui, comme nous le verrons, se démarque dans sa complexité de celui des pays occidentaux. Etant donné qu'il existe plusieurs familles de handicap, à savoir les handicaps physiques, mentaux, organiques et sociaux, qui possèdent chacun des caractéristiques bien particulières, seuls les handicaps physiques et en particuliers moteurs seront analysés dans le cadre de cette recherche. Ce choix se justifie par leur prédominance en République de Guinée[17] et également par notre profil scientifique, qui est principalement orienté vers les connaissances relatives aux déficiences de type organique. Notre partie expérimentale sera ainsi constituée de trois sous-chapitres, dont les deux premiers s'intéresseront à l'incidence des déficiences des membres inférieurs, ainsi qu'à leurs conséquences sur les comportements socio-économiques chez les habitants de Conakry. Notre démarche consistera

---

[15] Fougeyrollas, P. (1993). *Le processus de production culturelle du handicap : contextes sociohistoriques du développement des connaissances dans le champ des différences corporelles et fonctionnelles.* Québec, Département d'anthropologie. Université Laval.

[16] Delcey, M. (2002). *Déficiences motrices et situation de handicaps.* Paris, Association des Paralysés de France.

[17] Selon les données du RGPH de 1996, les handicaps occasionnés par des déficiences motrices et sensorielles constituent plus des trois-quarts de tous les handicaps répertoriés en 1996 en République de Guinée.

également à énumérer les principales causes de la prédominance de ce type de déficience au sein de la capitale guinéenne, en tenant d'une part compte des nombreux facteurs de risque tels que les maladies invalidantes, les erreurs médicales et les accidents de route et, d'autre part, des facteurs socio-économiques tels que l'exode rural et encore la prise en charge médicosociale. Enfin, nous finirons notre étude en nous focalisant sur la question du rôle des croyances traditionnelles et sur leur influence au regard des représentations sociales des handicaps en République de Guinée. Comme nous le verrons, les croyances en la sorcellerie et en la nature maléfique des handicaps peuvent constituer un sérieux obstacle à l'intégration des personnes qui en sont atteintes.

Le corps de cet ouvrage se composera de cinq chapitres thématiques et d'une conclusion générale. Dans les trois premiers chapitres, qui correspondent au cadre théorique[18], nous proposerons une revue de littérature scientifique concernant les connaissances et les approches scientifiques relatives au phénomène de handicap, de même que nous conceptualiserons et situerons notre objet d'étude dans le contexte spécifique de la société guinéenne. Plus précisément, dans le premier chapitre il sera question de concevoir le handicap en suivant les évolutions de ses conceptions sociolinguistique, culturelle, juridique et scientifique. Nous finirons ce chapitre en nous interrogeant sur le modèle de référence que nous utiliserons par la suite dans nos analyses. Notre deuxième chapitre sera entièrement consacré à la situation sociale et économique en République de Guinée, de même qu'à l'analyse des données concernant les caractéristiques des publics atteints de handicap et des dispositifs mis en place en vue de leur réadaptation et plus globalement leur intégration au sein de la société guinéenne. Le dernier de ces trois chapitres développera la problématique, ainsi que les hypothèses que nous allons mettre à l'épreuve par nos enquêtes de terrain. Les deux derniers chapitres expliqueront la méthodologie utilisée dans le cadre de nos recherches et tenteront de répondre par l'analyse des résultats à nos interrogations.

Pour finir, soulignons l'intérêt de notre travail qui s'inscrit dans une double démarche. Tout d'abord, les résultats de nos investigations permettent de valider un certain nombre de constats relatifs aux rôles des croyances et des superstitions, aux représentations et aux comportements socio-économiques des personnes atteintes de handicap qui résident à Conakry. Ensuite, l'intérêt pratique de notre recherche consistera à formuler et à justifier un certain

---

[18] Partie théorique multi-référencée, construite autour de la notion de handicap et de ses implications sur les plans biologique et social.

nombre de recommandations que devraient prendre en compte l'Etat Guinéen et la communauté internationale en vue d'une amélioration des conditions et de la qualité de vie des personnes atteintes de handicap en République de Guinée.

CHAPITRE I

ORIGINES, EVOLUTIONS, DEFINITIONS ET MODELES CONCEPTUELS DES HANDICAPS

Notre étude commence par une revue de littérature scientifique consacrée au handicap. Dans ce chapitre nous nous intéresserons dans un premier temps à la genèse de ce concept, à son évolution sociolinguistique, ainsi qu'à son émergence sur le plan international. Nous verrons que les termes qui désignaient autrefois les personnes atteintes de handicap ont suivi en Occident une longue évolution reflétant à chaque moment des réalités et des tendances singulières. L'adoption de ce terme peut être considérée ainsi comme une véritable révolution, qui transforme radicalement les représentations sociales et les mœurs liées à ce phénomène, et qui engendre des profondes innovations sur les plans politique, scientifique et économique.

Nous nous intéresserons dans un deuxième temps à définir le handicap d'un point de vue scientifique ce qui nous conduira à présenter ses principales conceptions théoriques. Dans cette partie de notre travail, l'objectif consistera à faire un état des lieux des principales connaissances associées à ce phénomène, ainsi qu'aux notions incontournables, telles que la dépendance et l'autonomie, l'intégration et l'exclusion, l'accessibilité, les stéréotypes et la discrimination. Outre cela, nous passerons en revue les différents modèles explicatifs de la production des handicaps en nous penchant sur celui que nous utiliserons comme une référence dans le cadre de notre recherche.

Nous finirons ce chapitre par une analyse approfondie d'un handicap particulier, à savoir le handicap physique résultant de la déficience motrice et de la perte de l'intégrité du corps. Par conséquent, nous présenterons les rôles physiologiques et sociaux de la motricité chez l'homme, ainsi que la valeur symbolique et psychologique du corps. Pour finir ce chapitre, nous verrons les différentes formes de déficiences motrices, les mécanismes généraux de leur apparition, ainsi que les principales techniques qui sont de nos jours utilisées dans le domaine de la compensation orthopédique et de la réadaptation fonctionnelle.

I. HISTOIRE DE LA MONSTRUOSITE ET GENESE DES HANDICAPS

1. Traitement social des anomalies corporelles au cours de l'histoire

Bien que le terme « handicap » soit relativement récent, le phénomène qu'il désigne est quant à lui, très ancien. Ses traces remontent ainsi à la mythologie gréco-romaine et aux textes bibliques. On retrouve, par exemple, dans l'Ancien Testament des passages qui associent l'infirmité corporelle à une tare qui conduit l'homme à l'impureté spirituelle et cultuelle[19]. D'après Stiker, cette forme de discrimination se fondait essentiellement sur les croyances selon lesquelles le Dieu et la sainteté de l'Eglise n'étaient pas compatibles avec la dysmorphie corporelle. A son origine figurait la peur latente face à la déviance de l'humanité[20]. L'anomalie était donc reliée au péché, au mal et à la punition divine. Par ailleurs, on constate que cette crainte face à l'extinction de notre espèce a toujours été omniprésente au cours de l'histoire de l'église judéo-chrétienne, et aujourd'hui encore elle se traduit par l'interdiction d'utiliser des méthodes de contraception ou encore la diabolisation des relations homosexuelles.

Néanmoins, la remise en question de cette croyance semble avoir été accomplie par Jésus Christ qui, à travers ses enseignements, essaya de rompre le lien entre l'infirmité et la faute individuelle, ce qui déstabilisa à cette époque le système social préalablement établi. Le Roi des Juifs, fils de Nazareth, ouvra selon le Nouveau Testament, les portes de l'Eglise et celles du Paradis aux personnes porteuses d'infirmités et leva le voile de l'interdit cultuel en affirmant que celles-ci étaient désormais élues par Dieu et occupaient les premiers rangs dans son royaume. La Bible affirme, par ailleurs, que Jésus guérissait sur son passage des personnes atteintes de paralysie, de cécité et de la lèpre. Ces cas de guérisons miraculeuses ont été rapportés à de multiples reprises par ses apôtres, notamment par Jean, Luc et Marc[21].

---

[19] Wolf, H. W. (1974). *Anthropologie de l'Ancien Testament*. Genève, Labor et Fides.
[20] Stiker, H-J. (1997). *Corps infirmes et sociétés*. Paris, Dunod.
[21] Nouveau Testament de Jean : Jésus guérit l'homme aveugle (verset : 9:1-41), Nouveau Testament de Marc : Jésus guérit l'aveugle Bartimée (verset : 10:46-52), Nouveau Testament de Luc : Jésus guérit dix lépreux (verset : 17:11-19), etc.

Au-delà des textes bibliques, certains témoignages sur la manière dont le handicap était abordé dans les sociétés anciennes nous parviennent de la Grèce Antique. Selon Sticker, dans l'Antiquité, l'infirmité physique a toujours été vécue comme un maléfice ou une punition divine[22]. D'après Belmont (1980, p. 30-44), « *L'Antiquité grecque et romaine a connu un moyen terme entre l'exposition sur l'eau ou dans les montagnes incultes et le dépôt sur le sol dans l'espace domestique, la première relevant du mythe, la seconde du rituel. Entre ces deux extrêmes, il existait la pratique réelle de l'exposition des enfants qu'on refusait à élever* »[23]. En d'autres termes, il existait une pratique consistant à déposer les nouveau-nés difformes ou infirmes dans les lieux sacrés tels que les sommets de collines et les grottes, ou tout simplement aux abords des routes. L'exposition signifiait d'une part l'acceptation et la soumission de la communauté face à la volonté divine et elle permettait, d'autre part, aux parents ayant condamné leur nourrisson à une mort certaine de se sentir déculpabilisés, car le destin de ces derniers était désormais entre les mains des dieux[24]. Les divinités jouaient ainsi le rôle des juges en décidant du sort des malheureux nouveau-nés. Par ailleurs, le mythe d'Œdipe, dont le nom signifie en grec « les pieds gonflés » ou le « boiteux », en est une frappante illustration, puisqu'abandonné dans un endroit emblématique avec les pieds abîmés, ce dernier survit miraculeusement et accomplit en tuant son père et en épousant sa mère, le destin qui lui avait été réservé.

Une fois de plus, à l'origine de cette pratique semble se situer la peur face aux divinités, mais aussi la peur face à la déviation et l'extinction de l'espèce humaine. D'après Stiker (1997, p. 38-40), « *La pratique de supprimer les enfants difformes, dans l'Antiquité, s'origine à un sentiment eugénique, à une volonté de race pure, et révèle ainsi ce qui réside dans le cœur humain* »[25]. Toutefois, seules les infirmités congénitales ou innées, induisaient ce type de traitement. Apparaissant à la naissance, elles symbolisaient une punition divine, ce qui n'était pas le cas des déficiences mentales, des maladies de vieillissement et des déficiences acquises au cours

---

[22] Stiker, H-J. (2002). Aspects socio-historiques du handicap moteur. In *Déficience et situations de handicap* (p. 38-47). Paris, Association des Paralysés de France.
[23] Belmont, N. (1980). Les rites de passage et la naissance, l'enfant exposé. *Dialogue, 127,* 30-44.
[24] Nous verrons ultérieurement que des pratiques similaires, visant à éliminer les nouveau-nés, ainsi que les enfants porteurs d'un handicap sévère, persistent de nos jours dans certaines tribus d'Afrique de l'Ouest, notamment en République de Guinée.
[25] Stiker, H-J., *op. cit.*

de la vie. Ces derniers faisaient l'objet d'un traitement spécifique ou d'isolement[26].

Ce rapport à la déficience corporelle, qui a été marqué en Europe par les croyances traditionnelles et religieuses, n'a pratiquement plus évolué entre l'Antiquité, le Moyen Âge et la Renaissance. Les personnes atteintes de handicap continuaient à occuper les plus bas échelons des sociétés, sans pour autant en être totalement exclues. Leur existence relevant d'un mystère ou d'une manifestation divine leur procurait la fonction de récepteurs d'aumônes et de charités[27]. Mis à part les désavantages, le corps infirme présentait une certaine valeur, celle qui permettait à son possesseur d'évoquer la pitié chez autrui. Ainsi, une distinction entre les « bons mendiants », c'est-à-dire ceux qui étaient véritablement atteints de déficiences et les « faux mendiants » qui simulaient celles-ci, a été faite. Toutefois, mise à part la pratique de la mendicité, d'autres activités telles que l'exhibition ou encore la bouffonnerie pouvaient être envisagées. Bien que les premiers questionnements sur le rôle de ces personnes commencent à apparaitre au cours du siècle des Lumières, notamment avec l'intérêt grandissant pour les sciences et l'éducation, il faudra attendre l'âge industriel pour voir le handicap acquérir un véritable statut social.

La fin du XIXe et le début du XXe siècles qui se caractérisent en Occident par la révolution industrielle, le progrès scientifique, le développement de la médecine, mais aussi par les conflits armés de grande envergure, dont la première Guerre Mondiale, marquent une ère nouvelle sur les plans de la prise en charge et des représentations sociales du handicap. Par exemple, en France, Sticker distingue quatre événements majeurs, qui, selon lui, ont préconisé la reconnaissance sociale et juridique du statut et des droits des personnes atteintes de handicap. Cet auteur souligne, entre autres, l'importance qu'ont jouée à cette période les accidents du travail, la première Guerre Mondiale, l'incidence de la tuberculose et l'école républicaine qui a rendu l'éducation obligatoire[28]. En effet, la croissance industrielle menée dans une logique de profit et non des conditions de travail a inévitablement causé un grand nombre d'accidentés, qui ont bénéficié en 1898 d'une première loi reconnaissant leurs droits. De plus, les conflits armés à cette période ont fait d'innombrables victimes, dont un grand nombre souffrait

---

[26] Grim, O. R. (2000). *Du monstre à l'enfant. Anthropologie et psychanalyse de l'infirmité*. Paris, CTNERHI.
[27] Gueslin, A., Guillaume, P. (1992). *De la charité médiévale à la sécurité sociale*. Paris, Ouvrières.
[28] *ibid.*, p. 40-42.

d'amputations, de diverses contusions et de paralysies. Leur retour à la société civile a nécessairement impliqué de profondes innovations telles que le développement de la rééducation fonctionnelle, la création d'institutions spécialisées, la mise en place d'allocations d'invalidité et d'une réinsertion socioprofessionnelle.

D'après ce que nous venons de voir, l'anomalie corporelle suscite depuis la nuit des temps l'interrogation des hommes. Toutefois, malgré la présence permanente dans l'histoire de l'humanité d'individus porteurs de déficiences ou atteints de maladies incurables, ce n'est que vers la fin du XIXe et le début du XXe siècles que ces derniers vont enfin obtenir une véritable reconnaissance de la part de la société occidentale, qui s'attachera dès lors à les prendre en charge, à les protéger et à améliorer leur qualité de vie. Ce changement d'attitudes vis-à-vis des publics « hors norme » coïncide *a fortiori* avec l'apparition d'un nouveau concept, à savoir le « handicap ». Intéressons-nous à présent aux origines de ce mot et aux évolutions sociolinguistiques qui ont transformé les regards sur le paradigme qu'il désigne.

2. Origines et évolutions sociolinguistiques du mot « handicap »

Lorsque l'on interroge les dictionnaires de la langue française sur l'origine du mot « handicap », ces derniers manifestent des occurrences multiples de ce terme qui désigne aussi bien l'action d'égaliser les chances des concurrents dans une course de chevaux, que le désavantage quelconque, une infirmité ou une déficience, qui peut être congénitale ou acquise, etc. Pour comprendre cette multitude de sens revenons aux origines de ce mot. D'un point de vue étymologique, le mot « handicap » provient d'une contraction de l'anglais « hand in cap » qui signifie littéralement « la main dans le chapeau ». Cette expression désignait vraisemblablement au XVIe siècle un jeu où l'on se disputait en présence d'un arbitre, des objets personnels déposés dans une coiffe et par la suite retirés à tour de rôle avec la main[29]. Le « hand in cap » était donc un jeu de gage, où la chance et le hasard jouaient le rôle principal.

Ce terme fait sa réapparition au XVIIIe siècle, cette fois-ci dans le monde des courses hippiques. Afin de rendre celles-ci plus spectaculaires et imprévisibles, une charge supplémentaire, c'est-à-dire un désavantage, appelé « handicap », était attribué aux chevaux les plus puissants et les plus

---

[29] Le Robert (2008). *Dictionnaire Historique de la Langue Française*. Paris.

rapides. Dans ce contexte, le handicap servait à égaliser les chances des chevaux de remporter la course. C'est également dans cette signification que ce mot a traversé La Manche et s'est installé en France. Ainsi, en 1827, Bryon définit ce terme pour la première fois comme une course dans laquelle on égalise les chances des concurrents en répartissant des désavantages proportionnés à la force des chevaux[30]. De plus, la notion de handicap s'est progressivement diffusée dans le monde sportif, tout en désignant l'avantage donné aux sportifs les moins forts vis-à-vis des plus forts.

Il faut attendre les années 1950 en France pour que le handicap prenne un sens nouveau, cette fois-ci synonyme d'infirmité. Par ailleurs, c'est dans les milieux scientifiques que sa validation officielle a été préconisée. Ensuite, son utilisation fut accréditée par la reconnaissance au niveau politique d'un statut de « travailleurs handicapés » par la loi de 1957. Celle-ci prévoyait pour des personnes victimes d'accidents du travail : « *outre la réadaptation fonctionnelle prévue par les textes en vigueur, une réadaptation, une rééducation ou une formation professionnelle* »[31]. Cette révolution linguistique, comme le précise Chauvière (2000), s'explique par l'aspect neutre, voire positivement discriminatoire du handicap, par rapport à l'infirmité ou l'invalidité : « *[...] en validant officiellement le concept de handicap, positivement discriminatoire, par différence avec celui d'inadapté, trop incertain, mais aussi en l'arrachant à l'invalidité héritée des deux grandes guerres et à l'incurabilité, ce référentiel négatif courant dans le monde hospitalier* »[32]. L'avènement du handicap à cette période représentait donc une véritable révolution tant sur le plan linguistique, que social, médical ou encore politique : « *Le modèle de référence n'est plus le délit, la difficulté psychosociale au statut incertain, ou même la maladie psychique, mais bel et bien l'atteinte organique compliquée de difficultés d'intégration ou d'adaptation plus accessible au nouveau positivisme médical et surtout aux obligations nouvelles de la gestion administrative des populations jusqu'à l'information sociale [...]* »[33].

---

[30] *Trésor de la Langue Française, Dictionnaire de la Langue du XIXème et du XXème siècles.* Paris, CNRS.
[31] Loi sur le reclassement professionnel des travailleurs handicapés, n° 57-1223 du 23 novembre 1957.
[32] Chauvière, M. (2000), cité par Larrouy, M. (2007). *L'invention de l'accessibilité. Des politiques de transport des personnes handicapées aux politiques d'accessibilité des transports urbains de voyageurs en France de 1975 à 2005.* Thèse de doctorat en sociologie. Université Paris I - Panthéon - Sorbonne.
[33] Chauvière, M., *op. cit.*

Un seul mot a ainsi réussi, en l'espace de quelques décennies, à se substituer à l'ensemble de termes péjoratifs et dépréciatifs qu'on utilisait autrefois pour désigner les personnes dont les capacités physiologiques, physiques, psychiques ou cognitives étaient différentes de celles des personnes dites « valides ». Selon Fougeyrollas (2001), « *Plus qu'un simple instrument de communication, le langage illustre la façon dont on se représente mentalement une réalité. Il n'est donc pas étonnant que les mots employés pour parler des personnes handicapées aient fait l'objet d'une remise en question parallèle à l'évolution de leur place dans les sociétés* »[34].

L'humanité est passée des « monstres » aux « personnes en situation de handicap », en mettant progressivement de côté les « amputés », les « invalides », les « inadaptés », les « infirmes » et les « handicapés ». Selon Liberman (1988, p. 75), « *Le terme de handicap a progressivement remplacé dans la terminologie usuelle celui de l'infirme sans pour autant se distinguer de la notion d'invalidité* »[35]. Cette évolution linguistique corrobore *a fortiori* le progrès de l'ensemble de la société qui, avec le temps, s'est « humanisée » et a revu ses principes fondamentaux. Selon Doriguizzi (1994), c'est notamment « *l'émergence de la solidarité, de la fraternité et des droits de l'homme, qui a fini par transformer le regard de la société sur ses citoyens, notamment les plus démunis* »[36].

Par ailleurs, l'uniformisation du vocabulaire désignant le handicap a permis d'instaurer un nouveau référentiel. Cela était indispensable sur le plan politique afin d'homologuer et de reconnaître les demandes particulières et les besoins spécifiques des personnes atteintes de handicap, mais également sur le plan scientifique car cela a contribué au développement d'un domaine de recherche propre à cette thématique. En effet, historiquement, les études relatives à ce phénomène étaient toujours mono-disciplinaires. De nature médicale et orthopédique au départ, puis psychologique et par la suite anthropologique et sociologique, elles ont fini par constituer un certain nombre de laboratoires transdisciplinaires, par exemple, celui de l'OMS, mais aussi le Centre Technique National d'Etudes et de Recherches sur les Handicaps et les Inadaptations (CTNERHI), l'Institut Fédératif de Recherche sur le Handicap (IFRH) et l'Institut Régional de Recherche sur le Handicap

---

[34] Fougeyrollas, P. (2001). Le processus de production du handicap : expérience québécoise. In R. de Riedmatten (Ed.), *Une nouvelle approche de la différence : comment représenter le « handicap »* (p. 101-122). Genève, Médecine et Hygiène.
[35] Liberman, R. (1988). *Handicap et maladie mentale*. Paris, Presses Universitaires de France.
[36] Doriguizzi, P. (1994). *L'histoire politique du handicap, De l'infirme au travailleur handicapé*. Paris, L'Harmattan.

(IRRH) en France, et le Réseau international sur le Processus de production du handicap (RIPPH) au Canada.

Il faut reconnaître néanmoins qu'en France, l'officialisation du terme « handicap » ne s'achève définitivement que par l'adoption le 30 juin 1975 de la loi d'orientation en faveur des personnes handicapées qui, sans pour autant donner une définition à ce terme, affirme que : « *La prévention et le dépistage des handicaps, les soins, l'éducation, la formation et l'orientation professionnelle, l'emploi, la garantie d'un minimum de ressources, l'intégration sociale et l'accès aux sports et aux loisirs du mineur et de l'adulte handicapés physiques, sensoriels ou mentaux constituent une obligation nationale* »[37]. Le handicap, qui est principalement envisagé à cette période à travers sa composante biomédicale, devient donc l'affaire de l'Etat et de ses politiques.

Les textes juridiques ont connu, depuis, une importante évolution qui a abouti trente années plus tard, en 2005, à l'adoption d'une nouvelle loi qui défend « *l'égalité des droits et des chances, la participation et la citoyenneté des personnes handicapées* » et qui sert aujourd'hui de référence en marquant une ère nouvelle pour la reconnaissance du statut et des droits des personnes atteintes de handicap. La définition du handicap donnée par cette loi reconnait en plus de la défaillance physique ou psychique de l'organisme, le rôle de l'environnement et celui des interactions entre l'individu et la société : « *Constitue un handicap au sens de la présente loi toute limitation d'activité ou restriction de participation à la vie en société subie dans son environnement par une personne en raison d'une altération substantielle, durable ou définitive d'une ou plusieurs fonctions physiques, sensorielles, mentales, cognitives ou psychiques, d'un polyhandicap ou d'un trouble de santé invalidant* »[38]. En définitive, cette loi permet en France de passer sur le plan législatif d'une simple prise en compte des personnes atteintes de handicap à leur véritable prise en charge, visant leur autonomie, leur confort et leur pleine intégration dans la société.

Pour conclure ce paragraphe sur l'évolution sociolinguistique du terme « handicap », il est temps pour nous de choisir l'expression la mieux adaptée qu'on utilisera par la suite dans cet ouvrage. Pour revenir sur les formulations les plus répandues de nos jours en France pour désigner le statut « handicapé » d'une personne, on constate qu'il en existe plusieurs. En

---

[37] La loi d'orientation en faveur des personnes handicapées, N° 75-534 du 30 juin 1975.
[38] La loi pour l'égalité des droits et des chances, la participation et la citoyenneté des personnes handicapées, N°2005-102 du 11 février 2005.

effet, les deux principales expressions utilisées pour ce type de public sont « personnes handicapées » et « personnes en situation de handicap ». Malgré le fait que toutes les deux insistent sur la « personne » et non sur le « handicap », la deuxième affiche clairement l'aspect « situationnel » des handicaps. Selon Gardou, l'expression « personne en situation de handicap » semble être privilégiée sur le plan international car elle désigne ainsi la déficience des uns et la responsabilité des autres[39]. En d'autres termes, elle semble déresponsabiliser la personne vis-à-vis de ses « défauts », tout en mettant l'accent sur le rôle de la société et de l'environnement.

Le monde francophone ne s'arrêtant pas à la France, d'autres expressions, telles que « personnes ayant des incapacités » ou encore « personnes avec des besoins particuliers » sont utilisées, par exemple, au Québec. Pour notre part, l'expression « personne handicapée » s'identifie au vocabulaire médical au même titre que « personne séropositive », « personne cancéreuse », « personne diabétique », etc., ce qui semble une fois de plus mettre en avant le « pathologique » d'un individu. Outre cela, considérer le handicap uniquement par rapport à son allure situationnelle, comme le suggère l'expression « personne en situation de handicap » nous amène à nier ses aspects irréversibles. Ainsi, l'environnement aussi accessible et aménagé qu'il soit ne rendra cependant jamais la vue à une personne non-voyante et en niant ce fait nous nous induisons involontairement en confusion. Pour rester neutre vis-à-vis du public qui fait l'objet de cette étude, nous préférons ainsi l'expression « personnes atteintes de handicap » ou « personnes porteuses de handicap ».

3. Emergence du handicap à l'échelle internationale

Le mouvement pour les personnes atteintes de handicap s'internationalise dès les années 1980. Ainsi, l'ONU a officiellement déclaré la période allant de 1983 à 1992 comme la décennie des « personnes handicapées » et a créé à cette occasion le Programme d'Action Mondiale en faveur des personnes handicapées[40]. Depuis, un grand nombre de dispositifs ont vu le jour, dont le plus récent : la Convention Internationale relative aux Droits des Personnes Handicapées du 13 décembre 2006 qui a pour objectif de promouvoir, de protéger et d'assurer la pleine et égale jouissance de tous les droits de l'Homme et de toutes les libertés fondamentales par les personnes atteintes

---

[39] Gardou, C., Kristeva, J. (2004, 28 janvier). Personne en situation de handicap : l'heure du rendez-vous. *Le Monde*.
[40] ONU. (1982). *Résolution N° 37/52 du 3 décembre 1982*.

de handicap, ainsi que le respect de leur dignité intrinsèque. En avril 2008, une vingtaine d'états avait déjà ratifié cette convention, dont la République de Guinée. Par cette dernière, il est enfin question de rendre aux personnes ce dont elles ont besoin pour vivre pleinement leur vie, notamment accéder à l'éducation, aux soins médicaux, au travail et aux loisirs, et ceci au niveau planétaire.

Par ailleurs, l'OMS a été amenée à développer une nouvelle conception de la santé qui ne se limitait plus à une simple constatation d'absence de maladie, mais intégrait des dimensions telles que le bien-être physique, psychique et mental, ainsi que la possibilité donnée aux individus d'évoluer de façon optimale dans tous les domaines de la vie[41]. Afin d'adapter cette approche globale à la problématique spécifique du handicap, Wood a élaboré en 1980, sous le patronat de l'OMS, la fameuse « International Classification of Impairments, Disabilities and Handicap » (ICIDH)[42], qui, dans sa version française, donna la « Classification internationale des handicaps : déficiences, incapacités, désavantages » (CIH)[43]. Cette dernière a été largement diffusée en France et a permis aux différents professionnels concernés par le domaine du handicap de communiquer dans un langage commun.

Ce premier modèle explicatif du handicap qu'on qualifie, entre autres, comme étant « défectologique », c'est-à-dire considérant ces derniers comme irréparables ou irrécupérables pour une vie normale, fait appel aux trois principales composantes, à savoir *la déficience, l'incapacité* et *le désavantage*. Ces dernières sont situées sur trois niveaux hiérarchiques, linéaires et interdépendants (Figure 1).

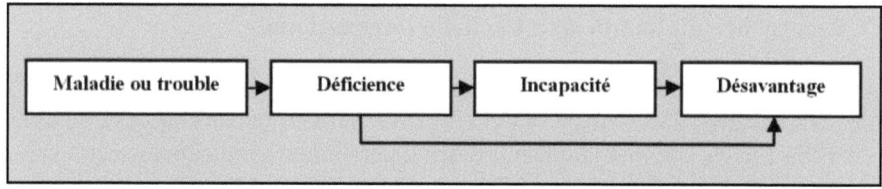

Figure 1 : Classification internationale des handicaps (Wood, 1980)

---

[41] Wood, P.H.N. (1989), *Measuring the Consequences of illness*. World Health Statistics Quarterly, *42,* 115.
[42] OMS. (1980). *The International Classification on Impairments, Disabilities and Handicap (ICIDH)*. Genève.
[43] Classification internationale des handicaps : déficiences, incapacités et désavantages. Un manuel de classification des conséquences des maladies. Paris, Publication du CTNERHI et INSERM, 1988.

Dans ce modèle, la déficience se situe au niveau organique ou biologique et elle se définit comme « *toute perte de substance ou altération d'une fonction ou d'une structuration physique, physiologique et/ou anatomique* ». Par ailleurs, les déficiences se classent elles-mêmes en trois catégories, à savoir sensorielles, motrices et mentales.

L'incapacité dans ce modèle désigne « *toute réduction résultant d'une déficience partielle ou totale de la capacité d'accomplir une activité d'une façon considérée comme « normale » pour un être humain* ». Enfin, le désavantage se définit comme « *un préjudice qui résulte de la déficience et de l'incapacité et qui limite l'accomplissement par un individu d'un rôle social considéré comme normal* ».

Cette conception est dite linéaire car elle allie la cause des handicaps à la déficience, qui implique directement ou indirectement un désavantage subi par une personne vis-à-vis de la société. Ainsi, les déficiences sont des conséquences de maladies et d'atteintes diverses sur le fonctionnement de l'organisme et de ses principales fonctions, telles que la vue, l'ouïe, la motricité ou encore les facultés psychiques et intellectuelles. La défaillance de ces systèmes provoque de manière générale une perte des fonctions physiologiques correspondantes, appelées « capacités ». Par exemple, une déficience motrice peut provoquer chez un individu une incapacité à marcher, à courir ou à monter les escaliers. Finalement, on constate que dans le modèle CIH, le handicap se crée en relation de cause à effet à partir d'une affection organique en passant de la déficience à l'incapacité, puis de l'incapacité au désavantage. En d'autres termes, le désavantage résulte de la somme de la déficience et de l'incapacité et caractérise l'aspect social des handicaps.

L'utilisation du modèle CIH a été approuvée en 1992 par le Conseil de l'Europe[44]. En France c'est le Ministère de l'Education Nationale qui en 1989 recommande de l'utiliser comme le modèle de référence[45]. Néanmoins, après une décennie d'application, le modèle CIH a suscité de nombreuses critiques, notamment pour avoir un caractère très linéaire, pour être essentiellement basé sur le domaine biomédical et pour ignorer les facteurs environnementaux impliqués dans la production des handicaps[46]. Depuis le

---

[44] Recommandation N°R (92) 6 du Conseil de l'Europe relative à « Une politique cohérente pour les personnes handicapées », 1992.

[45] Nomenclature : déficiences, incapacités et désavantages. Arrêté du ministre de l'Education Nationale, 1989.

[46] Fougeyrollas, P. (2002). L'évolution conceptuelle internationale dans le champ du handicap : Enjeux sociopolitiques et contribution québécoise. *Pistes. 2(4)*.

modèle expérimental de Wood, de nombreux chercheurs se sont penchés sur l'interprétation et sur la modélisation du phénomène de handicap. Toutefois, représenté comme un phénomène à la fois individuel et social, le handicap résiste de nos jours aux essais de définitions.

II. ESSAI DE DEFINITION DU HANDICAP

Le handicap, envisagé comme un concept très large, relève cependant de certaines propriétés communes à tous les êtres humains. Ainsi, l'exclusion qui dérive de l'ordre social, la souffrance physique ressentie individuellement, les contraintes environnementales, la précarité économique et le regard dépréciant des autres, ne sont-ils pas partagés d'une façon semblable par chacun qui, de près ou de loin, a été confronté à ce phénomène ?

De nos jours, il est communément admis que le handicap ne se réduit plus à la déficience et à l'incapacité individuelle, mais s'articule dans un ensemble plus large, constitué par une multitude de variables biomédicales et socio-environnementales. Il constitue, avant tout, un fait social extrêmement complexe et continuellement évolutif, qui résulte de la confrontation entre l'individu, ses aptitudes, sa situation socio-économique, son état de santé, ses aspirations et son environnement physique et symbolique. Sa manifestation la plus courante est la limitation de l'activité et de la participation sociale d'un individu. D'après Fougeyrollas (1998) le handicap se définit comme « *une limitation des habitudes de vie d'un individu découlant d'une interaction entre des facteurs personnels et des facteurs environnementaux agissant comme facilitateurs ou obstacles* »[47].

Le handicap apparaît donc au centre d'une interaction entre l'individu, son rôle social et la société. Une définition similaire de ce phénomène a été formulée par des personnes atteintes de handicap et citée par Delcey (2002) : « *le handicap apparaît dans l'interaction entre la déficience, la limitation fonctionnelle et une société qui produit des barrières empêchant l'intégration* »[48].

D'après Hamonet (2000), le handicap « *Constitue le fait, pour une personne, de se trouver, de façon temporaire ou durable, limitée dans ses activités personnelles ou restreinte dans sa participation à la vie sociale du fait de la confrontation interactive (réelle ou imaginée) entre ses fonctions physiques,*

---

[47] Fougeyrollas, P., Cloutier R., Bergeron H., J. Côté, St Michel G. (1998). *Classification québécoise : Processus de production du handicap.* Québec, (RIPPH)/SCCIDIH.
[48] Delcey, M. (2002). *Déficiences motrices et situations de handicaps.* Paris, Association des Paralysés de France.

sensorielles, mentales et psychiques lorsqu'une ou plusieurs sont altérées et, d'autre part, les contraintes physiques et sociales de son cadre de vie »[49].

Il ressort clairement de ces différentes définitions que, d'une part, le modèle linéaire de Wood n'est pas ou, du moins, n'est plus adapté à la conjoncture actuelle, et que d'autre part, le handicap dépasse un simple assemblage de facteurs internes et externes à l'individu. Le handicap est avant tout lié à la société dans laquelle il s'inscrit, car celle-ci peut dans certaines circonstances produire des barrières ou des obstacles. Deux types de contraintes surgissent alors à l'échelle sociale, la première causant la discrimination, la seconde rendant l'accomplissement des tâches et le quotidien des personnes contraignants, voire impossibles. A cela se rajoutent les propriétés de l'individu, à savoir son intégrité morphologique et ses capacités fonctionnelles.

1. Handicap : part de responsabilité du « biologique » et du « social »

Lorsque l'on évoque aujourd'hui l'approche « globale » ou « intégrée » des handicaps, il y a lieu de constater que cette conception n'a pas toujours existé. Comme nous l'avons indiqué dans le paragraphe précédent, la vision de ce phénomène était initialement linéaire, associée à la diminution des capacités et/ou de l'intégrité de la personne résultant des déficiences physiques, sensorielles et mentales. La cause de handicap était ainsi clairement identifiée à l'échelle individuelle. Elle résultait de la conséquence directe d'atteintes traumatiques accidentelles ou de maladies « invalidantes » sur le rôle joué par les individus au sein de la société et plus globalement sur leur qualité de vie. Cette dernière est utilisée pour caractériser de façon objective la situation d'un individu vis-à-vis de la société dans laquelle il évolue et ses atteintes personnelles face au présent et à l'avenir. La qualité de vie peut ainsi être définie comme une résultante de l'interaction entre les différentes dimensions de la vie d'une personne telles que la santé psychique (humeur, sexualité, vitalité, estime de soi, etc.), la santé physique (mobilité, fatigue, qualité du sommeil, douleurs corporelles, etc.), les relations sociales (activité de groupe, relations avec l'entourage, relations

---

[49] Hamonet, C., Magalhaes, T. (2000). *Système d'identification et de Mesure des Handicaps*. Paris, ESKA.

socioprofessionnelles, etc.) et le bien-être matériel (salaire, richesses, classe sociale, etc.)[50].

Le modèle biomédical, également appelé individuel, du handicap représente la plus ancienne approche théorique qui se soit intéressée à ce phénomène. Par ailleurs, son développement date du lendemain de la Première Guerre mondiale. En effet, comme nous l'avons précédemment évoqué, le grand nombre de personnes mutilées et traumatisées par celle-ci, a sollicité une profonde sensibilisation des sociétés occidentales face à leurs problématiques. Les études historiques portant sur cette période témoignent des nombreuses victimes parmi les civils et les militaires[51]. Etant donné les proportions démesurées de ce conflit, ainsi que les dommages collatéraux occasionnés par les parties belligérantes, l'ensemble de la société occidentale s'est senti dans l'obligation de « *cicatriser les plaies, remplacer les membres perdus et effacer les blessures pour réintégrer les personnes à la société* »[52].

Dans le modèle biomédical, le handicap est intrinsèque à l'individu. Il se définit comme une conséquence sur le plan social et économique des déficiences, des maladies ou des limitations de capacités, qui, au final, impliquent des désavantages vécus par les individus dans leur vie de tous les jours. Les individus « handicapés » occupent légitimement un rôle social diminué. Ainsi, leur prise en charge consiste en une compensation orthopédique des déficiences et d'une allocation d'invalidité visant à leur assurer une existence optimale. Dans ce type de système, l'individu joue un rôle passif, il est dispensé de travail et de service militaire[53], ses études et sa formation s'effectuent dans des centres spécialisés, un transport adapté est mis en place afin d'assurer ses déplacements, etc. Une personne porteuse de handicap est envisagée comme « incomplète », voire « incompatible » avec la société et avec son environnement, c'est pourquoi un traitement personnalisé ou spécialisé lui est réservé. Par exemple, cela impliquait que tous les autocars n'avaient pas l'obligation d'être accessibles aux personnes à mobilité réduite, car des bus spécialisés étaient mis à leur disposition. Il en était de même pour l'ensemble de la société qui ne se voyait pas dans l'obligation de s'adapter à chaque individu, mais demandait inversement aux individus de s'adapter à elle. Autrement dit, c'était la faute d'un individu si

---

[50] Bruchon-Schweitzer, M. (2002). *Psychologie de la santé. Modèles, concepts et méthodes*. Paris, Dunod.
[51] Tucker, C. T. (1996). *The European Powers in the First Word War: An Encyclopedia.* New York, Garland.
[52] Stiker, H. J. (1997). *Corps infirme et sociétés*. Paris, Dunod.
[53] Service militaire obligatoire en France jusqu'en 1996, suspendu par J. Chirac le 28 mai 1996.

son aptitude à travailler, à fréquenter l'école ou à s'épanouir, étaient compromises par son handicap.

Le modèle biomédical a persisté en France jusqu'en 1975. Ainsi, dans les régimes de prise en charge élaborés par la loi de 1975, le handicap correspondait encore aux séquelles physiques peu susceptibles d'évoluer et limitant les capacités des individus. D'après Chapireau (1998), cette loi « *est construite au plus près de l'infirmité et de l'invalidité : elle est entièrement appuyée sur une définition du handicap qui tend à se clore sur la personne et non à s'ouvrir sur la situation handicapante ou sur l'interaction entre la personne et la situation* »[54]. Ce n'est qu'en 2005, par la loi de l'égalité des droits et des chances, que le fond juridique en France sera profondément révisé et que la place des personnes atteintes de handicap sera réévaluée.

Les limites du modèle biomédical ou individuel ont inévitablement fini par susciter un contrecourant fondé sur l'implication de la société dans la « fabrication » des handicaps et la déculpabilisation de la fonction sociale de la personne face à ceux-ci. Contrairement à l'approche biomédicale, ce point de vue, cette fois-ci inspiré par le courant anthropologique, place le handicap au centre de la société et au cœur de son environnement. Le handicap devient dans cette nouvelle approche le résultat de la confrontation entre l'individu, qui a ses capacités et l'environnement, qui a ses exigences. On constata dès lors, non sans stupéfaction, que les bâtiments publics et privés, n'étaient guère accessibles aux personnes à mobilité réduite comme toutes celles qui se déplacent à l'aide de fauteuils roulants, de même qu'aucun dispositif cohérent n'était mis en place pour faciliter le quotidien des personnes non-voyantes ou malentendantes, que les personnes atteintes de déficiences intellectuelles ou psychiques étaient simplement parquées dans des structures spécialisées situées géographiquement et symboliquement à l'écart de la société[55]. L'ensemble de la société, avec sa morphologie inadaptée et son environnement hostile était pour ainsi dire remis en cause. Ainsi le modèle social des handicaps a vu le jour.

Dans le modèle social, la cause du handicap est externe à l'individu. Le handicap apparaît lorsqu'une personne est limitée par l'environnement physique ou social dans l'accomplissement de sa volonté, ou plus globalement de réaliser une tâche quelconque (monter à l'étage en l'absence d'ascenseur, monter dans le transport en commun en l'absence d'une rampe

---

[54] Chapireau, F. (1988). Le handicap impossible. Analyse de la notion de handicap dans la loi d'orientation du 30 juin 1975. *Annales médico-psychologiques, 8*, 691-706.
[55] Foucault, M. (1999). *Les anormaux*. Paris, Gallimard.

d'accès, traverser une route en l'absence de signaux sonores pour les non-voyants, etc.). En l'absence d'aménagements socio-environnementaux, le handicap devient synonyme de dépendance, d'où un nouvel objectif qui consiste à rendre les personnes atteintes de handicap indépendantes, ou à leur apprendre à être autonomes. L'autonomie, définie comme la faculté d'agir par soi-même, devient donc l'ennemie de la dépendance, caractérisée par un besoin pour une personne d'être assistée et prise en charge par autrui. En définitive, le modèle social abandonne l'idée selon laquelle il fallait à tout prix normaliser la personne en essayant par tous les moyens de la rendre « valide » ou « complète », mais s'attache désormais aux capacités restantes dans une logique de développement et de rendement pour la personne, notamment dans la réalisation de ses tâches quotidiennes. Par ailleurs, le problème d'accessibilité aux espaces publics et sociaux, l'éducation, le marché du travail, les sports et les loisirs, ne découle donc plus de l'état médical de la personne, mais de l'environnement défavorable.

En effet, le modèle social des handicaps tend à les relativiser en leur donnant une dimension situationnelle. Ainsi, on estime que chaque individu sans exception peut, à un moment de sa vie, se confronter à une situation handicapante. Ainsi, par exemple, une personne valide, qui à la suite d'une fracture d'un membre inférieur, se retrouve plâtrée dans l'impossibilité de se mouvoir librement (de monter les escaliers, de prendre un bus non équipé d'une rampe d'accès, etc.) et d'assumer pleinement son rôle social, se retrouve alors dans une situation de handicap au même titre qu'une personne ayant subi une amputation de l'un de ses membres inférieurs. L'accessibilité des bâtiments et des transports publics ne concerne donc pas que les individus porteurs de handicap, mais toutes celles qui, pour des raisons diverses et variées, rencontrent des difficultés à se déplacer. Tel est le cas de femmes enceintes, des parents accompagnés d'enfants en poussette, des personnes âgées, des personnes atteintes de maladies chroniques, des personnes obèses, enfin de toutes les personnes fragilisées. Vu de cet angle, le problème d'accessibilité des lieux et des transports publics devient l'affaire de tous.

Le handicap devient donc l'enjeu essentiel du développement. On peut concevoir ainsi que la place et le statut des personnes atteintes reflètent la richesse économique des pays, de même, on peut envisager que leur qualité de vie sert de baromètre de réussite au niveau des réformes sociales. En définitive, on arrive à l'idée selon laquelle une société accessible aux personnes ayant des incapacités devient accessible pour tout le monde. Inversement, une société ne peut pas être développée, tant que l'ensemble de ses membres ne seront intégrés et ne bénéficieront pas des mêmes droits et des mêmes conditions de vie. Au-delà de la précarité, le handicap semble donc soulever une notion aussi fondamentale que l'égalité des droits et des chances de tous les citoyens. Le handicap en tant que tel, jusque-là envisagé sur le plan exclusivement médical, acquiert une dimension sociale et politique. En d'autres termes, tout type de désavantage devient synonyme de handicap. Le handicap englobe désormais les jeunes des quartiers sensibles en rupture avec l'éducation nationale, les personnes dépendantes de substances neurotoxiques telles que l'alcool et les drogues, les personnes atteintes de maladies chroniques, les personnes séropositives, les personnes atteintes de maladies chroniques telles que l'asthme et le diabète.

Néanmoins, en accordant aux handicaps une pleine reconnaissance sociale, le modèle social a quelque part oublié le fondement du problème, qui est le corps « désintègre », auquel manque un membre ou une fonction, et restant ainsi figé quels que soient la situation et l'environnement dans lesquels il se situe. On fait souvent la confusion entre l'accessibilité, la prise en charge et le handicap, tout en oubliant l'aspect irrécupérable dans certains types de déficiences. C'est pourquoi la dimension corporelle semble échapper à l'approche exclusivement sociale. Les différences entre les approches biomédicales et socio-environnementales ont suscité d'amples études dont nous n'avions ressorti que l'essentiel. Certains auteurs comme Ravaud, vont encore plus loin et distinguent quatre et non deux approches différentes, qui s'intègrent dans les modèles individuel et social des handicaps[56] (Tableau 1).

		Traitement	Prévention	Responsabilité sociale
Modèle individuel	Approche biomédicale	Guérison par des moyens médicaux ou technologiques	Intervention biologique ou génétique, dépistage prénatal	Eliminer ou guérir le handicap
	Approche réadaptative	Services de réadaptation fonctionnelle	Diagnostic précoce et traitement	Améliorer et procurer du confort
Modèle social	Approche environnementale	Accessibilisation, adaptation, contrôle individuel accru des services et des soutiens	Elimination des barrières sociales, économiques et physiques	Elimination des obstacles à l'insertion
	Approche sociopolitique	Reformulation des règles politiques, économiques et sociales	Reconnaissance de la situation de handicap comme inhérente à la société	Réduire les inégalités dans les droits, accès à une pleine citoyenneté

Tableau 1 : Principaux modèles et approches du handicap (Ravaud, 2001)

---

[56] Ravaud, J. F. (2001). Vers un modèle social du handicap : l'influence des organisations internationales et des mouvements de personnes handicapées. In R. de Riedmatten (Ed.), *Une nouvelle approche de la différence : comment repenser le « handicap »* (p. 55-68). Genève, Médecine et Hygiène.

On constate que le modèle individuel recouvre l'approche biomédicale et réadaptative qui se démarque par rapport au traitement, la prévention et la responsabilité sociale des handicaps. De la même façon, une distinction peut être faite entre l'approche environnementale et l'approche sociopolitique qui s'inscrivent dans le modèle social. Toutefois, il semble que l'opposition entre ces deux modèles, de même que les tendances à culpabiliser le social et d'exclure le biologique ou inversement, n'ont jamais fourni à long terme une explication suffisante à ce phénomène qui s'avère plus complexe qu'il n'en a l'air.

2. Handicap et facteurs d'exclusion sociale

Associer handicap et société, malgré l'apparente évidence de cette articulation, demeure une étape nécessaire à la meilleure compréhension de notre réflexion relative aux populations qui font l'objet de notre étude en République de Guinée. En outre, afin d'approfondir notre analyse, nous devons ici nous concentrer sur des considérations plus générales au regard des enjeux qui unissent la société et les populations handicapées.

Le concept de handicap est éminemment lié à la société dans laquelle il s'insère : il la reflète et en dépend. De plus, nombre d'auteurs s'accordent à souligner que par son regard, quelquefois dépréciatif et discriminatoire, la société produit des barrières à la participation sociale et à l'intégration des personnes atteintes de handicap. Ainsi, selon Murphy (1987, p. 159-160), « *Quelle que soit l'image que la personne handicapée a d'elle-même, la société lui attribue une image négative, et une bonne partie de sa vie sociale consiste désormais en une lutte contre cette image qui lui est impos*ée »[57]. Cette image renvoie, finalement, au mal-être et elle se fonde principalement sur la peur vis-à-vis de l'anomalie et l'intolérance face à la différence.

Les personnes atteintes de handicap tendent elles-mêmes à attribuer à leur environnement et à la société en général un poids considérable dans la cause de leurs difficultés sociales, notamment lorsqu'elles évoquent les regards, affrontés avec plus ou moins d'assurance et de ténacité : « *Nos défauts et nos infirmités ne sont pas ridicules en eux-mêmes, mais ridicule est l'effort que nous déployons pour les dissimuler* »[58] ; « *On s'habitue à ses infirmités, le*

---

[57] Murphy, R. F. (1987). *Vivre à corps perdu, Le témoignage et le combat d'un anthropologue paralysé*. Paris, Plon.
[58] Leopardi, G. (1845) extrait de *Pensieri* (*Pensées*, traduites en français en 1994 aux éd. Allia). Firenze, Le Monnier.

plus difficile est d'y habituer les autres »[59]. Aussi, l'ensemble de ces difficultés renvoie à la perception des représentations sociales qu'elles développent et que la majorité des personnes dites « valides » entretiennent à leur égard[60]. En outre, le regard que projette une société sur ses membres illustre l'importance des représentations sociales, définies par Jodelet (1984) comme « *une forme de connaissance, socialement élaborée et partagée ayant une visée pratique et concourant à la construction d'une réalité commune à un ensemble social* »[61]. En effet, par le miroir qu'elles renvoient à l'individu, de même que par la façon dont elles orientent ses comportements, les représentations sociales jouent un rôle primordial au sein de la chaîne de construction collective du phénomène de handicap : le handicap est une réalité sociale, qui se vit au quotidien et qui se lit dans le regard de chacun.

Par ailleurs, les représentations liées aux handicaps et aux personnes qui en sont atteintes se conjuguent à ce que Goffman conceptualise sous le terme de stigmate[62]. Emprunté aux Grecs Anciens, ce terme désignait « *des marques corporelles destinées à exposer ce qu'avait d'inhabituel et de détestable le statut moral de la personne ainsi signalée. Ces marques étaient gravées sur le corps au couteau ou au fer rouge, et proclamaient que celui qui les portait était un esclave, un criminel ou un traître, bref, un individu frappé d'infamie, rituellement impur, et qu'il fallait éviter, surtout dans les lieux publics* »[63]. Pour Goffman, le stigmate peut se définir comme un attribut jetant un discrédit profond à un individu et nourrissant les stéréotypes sociaux. L'individu discrédité par un stigmate se voit refuser le respect, la considération et l'égalité des chances accordés à un individu « normal », c'est-à-dire correspondant aux exigences stéréotypées[64]. Ainsi, un individu porté par un stigmate, le « stigmatisé », « *se définit comme n'étant en rien différent d'un quelconque être humain, alors même qu'il se conçoit (et que les autres le définissent) comme quelqu'un à part* »[65]. Outre cela, cet attribut constitue un écart par rapport aux attentes normatives des « autres », essentiellement en termes d'identité. Lorsque les stigmates sont liés à des difformités corporelles, se développe une discrimination de toutes les

---

[59] Propos tenus par la Comtesse d'Houdetot (1730-1813), amie de J-J. Rousseau.
[60] Turpin, J-P. et coll. (1997). Plaisir et handicap physique. *Corps et culture, 2*.
[61] Jodelet, D. (1994). *Les représentations sociales*. Paris, Presses Universitaires de France.
[62] Goffman, E. (1975). *Stigmate, les usages sociaux des handicaps*. Paris, Les éditions de minuit.
[63] Goffman, *op. cit.*, p. 11.
[64] De Rudder, V. (1996). Stigmate/Stigmatisation. *Pluriel recherches, 4*, 75.
[65] Goffman, *op. cit.*, p. 130.

personnes dont l'apparence esthétique ou les propriétés biologiques s'écartent de la norme, définie comme une moyenne de la plupart des individus[66]. Cette cause de stigmatisation en Occident semble essentiellement provenir de la non-acceptation subjective de la différence et de la peur face à la non-conformité par rapport aux standards physiques socialement établis, voire imposés. Ici, il y a lieu de constater qu'au-delà de son rôle physiologique, le corps possède une valeur symbolique, autrement dit un capital corporel, qui, comme tout autre capital (culturel, économique, intellectuel, etc.), peut s'acquérir ou se perdre. Le corps n'est pas simplement un corps vécu du dedans que les philosophes appellent le « corps propre », c'est aussi une image de soi-même qui se dévoile sous les yeux d'autrui. Cette image du corps joue un rôle fondamental dans la socialisation de l'individu tout au long de sa vie. Il s'agit principalement d'un jugement social qui obéit à des normes et qui véhicule un certain référentiel, tel que celui de la beauté. Aussi, la dimension principale du stigmate ne tient pas tant à ses caractéristiques propres qu'à la dépréciation en tant que telle, autrement dit la valeur négative qui lui est conférée lors de l'interaction sociale par des individus, ou des institutions[67]. Ainsi, comme le souligne Le Breton (1992, p. 113), le corps peut être perçu comme un « membre surnuméraire de l'homme » dont l'ensemble des représentations et des stéréotypes sociaux vont « l'inciter à s'en débarrasser »[68].

La conception du corps idéal évolue, par ailleurs, au fil des générations dans l'histoire de l'humanité. Elle varie également en fonction des sociétés et des cultures. Par exemple, dans l'étude comparative[69] que nous avons menée après de 300 étudiants à Conakry et à Strasbourg en 2005, nous avons démontré que le corps en surpoids était majoritairement déprécié par les étudiants strasbourgeois, tandis que celui-ci était valorisé par la majorité des étudiants conakrykas. Nous avons conclu, entre autres, que le regard porté sur la corpulence était diamétralement opposé chez les représentants de nos échantillons respectifs. Ainsi, ce qui était considéré en France pour les femmes comme un canon de beauté, à savoir un corps masculinisé, sportif et émincé, représentait chez les Guinéens un handicap synonyme de pauvreté et de maladie. En même temps, le corps potelé et arrondi était autrefois également valorisé en Occident. En somme, en fonction des sociétés et des

---

[66] Zibri, M., Poupée-Fontaine, D. (2002). *Dictionnaire du handicap*. Paris, ENSP.
[67] De Rudder, V., *op. cit.*, p. 73.
[68] Le Breton, D. (1992). *La sociologie du corps*. Paris, Presses Universitaires de France.
[69] Tchirkov, V. (2005). *Obésité. Entre l'Afrique et l'Occident, mêmes problèmes, causes différentes*. Mémoire de Licence STAPS APA. Université de Strasbourg.

contextes, le même stigmate peut provoquer des comportements très différents et même opposés. Ainsi, une personne valide peut se faire passer pour une personne handicapée pour bénéficier de certains avantages. Ce processus de discrimination positive et les abus qui sont susceptibles d'en découler peuvent être illustrés par la comédie de Dany Boon « Bienvenu chez les Ch'tis », où Kad Merad interprétant le rôle d'un directeur d'agence à la Poste, se fait passer pour une personne à mobilité réduite afin de bénéficier d'une promotion.

Inversement, une personne atteinte d'un handicap peut, dans certains cas, « refuser » son handicap, le gommer, le masquer ou le dominer comme ce fut le cas d'Oscar Pistorius, coureur Sud-Africain amputé des deux jambes et qui souhaita participer à la course de 400 mètres lors des Jeux Olympiques de Pékin parmi les « valides »[70]. En réalité, ce cas illustre le plaisir que certains auteurs associent à « *l'accès de certaines personnes handicapées à des comportements et/ou des statuts qui sont a priori réservés aux personnes valides* »[71]. Ainsi, le refus de certains d'être assignés à une position sociale dévalorisante bouscule le système établi, *a fortiori* lorsque celui-ci ne fut pas pensé dans une perspective évolutive comme en atteste le cas du jeune athlète amputé des deux jambes et des controverses suscitées à son égard : « *Jusqu'à présent, tout était simple dans le monde du handisport. Les sportifs amputés couraient (un peu) moins vite que les valides. Les valides applaudissaient leur abnégation et leur courage, louaient l'étonnante adaptation du corps. Et puis un athlète est venu mettre la pagaille. [...] La Fédération internationale d'athlétisme (IAAF) avoue être dans le "brouillard", face à un cas de figure qui "ne s'était jamais posé avant et n'avait même jamais été envisagé comme possible"* »[72]. Aussi, l'assignation à des statuts construits et pensés comme fermés n'est pas accepté par tous.

D'ailleurs, certains auteurs tels que Demazière (1992) ou Marcellini (1991) suggèrent l'existence de deux profils, mobilisant des types de réactions différentes au vu de leur position sociale dévalorisante. Tandis que certains remettent en cause cette identité assignée à travers la mise en place de stratégies identitaires qui visent un changement de la réalité qui s'avère stigmatisante (position active), d'autres acceptent cette identité négative, ce qui renvoie à une installation dans des stratégies de confirmation de la réalité stigmatisante (position passive). Par ailleurs, l'analyse de ces rapports

---

[70] Hirsch, V., Mathiot, C. (2007). L'athlète sans les jambes. *Libération*.
[71] Turpin, J-P., et coll. (1997). Plaisir et handicap physique. *Corps et culture, 2*, 105-125.
[72] Hirsch, V., Mathiot, C. (2007). L'athlète sans les jambes. *Libération*.

différenciés au stigmate du sujet handicapé montre que l'adoption d'une position active ou passive renvoie respectivement au « sujet-acteur » du système social ou d'un « objet-utilisateur » de ce même système : « *Dans la situation particulière de dévalorisation identitaire que constitue l'assignation au handicap, la position de sujet-acteur se joue au travers du refus de l'intégration aux groupes des handicapés, ou par l'engagement dans un militantisme visant au changement des représentations sociales du handicap* »[73].

Dans le cas d'une stigmatisation liée à l'apparence physique, et aux « monstruosités du corps » (Goffman, 1975) en particulier, le stigmate semble singulièrement difficile à contrer. En effet, dans un contexte de culte du corps[74], où certains sont prêts à réaliser des sacrifices tout aussi « monstrueux » afin d'embellir leur corps au regard des idéaux établis dans la société, le vécu d'un corps abimé, déformé, disharmonieux, … en somme « différent », s'articule de fait quasi obligatoirement avec l'intégration au groupe des « handicapés ». Néanmoins, le corps n'est pas que physique, il est également social et culturel[75], et sa mise en scène relève fortement du contexte. Aussi, au sein du contexte culturel et socio-économique guinéen, un corps abimé ne sera certes pas valorisé, mais la situation peut, dans une certaine mesure, s'avérer valorisante. En effet, alors que les salaires et les possibilités d'embauche des personnes atteintes de handicap physique sont particulièrement complexes en République de Guinée, leurs corps abimés et inspirant la compassion, voire la pitié, sont susceptibles de se transformer en « gagne-pain », allant même jusqu'à rassembler des montants supérieurs aux salaires locaux. Dans ce sens, les personnes « stigmatisées » participent, par auto-dévalorisation, aux représentations sociales en adoptant les normes des dominants et en s'identifiant à leur stéréotype[76]. Pour autant, une telle pratique ne constitue aucunement une solution pour ces populations ni pour leur pays, notamment au regard de leur intégration sociale au sein de la cité.

---

[73] Bui-Xuân, G., Marcellini, A., Mikulovic, J. (1995). Corps et exclusion : la redynamisation du sujet handicapé - chômeur. *Corps et culture, 1.*
[74] Andrieu, B. (1994). *Les cultes du corps. Ethique et sciences.* Paris, L'Harmattan.
[75] Mauss, M. (1950). *Les techniques du corps.* Paris, Presses Universitaires de France.
[76] De Rudder, V. (1996). Stigmate/Stigmatisation. *Pluriel recherches, 4,* 75.

3. Intégration, insertion et handicap : quelles perspectives ?

Au-delà de la stigmatisation qui les caractérise et des représentations qu'ils subissent, les sujets touchés par une déficience ont la singulière difficulté de voir se renforcer leur handicap du fait de sa représentation qui les range au banc des exclus, de la culpabilité de situation, des difficultés matérielles, relationnelles et affectives mais également de la pauvreté, qui tend ainsi à enfermer les individus dans « *une spirale vicieuse qui les conduit peu à peu à la marginalisation et à l'exclusion* »[77]. De ce fait, la place au sein de la société, le statut, le partage de valeurs ainsi que la participation sociale de l'individu porteur d'un handicap requièrent une attention toute particulière dans le cadre de notre présent travail. Aussi, nous pouvons nous demander dans quelles mesures les personnes dites « handicapées » sont soutenues et aidées dans leur processus d'intégration. De même, quels sont les dispositifs mis en place en vue de leur insertion professionnelle ? Aussi, les personnes atteintes d'un handicap doivent-elles et sont-elles en mesure de s'assimiler aux « autres », autrement dit au reste de la société ?

Si la plupart des sociétés aménagent et améliorent sur un plan socio-environnemental la vie de ces personnes, il en retourne de leur part une volonté à la participation sociale. De type « donnant-donnant », une telle relation implique donc deux niveaux relatifs au processus d'intégration : la démarche visant à intégrer un individu (celle de la société) et le fait de s'intégrer à un groupe (nécessitant la volonté et l'action de l'individu). De plus, l'intégration fait également référence à la question du ressenti : « *l'individu se sent-il ou non intégré au sein du groupe ?* » et la « demande » d'intégration suppose une démarche et un projet où l'acteur en mal de reconnaissance sociale cherche à lutter contre la disqualification en occupant une position reconnue dans l'espace social[78]. En effet, le critère premier réside certes dans la coexistence physique des personnes au sein d'un même espace de vie, ce qui pousse certains auteurs à parler d'une intégration physique, une sorte d'étape préliminaire de l'intégration sociale[79]. Pour autant, la seule présence physique ne suffit pas à présager d'une intégration réussie. L'individu doit réellement faire partie intégrante d'un ensemble harmonieux, s'y engager et en partager les valeurs. Ainsi, pour être intégré à la société, l'individu doit participer aux activités sociales reconnues par

---

[77] Bui-Xân, G., Marcellini, A., Mikulovic, J. (1995). Corps et exclusion : la redynamisation du sujet handicapé - chômeur. *Corps et culture, 1.*
[78] Gasparini, W. (2008). L'intégration par le sport ? *Sociétés contemporaines, 69,* 7-23.
[79] Nirjé, B. (1980) et Söder, M. (1981).

celle-ci. En revanche, il ne perd pas son identité propre, qui est généralement acceptée par le reste du groupe mais qui est également susceptible d'évoluer, de se modifier au contact de celui-ci. C'est en cela que le processus se différencie de celui de l'assimilation, visant à se fondre dans la prétendue unité du groupe et invitant l'individu à « gommer » ses singularités. Or, comment peut-on exiger d'un individu marqué par une déficience physique de se fondre dans la masse, si ce n'est en gommant cette différence, ou les préjugés, représentations, discriminations qui y sont rattachés ? En somme, l'intégration sociale suppose que les individus, tout en se caractérisant par une certaine « différence », s'inscrivent dans des solidarités, qu'ils adhèrent aux buts et aux valeurs de la société et qu'ils se conforment aux règles prescrites[80].

L'un des moyens de parvenir à cette participation sociale passe par l'occupation d'un emploi, même si, selon certains auteurs, l'automatisme de cette réalité n'est plus valide depuis les années 1970[81]. C'est d'ailleurs dans ce contexte qu'apparaît la notion d'insertion se substituant à celle d'intégration. Cette notion se décline dans les différents champs de l'activité sociale et est utilisée dans les politiques du logement, de la santé, ... mais surtout de l'emploi. D'un contenu très global, la notion d'insertion s'est en effet très vite concentrée sur la question de l'insertion professionnelle[82]. Ainsi, dans une logique d'insertion par le travail, les politiques ont mis en place une diversité de mesures visant à lutter contre l'exclusion et les discriminations à l'embauche des personnes atteintes de handicap[83]. Le travail permet alors de sortir de la pauvreté et de créer, directement, du lien social. D'ailleurs, de nombreuses études sociologiques accréditent le fait que les individus formés et actifs professionnellement s'intègrent plus aisément et participent davantage à la vie en société. De même, le degré de participation à des activités associatives et/ou de loisirs dépend fortement du statut professionnel de l'individu et de son niveau de diplôme. Ainsi, les Français les plus fortunés et les plus diplômés représentent la population la plus sportive du territoire national. Par exemple, une étude menée en 2003

---

[80] Durkheim, E. (1986). *De la division du travail social*. Paris, Presses Universitaires de France.
[81] Nicole-Drancourt, C., Roulleau-Berger, L. (2002). *L'insertion des jeunes en France*. Paris, Presses Universitaires de France.
[82] Gasparini, W. *Op. cit.*
[83] Notons, par exemples, le dispositif d'aide à l'insertion des personnes handicapées mis en place par le service public français, le travail en entreprise adaptée, les primes de reclassement et d'insertion ou encore l'allocation compensatrice pour frais professionnels. Pour davantage de renseignements, se rendre à la rubrique « Emploi et handicap » du site officiel du service public français.

par l'Insee indique que 88% des personnes diplômées de l'enseignement supérieur s'adonnent à une activité physique ou sportive, contre 45% des personnes faiblement diplômées[84]. Or, toutes les sociétés ne permettent pas, du fait de leur fragilité économique et sociale, de proposer de tels dispositifs. Les chiffres du chômage parus en 2011 (72% des moins de 35 ans seraient au chômage selon l'ONUDI[85]) illustrent notamment les difficultés socio-économiques de la Guinée et son impossibilité à voir la plupart de ses publics touchés par une déficience occuper un emploi digne de ce nom. La logique d'installation dans le handicap prend donc une forme particulièrement déterministe dans un tel contexte de misère sociale et freine singulièrement les individus dans leur participation sociale et le partage de toute valeur ou objectif commun à l'ensemble de la société. Enfin, la seule scolarisation des jeunes Guinéens semble fortement marquée par les difficultés économiques et sociales du pays. Or, nous supposons fortement que l'intégration et la participation sociales des Guinéens atteints de handicap se redoublent de difficultés lorsque ceux-ci ne sont pas formés. Nous pouvons ici nous appuyer sur les propos de Lenoir (1974, p.30) qui, dans son ouvrage « Les exclus » convoque l'absence de formation au titre de facteur d'exclusion : « *ce sont les personnes inadaptées, marginales ou asociales, qui, en raison d'une infirmité physique ou mentale, de leur comportement psychologique ou de leur absence de formation, sont incapables de pourvoir à leurs besoins, exigent des soins constants, représentent un danger pour autrui, ou se trouvent ségrégées, soit de leur propre fait, soit de celui de la collectivité* »[86]. L'école permet en effet de nombreux apprentissages, dont la lecture et l'écriture qui sont essentiels à l'intégration et à l'insertion, mais auxquels très peu d'enfants et d'adolescents atteints de handicap ont accès. Aussi, dans un tel contexte, la scolarisation ne s'inscrit aucunement dans les débats actuellement courants en France sur la ségrégation par une « école, facteur d'exclusion »[87], elle correspond bien davantage à l'idée de creuset social évoqué et recherché par le système éducatif français dans les années 1960.

---

[84] Muller L., (2005). Age, diplôme, niveau de vie : principaux facteurs sociodémographiques de la pratique sportive et des activités choisies. *Stat-Info, 5,* 1.
[85] L'ambassade des Etats-Unis en Guinée a organisé au cours de l'été 2011 une conférence-débat portant sur la problématique de l'emploi des jeunes en Guinée. Alpha Bacar Barry, consultant-projet à l'Organisation des Nations Unies pour le développement industriel (ONUDI) y annonça les chiffres suivants : 72% des Guinéens sont au chômage, 65% des chômeurs ont moins de 35 ans, parmi eux 65% sont des femmes.
[86] Lenoir, R. (1974). *Les exclus. Un Français sur dix.* Paris, Editions du Seuil.
[87] Natanson, J., (2006). L'école, facteur d'exclusion ou d'intégration ? *Le portique, 3,* 2-10.

III. PRINCIPAUX MODELES DE PRODUCTION DES HANDICAPS

1. Classification Internationale du fonctionnement, du handicap et de la santé (CIF)

En 2001, l'OMS a diffusé une nouvelle version de la classification du handicap baptisée la « Classification internationale du fonctionnement, des handicaps et de la santé » (CIH-2 ou la CIF)[88]. Au centre de ce modèle se trouve la limitation de l'activité qui engendre la restriction participative. Contrairement au modèle CIH, la limitation de l'activité n'est plus une conséquence directe de la déficience proprement dite, mais elle résulte des obstacles environnementaux rencontrés par l'individu au cours de sa vie (Figure 2).

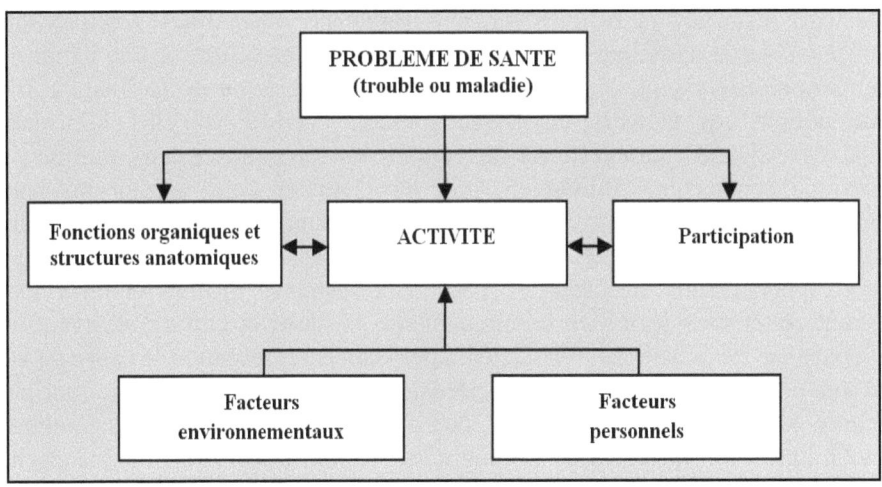

Figure 2 : Modèle CIF du fonctionnement du handicap (OMS, 2001)

D'après ce modèle, « *Le handicap est déterminé par la relation complexe entre l'état de santé d'une personne, des facteurs personnels et des facteurs extérieurs qui représentent les circonstances de la vie de cette personne* ». Ainsi, le modèle CIF repose sur cinq principales composantes, qui, en interagissant les unes avec les autres, déterminent le niveau d'activité d'une personne. Les fonctions organiques désignent les fonctions physiologiques

---

[88] OMS (2001). *Classification internationale du fonctionnement, du handicap et de la santé*. Projet Final, Version Complète. Genève.

des systèmes organiques y compris les fonctions psychologiques. Les structures anatomiques désignent les parties anatomiques du corps, telles que les organes, les membres et leurs composantes. Ses deux premières composantes reflètent les dysfonctionnements organiques et anatomiques de l'organisme humain et correspondent à la facette biologique des handicaps, c'est-à-dire à la déficience et à l'incapacité. Par leur action directe sur l'individu, elles peuvent limiter sa palette d'activités et restreindre son niveau de participation, qui se définit comme l'implication dans une situation de la vie réelle.

Ensuite interviennent trois autres composantes, à savoir l'état de santé, c'est-à-dire absence ou présence de troubles ou de maladies, et les facteurs contextuels qui peuvent être environnementaux ou personnels. Les facteurs environnementaux représentent l'ensemble des composantes physiques, sociales et attitudinales dans lesquelles vivent et évoluent les individus. Ces facteurs externes peuvent avoir une influence aussi bien positive que négative sur la participation de la personne. Dans les définitions du handicap citées précédemment, on a utilisé la notion d'obstacle ou de facilitateur afin de définir ces facteurs environnementaux. L'OMS va plus loin dans l'analyse de cette catégorie de facteurs en les séparant en deux familles, à savoir les facteurs individuels, qui se trouvent dans l'environnement immédiat de la personne, y compris des milieux comme le domicile, le cadre de travail et l'école, et les facteurs liés aux services et systèmes qui correspondent aux structures sociales, aux systèmes formels et informels, ayant cours dans le milieu communautaire ou dans la culture, et ayant un impact sur les personnes. Les facteurs personnels représentent le cadre de vie d'une personne, composé de caractéristiques de la personne qui ne font pas partie d'un problème de santé ou d'un état fonctionnel. Ils incluent notamment les variables psychologiques (habitudes, personnalité, capacité d'adaptation), les variables sociales (classe sociale, niveau d'études), les variables économiques (profession, patrimoine) et les variables culturelles (origines, religion), etc., de même que le sexe et l'âge des individus.

En outre, comme le soulignent les auteurs de la CIF, l'objectif de cette classification n'est pas de modéliser le processus de fonctionnement du handicap, mais de le décrire en fournissant une approche multidimensionnelle alliant à la fois l'approche individuelle et sociale de ce phénomène : « *Le but ultime poursuivi avec la CIF est de proposer un langage uniformisé et normalisé ainsi qu'un cadre pour la description des états de la santé et des états connexes de la santé* ». Toutefois, il en ressort clairement que la CIF place l'activité et non la santé des individus au centre de son système. Le handicap se produit lorsqu'un individu est limité par l'état de sa santé et par divers facteurs qui lui sont internes ou externes dans la réalisation des tâches et dans son implication dans les situations de sa vie.

2. Modèle québécois de la production du handicap

Parallèlement aux travaux des experts de l'OMS, les chercheurs québécois de leur côté travaillaient avec acharnement sur l'amélioration de la CIH - CIDIH[89]. En effet, ce travail est le fruit de la recherche de deux organisations québécoises, à savoir le Réseau international sur le Processus de production du handicap (RIPPH) et le Comité Québécois sur la Classification internationale des déficiences, incapacités et handicaps (CQCIDIH). Les explications et les modalités d'application du modèle PPH de la production du handicap sont détaillées en amont dans les publications de Fougeyrollas et de ses collaborateurs[90]. L'originalité de ce modèle consiste à mettre au centre du système conceptuel l'interaction entre trois grands domaines, notamment les facteurs personnels, les facteurs environnementaux et les habitudes de vie (Figure 3).

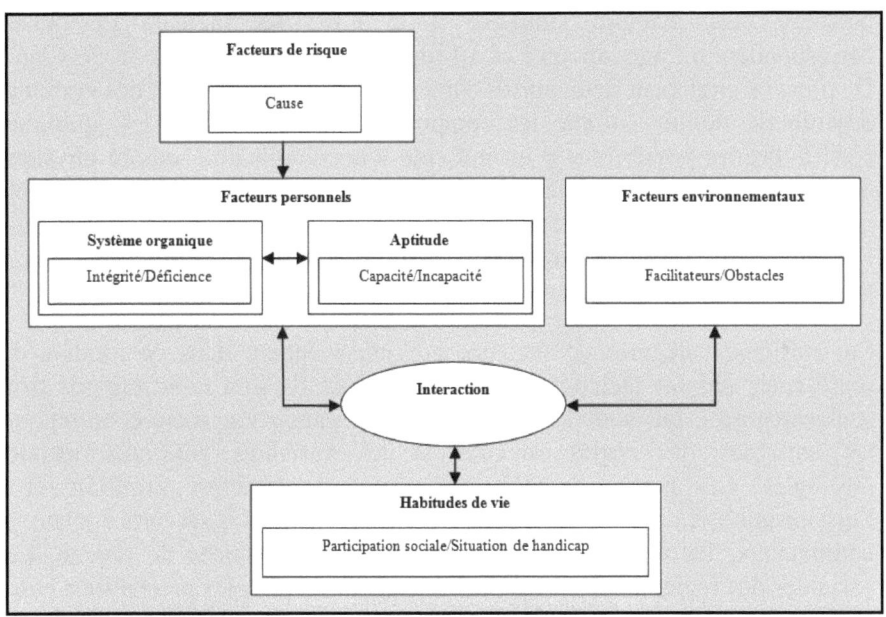

Figure 3 : Modèle PPH de la production du handicap (Fougeyrollas et col., 1998)

---

[89] Fougeyrollas, P. (1997). Les déterminants environnementaux de la participation sociale des personnes ayant des incapacités : le défi sociopolitique de la révision de la CIDIH. *Canadian Journal of Rehabilitation, 2(10),* 147-160.
[90] Fougeyrollas, P., St-Michel, G., Bergeron, H., Cloutier, R. (1991*). Le processus de production des handicaps : analyse de la consultation, nouvelles propositions complètes*. Québec, Comité québécois et Société canadienne de la CIDIH, Réseau international CIDIH.

Le modèle de PPH[91] fait ressortir au sein du concept de handicap, la notion de **situation de handicap**, qui est définie comme une « *mesure de la réalisation des habitudes de vie de la personne* ». Ce modèle fait intervenir trois types de facteurs qui en interagissant entre eux et avec les habitudes de vie d'un individu produisent dans certaines conditions le handicap.

Les habitudes de vie se définissent comme l'ensemble des activités quotidiennes, ainsi que le rôle social joué par la personne dans un contexte socioculturel donné et selon ses caractéristiques personnelles. L'habitude de vie est la résultante de l'interaction entre ce qui appartient à la personne et ce qui appartient à l'environnement.

Les facteurs de risque se définissent comme des éléments appartenant à l'individu ou à l'environnement susceptible de provoquer une pathologie invalidante, un traumatisme ou toute autre atteinte à l'intégrité de la personne. De manière similaire à la CIF, les facteurs personnels correspondent à l'âge, au sexe et à l'identité socioculturelle de la personne. De plus, ils englobent deux autres composantes, à savoir : l'état des systèmes organiques, définis comme les composantes corporelles, et les aptitudes, c'est-à-dire les possibilités d'un individu d'accomplir une activité physique ou mentale. On constate que contrairement au modèle de l'OMS, le modèle québécois simplifie la représentation schématique du handicap en associant l'ensemble des variables internes, y compris l'état de santé des individus, à la famille des facteurs personnels.

La troisième catégorie de facteurs qui interviennent dans ce modèle est représentée par les facteurs environnementaux. Ils sont constitués de trois sous-catégories, qui sont les variables de l'organisation socio-économique, les variables des règles sociales et les variables environnementales physiques. Les premières font référence à la structure familiale et à l'organisation et l'accès aux services tels que la santé, les services sociaux et communaux, les infrastructures publiques et à la sécurité de revenu. Les variables des règles sociales sont les droits, les valeurs, les perceptions et les représentations sociales. Enfin, les variables environnementales physiques comprennent la situation géographique, le climat, les facteurs technologiques, etc. De plus, les variables environnementales s'échelonnent sur trois niveaux tels que le microenvironnement personnel, le méso-environnement communautaire et le macro-environnement sociétal. Le microenvironnement personnel est représenté par le type d'habitation, la

---

[91] Fougeyrollas, P., Bergeron, H., Cloutier, R., Côté, J., St Michel, G. (1998). *Classification québécoise : Processus de production du handicap.* Québec, RIPPH.

cellule familiale et l'emploi. Le méso-environnement communautaire se réfère au quartier où se trouve le logement, l'accessibilité aux services médicaux et sanitaires, l'éducation, l'urbanisme et les transports. Le macro-environnement sociétal est défini par les lois, les politiques publiques, les moyens budgétaires, le partenariat international et le milieu associatif.

D'après le modèle PPH, la situation de handicap est fonction de l'aptitude de la personne, de la spécificité de la tâche ou de l'activité exercée, l'ensemble étant conditionné par l'environnement. Ainsi, il apparaît impossible de déduire les situations de handicap uniquement sur la base d'évaluation des aptitudes fonctionnelles de la personne sans tenir compte des variables environnementales en situation de vie réelle.

3. Système d'identification et de mesure du handicap

Le système d'identification et de mesure du handicap (SIMH) est le fruit du travail d'une collaboration internationale qui a réuni plusieurs chercheurs dirigés par Hamonet, médecin et anthropologue français. Le principal objectif de ce modèle consiste à créer une liste d'items et d'outils destinés à évaluer et à mesurer le handicap. Le SIMH comporte quatre dimensions que sont le ***corps***, les ***capacités***, les ***situations de la vie*** et la ***subjectivité***. La notion de subjectivité rend ce modèle légèrement différent des autres, car celle-ci implique que dans certaines conditions, lorsqu'une contrainte est purement imaginée par un individu, au sens de sa représentation mentale, elle peut présenter à elle seule une situation de handicap.

Au niveau du corps, le modèle SIMP comprend les variables personnelles définies comme l'ensemble des particularités morphologiques, anatomiques, histologiques, génétiques, génomiques, etc., ainsi que les modifications qu'elles peuvent subir. Les capacités désignent les fonctions physiologiques et mentales d'une personne compte tenu de son âge et de son sexe, indépendamment de l'environnement où elle se trouve. Par les situations de la vie, on entend les actes de la vie courante, la situation familiale, les loisirs, l'éducation, l'emploi, etc. Comme dans les modèles précédents, l'ensemble de ces activités constituent la participation sociale, qui est à son tour influencée par les variables environnementales d'ordre physique, social et culturel.

La subjectivité comporte le point de vue de la personne, incluant son histoire personnelle, son état de santé et son statut social. Cela représente le vécu affectif et émotionnel des événements traumatisants, tels que les circonstances d'apparition et d'évolution du handicap, la prise de conscience de celui-ci et l'acceptation de vivre avec. Les situations de handicap surgissent en effet à chaque fois que la personne rencontre des obstacles dans l'accomplissement d'une ou de plusieurs activités. Comme nous l'avons déjà évoqué, les obstacles peuvent être de nature biologique, mais aussi subjective et situationnelle (Figure 4).

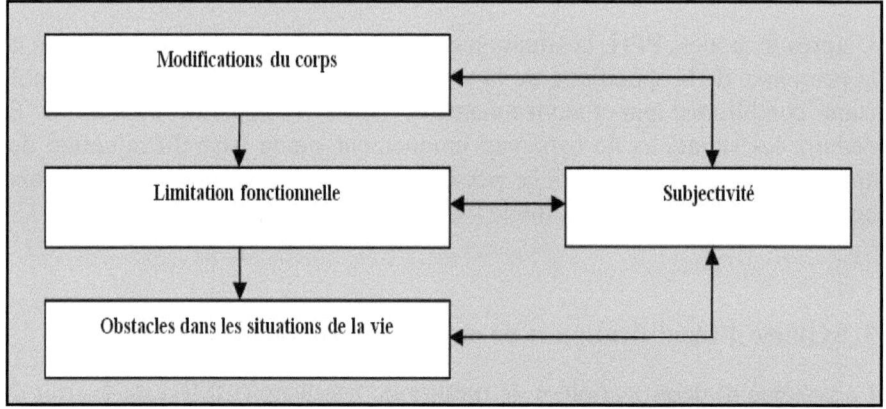

Figure 4 : Modèle SIMH de la production du handicap (Hamonet, 2000)

En s'inspirant de ce modèle, le handicap peut ainsi se définir comme « *Un désavantage social pour un individu qui résulte de sa déficience ou de son incapacité et qui limite ou interdit l'accomplissement d'un rôle considéré comme normal compte tenu de l'âge, du sexe et des facteurs socioculturels* »[92]. On constate, qu'une fois de plus, il s'agit ici d'une définition intégrée, qui situe le handicap au centre d'interactions entre diverses variables.

---

[92] Hamonet, C. (2004). *Les personnes handicapées*. Paris, Presses Universitaires de France.

4. Quel modèle de référence ?

Suivant les différents modèles présentés ci-dessus, le handicap, ou la situation de handicap, apparaît au centre d'interactions des différents pôles, tels que les variables personnelles, les variables environnementales, l'activité et la participation sociale dans les modèles CIF et PPH, la subjectivité dans le modèle SIMH, et d'une façon générale l'état de santé, de compétence et de patrimoine, au sens large, des individus. Le handicap est conceptualisé comme une résultante de l'interaction entre ces différents champs. L'influence de la religion et celle des croyances traditionnelles sont comprises, par ces différents modèles, dans les variables personnelles, sociales, culturelles et environnementales. En définitive, aucun rôle spécifique n'est allégué à ces dernières. Toutefois, dans une étude comme la nôtre, qui cherche à concevoir le handicap et à identifier ses causes et ses conséquences dans un pays en voie de développement, tel que la République de Guinée, une simplification conceptuelle du processus de sa production nous semble indispensable. C'est pour cette raison que nous avons regroupé les différents facteurs influençant le handicap selon leur nature d'une part biologique et médicale et, d'autre part, sociale, culturelle et environnementale (Figure 5).

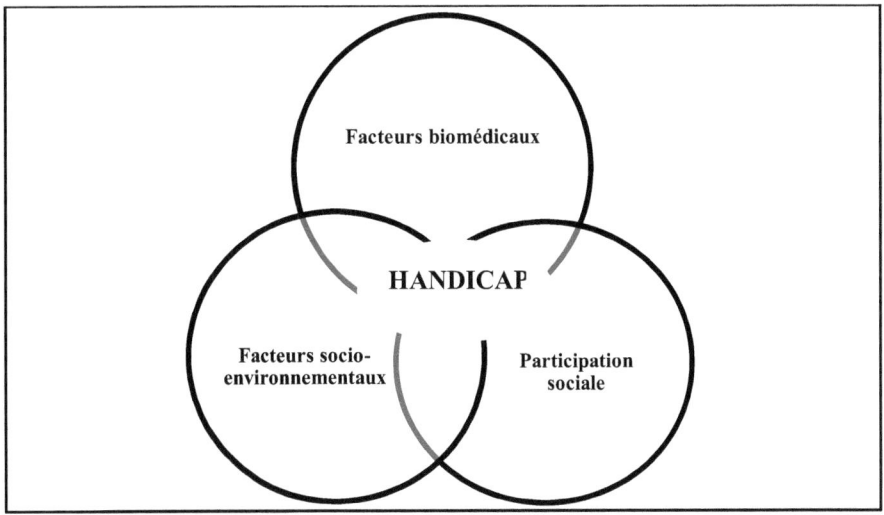

Figure 5 : Modèle simplifié du handicap à trois dimensions

Dans ce modèle simplifié, trois dimensions ou « facteurs » déterminent précisément le handicap. Celui-ci est situé au centre de l'interaction entre les facteurs biomédicaux, les facteurs socio-environnementaux et la participation sociale.

Les facteurs biomédicaux comprennent selon nous les caractéristiques personnelles des individus, notamment leur âge, sexe, caractéristiques anthropométriques, etc., et les déterminants propres à la déficience, c'est-à-dire son type, sa cause, son ancienneté, sa sévérité, ses conséquences sur le plan fonctionnel et les moyens utilisés à sa compensation orthopédique. L'état de santé compte également parmi les facteurs biologiques d'un individu. Par ailleurs, il existe une panoplie de procédés visant à l'évaluer, qui vont d'une simple estimation subjective de la douleur sur une échelle de 10 points (allant d'une sensation de bien-être absolu à une sensation de douleur extrême) vers une visite médicale complète. Il existe d'autres méthodes, comme, celle qui est développée par le groupe international EuroQoL, qui propose d'évaluer cinq états de santé que sont la mobilité (*mobility*), l'autonomie (*self-care*), les activités usuelles (*usual activities*), la douleur/disconfort (*pain/discomfort*) et l'anxiété/dépression (*anxiety/depression*)[93]. Pour des raisons d'éthique et de manque de possibilités, nous n'allons pas évaluer ce type de variables dans notre travail.

Les facteurs socio-environnementaux rendent à la fois compte des caractéristiques socio-économiques des individus, de la société et de l'environnement dans lesquels ils évoluent. Ainsi, parmi les caractéristiques socio-économiques individuelles nous distinguons le lieu de naissance, la confession, le niveau d'études, la profession, les revenus, les richesses au sens large (immobilier, héritage, etc.), la situation familiale, le mode d'habitation et l'engagement associatif. Au niveau sociétal, nous proposons de nuancer trois domaines d'influences, à savoir : l'environnement social (système éducatif, marché de l'emploi, dispositifs de prise en charge économique et médicosociale, etc.), l'environnement culturel (croyances traditionnelles et religieuses, superstitions, représentations sociales, etc.) et l'environnement physique proprement dit (accessibilité des lieux et des transports, état des voies de circulation, urbanisme, etc.).

Toutefois, il semble évident que sans la notion de « participation sociale », il n'est pas aujourd'hui envisageable de concevoir le handicap dans sa globalité. Comme nous l'avons expliqué tout au long de ce chapitre, le handicap se manifeste avant tout par l'incapacité pour une personne de se réaliser et de participer pleinement à la vie d'une société[94]. Cependant, nous

---

[93] EuroQoL Group. (1990). EuroQoL - a new facility for the measurement of health-related quality of life. *Health Policy. 16,* 199-208.
[94] Baker, L. A., Cahalin, L. P., Gerst, K., Burr, J. A. (2005). Productive activities and subjective well-being among older adults: the influence of number of activities and time commitment. *Social Indicators Research, 73,* 431-458.

n'avons jusqu'à présent pas expliqué ce que recouvre cette notion et en quoi concrètement elle détermine le handicap. En effet, comme le handicap, la participation sociale présente elle-même une notion plurielle. La difficulté à la définir semble provenir de sa fusion à la vie de tous les jours et de sa multitude de sens qui sont largement diffusés dans le langage commun. Néanmoins, un certain nombre de publications scientifiques ont tenté de lui donner une définition. Ici, nous pouvons citer celle de Noreau et col. (2004), qui peut se traduire en français comme une « réalisation par un individu des activités de la vie quotidienne et l'exercice des rôles sociaux » [95]. La participation sociale comprend donc à la fois l'ensemble des activités considérées comme habituelles pour un individu dans sa vie de tous les jours (aller au marché, faire ses courses, aller au cinéma, pratiquer du sport, rencontrer des amis, etc.) et la réalisation d'un rôle social déterminé socialement (se former, occuper un emploi, assurer son rôle au foyer, etc.). Néanmoins, la définition de la participation doit prendre en compte les caractéristiques de la société dans laquelle elle s'étudie.

---

[95] Noreau, L., Desrosiers, J., Robichaud, L., Fougeyrollas, P., Rochette, A., Viscogliosi, C. (2004). Measuring social participation: reliability of the LIFE-H in older adults. *Disability and Rehabilitation, 6,* 346-352.

IV. CARACTERISTIQUES DES HANDICAPS MOTEURS

1. Rôle du mouvement chez l'homme

L'être humain, en dépit de son aboutissement spirituel et de sa supériorité intellectuelle face au monde animal, n'est avant toute chose qu'un être biologique fait en chair et en os et dont la première et principale fonction consiste à produire et à maîtriser les mouvements afin de survivre. La motricité au sens large fait la différence entre les sujets et les objets, le monde biologique et le monde minéral, le vivant et l'inerte. Comme c'est le cas de tous les êtres vivants, l'homme et le mouvement sont inséparables. Le corps vit, survit et s'exprime grâce aux mouvements. Diversifiés par leurs formes, amplitudes, natures et objectifs, les mouvements permettent à chaque organisme, et aux cellules qui le composent, d'interagir avec l'environnement dans lequel il évolue. Nous ne contestons pas Descartes dans sa célèbre réflexion métaphysique *Cogito ergo sum* (je pense donc je suis), nous lui préférons simplement : *je bouge donc je suis*. En effet, dans l'évolution de la vie sur Terre, la capacité des êtres vivants à produire des mouvements se développe bien avant leur capacité à penser. Par ailleurs, ce sont nos caractéristiques motrices, telles que la bipédie, la posture verticale, les habiletés des membres supérieurs à produire des mouvements fins et précis qui semblent être à l'origine de l'épanouissement de notre espèce.

D'après Darwin, c'est notamment la motricité qui a considérablement contribué au développement de notre espèce sur le plan phylogénétique[96]. L'acquisition de la posture verticale et de la bipédie a permis la libération des membres supérieurs et le développement du cerveau. Mais c'est également grâce à la motricité qu'un enfant explore son environnement et mûrit d'un point de vue cognitif. L'exécution et l'apprentissage des mouvements, surtout ceux des membres appendiculaires, commencent encore au stade embryonnaire. A ce stade, le futur être humain commence à se construire son propre schéma corporel en se dissociant du corps de sa mère. Il est lieu de constater que c'est à ce moment que surgissent certaines pathologies telles que le spina-bifida, suite auxquelles l'enfant devient déficient dès sa naissance.

---

[96] Darwin, C. (1921). *L'origine des espèces au moyen de la sélection naturelle ou La lutte pour l'existence dans la nature.* Traduit de l'Anglais par Edmond Barbier sur l'édition anglaise définitive. Paris, Alfred Coste.

Les mouvements nous servent tout au long de la vie et leur perte signifie une dépendance vis-à-vis d'autres personnes et de la société. En fonction de sa sévérité, une déficience motrice peut limiter les capacités d'adaptation d'une personne face à son environnement et devenir une source de handicap. Pour comprendre le handicap moteur dans sa complexité, il est fondamental de tenir compte de l'ensemble des paramètres biomédicaux relatifs au corps et aux mouvements, et aux modifications qu'ils subissent lors de la constatation d'une déficience. Chez l'homme, les mouvements s'étudient toujours dans un référentiel organisme-environnement et ils répondent à deux principales problématiques. D'une part, les mouvements permettent l'expressivité de la mimique des gestes et des attitudes, en traduisant ainsi le vécu affectif. D'autre part, les mouvements constituent les actions efficaces en direction de l'environnement de signification adaptative[97]. Cette fonction comprend, selon Le Boulch, les déplacements (locomotion, transferts, etc.), la fonction posturale (se tenir debout, assis, etc.), l'ensemble des actions sur le monde extérieur (préhension, manipulation d'objets, etc.), la communication (paroles, gestes et mimiques, écriture, etc.), l'alimentation (mastication, déglutition, etc.), la perception du monde extérieur (mouvement des yeux et de la tête) et les mouvements réflexes (exemple : retrait de la main qui touche un objet brûlant).

Par ailleurs, il existe un lien entre l'exécution du mouvement, le besoin, la tendance et l'instinct. Le besoin joue un rôle fondamental car il traduit un manque, une privation ou un déséquilibre entre l'organisme et l'environnement. Les mouvements jouent le rôle d'interface entre le milieu externe et l'organisme. Cette fonction peut être considérée comme une action adaptative qui, de manière générale, tend à protéger l'homéostasie, c'est-à-dire l'équilibre physiologique de l'organisme. Les mouvements adaptatifs peuvent être de caractère défensif et appropriatif. La réaction de sursaut, les réflexes proprioceptifs, les réactions de fuite et de l'agressivité représentent les mouvements défensifs. Les mouvements appropriatifs se rencontrent beaucoup plus fréquemment car ils sont liés à la place que l'homme occupe au sommet de l'échelle alimentaire et aux désirs variés qui caractérisent sa nature.

Dès la naissance, l'homme cherche à s'emparer non pas uniquement des objets de plaisir, mais aussi des sujets qui l'entourent. Selon Dolto, cette relation débute déjà dans des stades précoces, entre le nourrisson et sa

---

[97] Le Boulch, J. (1978). *Vers une science du mouvement humain, Introduction à la psychocynétique*. Paris, Les Editions ESF, troisième édition.

mère[98]. La complexité d'un mouvement n'est pas seulement une fonction des paramètres spatiotemporels, tels que la coordination, l'équilibre, la vitesse et l'amplitude, mais c'est également une variable individuelle, car chaque mouvement ou geste n'est pas maîtrisé de la même façon par chaque individu[99]. L'exécution d'un mouvement aussi commun que la marche peut ainsi poser des difficultés chez une personne âgée, un enfant ou encore une personne atteinte d'une déficience motrice. L'absence ou la limitation de la motricité volontaire peut donc devenir, dans certaines conditions, une source directe du handicap.

2. Causes des déficiences motrices

Les causes des déficiences motrices peuvent être très variées. La motricité peut être accidentellement perdue en raison d'un traumatisme physique, à la suite d'une maladie génétique, d'une dégénérescence ou encore d'une infection comme, la poliomyélite. De plus, les déficiences motrices peuvent se déclarer à la naissance ou apparaître au cours de la vie. Les processus de vieillissement font également partie des causes des déficiences motrices chez les personnes âgées. La proportion des personnes atteintes d'une déficience motrice en France est très importante, car elle représente près de 4% de la population totale et près de 60% des handicaps sont liés à ce type de déficience[100]. Par ailleurs, les tendances similaires ont été observées par l'OMS à l'échelle internationale. Les déficiences motrices constituent un ensemble très hétérogène qui a été l'objet de nombreuses classifications. Ainsi, la toute première tentative de classement systématisé des maladies a été réalisée par le médecin et botaniste français François Boissier de Lacroix[101] en 1771. Depuis, plusieurs rédactions, révisions et amendements ont vu le jour.

Actuellement, la dixième version de la Classification internationale des maladies (CIM-10) adoptée par l'OMS en 1989 est en vigueur[102]. Le CIM-10 comprend toutes les maladies et affections connues de nos jours, y compris

---

[98] Dolto, F. (1996). *Les étapes majeures de l'enfance*. Paris, Gallimard.
[99] Berthoz, A. (1997). *Le sens du mouvement*. Paris, Editions Odile Jacob, Sciences.
[100] Sanchez, J., Bourderon, P. (1994). Les personnes handicapées en Saône-et-Loire, enquête par parrainage. In J.-F. Ravaud & M. Fardeau, *Insertion sociale des personnes handicapées : méthodologie d'évaluation*. Paris, CTNERHI-INSERM.
[101] Davy de Virville, A. (1955). *Histoire de la botanique en France*. Paris, SEDES.
[102] OMS. (1994). *Classification statistique internationale des maladies et des problèmes de santé connexes,* 10e révision, Vol 1-3. Genève.

celles causées par des interventions médicales. Celles-ci sont regroupées en 21 catégories parmi lesquelles les pathologies affectant directement la motricité occupent la VIe (maladies du système nerveux), la XIIIe (maladies du système osseux et musculaire) et la XIXe (traumatismes) positions. Les phénomènes de malnutrition et de sous-nutrition peuvent également être impliqués dans l'incidence des déficiences motrices, notamment chez les personnes résidant dans les pays en voie de développement. Les apports nutritionnels insuffisants et déséquilibrés (faibles en protéines, en vitamines et en oligoéléments) provoquent à long terme chez l'enfant une atrophie musculaire, une fatigue chronique et une diminution de l'activité physique[103].

2.1. Mécanismes généraux de la survenue des déficiences motrices

Parmi les différentes classifications que nous avons consultées, celle qui a été élaborée par Delcey en 1996 a particulièrement retenu notre attention[104]. En effet, ce médecin propose de distinguer les déficiences, d'une part, par leurs mécanismes de survenue et, d'autre part, par le rapport au type d'affection et des conséquences qu'elles engendrent sur le plan fonctionnel. Selon cette classification, parmi les principales causes des déficiences, on compte les malformations, les déformations, les maladies invalidantes, les traumatismes et les processus de vieillissement.

En outre, une déficience peut être soit innée, soit acquise. Une déficience innée ou congénitale apparaît avant ou dès la naissance. De façon générale, il s'agit des malformations qui surviennent au cours du développement de l'embryon ou du fœtus comme c'est le cas du spina-bifida, de l'agénésie d'un membre ou de l'achondroplasie. Cependant, certaines maladies génétiques sont asymptomatiques à la naissance et leurs conséquences néfastes sur la motricité n'apparaissent qu'au cours de la petite enfance et parfois même à l'âge adulte. Contrairement aux déficiences innées, les déficiences acquises surviennent après la naissance à la suite d'une maladie, d'un traumatisme ou à cause du vieillissement.

---

[103] Roulet, M., Cheseaux, M., Colé, P. (2005). Conséquences de la dénutrition chez l'enfant et l'adolescent. Mortalité, conséquences médicoéconomiques. *Nutrition clinique et métabolisme, 19,* 207-219.
[104] Delcey, M. (1996). *Déficience motrice et handicaps. Aspects sociaux, psychologiques, médicaux, techniques et législatifs ; troubles associés.* Paris, Association des Paralysés de France.

L'âge de l'apparition de la déficience présente également une donnée fondamentale par rapport à son impact sur la vie des individus. Chaque période du développement se définit par le niveau de la motricité acquise et les caractéristiques psychomotrices et comportementales, tels que la formation du schéma corporel, l'autonomie motrice, les relations avec le monde extérieur, le rôle social, etc. Les conséquences d'une déficience ne seront pas les mêmes si elle apparaît en bas âge, à la puberté ou à l'âge adulte. De même, la relation qu'un individu entretient avec son propre corps, et dans notre cas avec sa partie déficiente, est l'objet d'une évolution. Par exemple, une personne ne se représente pas sa déficience de la même manière lorsque celle-ci est innée (à la naissance) ou acquise (au cours de la vie).

Par ailleurs, les déficiences motrices peuvent être évolutives ou non. Dans certains cas, la santé de la personne, ainsi que l'état de sa fonction motrice s'aggravent avec le temps. On parle alors d'une maladie évolutive. Lorsque la déficience n'évolue plus après son apparition, on la considère comme non évolutive. Les traumatismes causant la section d'un membre, les séquelles de poliomyélite, les infirmités motrices cérébrales occasionnent des déficiences définitives et non évolutives. L'état de la fonction motrice ne se dégrade pas, mais les perspectives de sa régénération sont faibles.

Lors d'une maladie évolutive comme la sclérose en plaque ou la maladie de Parkinson, la dégénérescence de la fonction motrice se fait de façon progressive, c'est pourquoi un dépistage précoce, ainsi qu'un traitement adéquat, y compris des séances d'activités physiques et sportives, jouent un rôle fondamental dans le retardement de la perte de motricité. Toutefois, la distinction entre les déficiences évolutives et permanentes est assez relative, car même après une amputation d'un membre, l'état de la fonction motrice d'une personne peut continuer à se détériorer lorsque celle-ci demeure immobile ou peu active. Par conséquent, nous pouvons souligner le rôle des activités physiques et sportives adaptées qui, dans certaines conditions, sont capables d'améliorer sensiblement la motricité et de réduire les effets de la déficience.

Pour finir, les atteintes motrices peuvent être très localisées et ne concerner ainsi qu'un seul groupe musculaire, de même qu'elles peuvent présenter des pathologies associées, telles que les troubles du langage. Quelquefois, les déficiences motrices s'accompagnent de déficiences intellectuelles. Dans ce cas on parle de polyhandicap, qui est à différencier du plurihandicap qui désigne l'accumulation des déficiences sans altération des fonctions intellectuelles.

2.2. Classement des déficiences selon le niveau d'atteinte anatomique

De façon générale, le classement médical des causes des déficiences motrices se base sur le niveau d'atteinte anatomique et le type de tissu lésé. On distingue ainsi 4 niveaux d'atteintes situés au niveau cérébral, médullaire, neuromusculaire et ostéo-articulaire (Figure 6). Etant donné le nombre de pathologies répertoriées dans la classification internationale, nous n'évoquerons ici que les plus fréquentes.

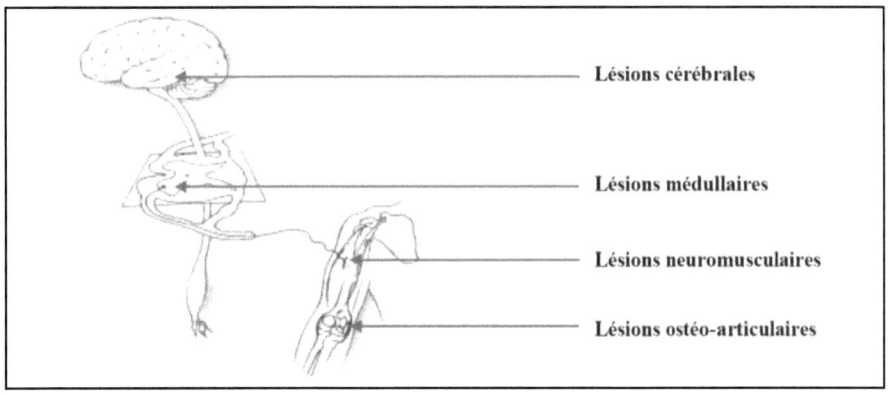

Figure 6 : Principaux niveaux d'atteintes anatomiques

Les déficiences motrices d'origine cérébrale sont principalement dues à des malformations telles qu'une hydrocéphalie ou à des lésions très précoces des structures nerveuses comme dans le cas d'une infirmité motrice cérébrale (IMC). Ce type de déficience peut également résulter d'atteintes plus tardives, telles qu'un traumatisme crânien, un accident vasculaire cérébral (AVC), une tumeur cérébrale ou encore une encéphalopathie d'origines diverses. Il peut s'en suivre des perturbations du tonus musculaire, ainsi que de la régulation automatique des mouvements et de leur commande volontaire. Dans ce cas de figure, les muscles et le squelette ne sont pas touchés, mais ils peuvent subir des déformations secondaires liées à la croissance.

Les lésions médullaires sont des atteintes qui touchent la moelle épinière, par exemple, lors de la poliomyélite, la sclérose latérale amyotrophique et autres myélopathies. Les lésions médullaires provoquent des troubles de la conduction des influx moteurs ou sensitifs et entraînent souvent une paralysie des membres inférieurs (paraplégie) ou de tous les membres (tétraplégie). La paralysie musculaire s'accompagne quant à elle de troubles sensitifs, sphinctériens et génito-sexuels.

Les lésions neuromusculaires se situent au sein de la jonction entre les nerfs et les fibres musculaires. On retrouve à ce niveau plusieurs dizaines de maladies, pour la plupart d'origine génétique, par exemple, les dystrophies musculaires ou myopathies ou encore l'amyotrophie spinale infantile. Ce sont des maladies évolutives qui se caractérisent par une perte progressive de la force musculaire. Elles apparaissent généralement dans la petite enfance, puis la généralisation progressive de l'atteinte musculaire entraîne la perte de la marche vers l'adolescence. Enfin, les lésions ostéo-articulaires sont des atteintes des os et des articulations. Parmi celles-ci les plus fréquentes sont les malformations, les agénésies, les amputations traumatiques ou chirurgicales, les dysplasies et les dystrophies osseuses, les lésions inflammatoires, infectieuses et/ou rhumatismales, etc.

3. Limites de la compensation orthopédique

Les techniques de réadaptation sont de nos jours basées sur la revalorisation optimale des compétences ou des capacités restantes et sur l'utilisation des supports orthopédiques visant à compenser certaines fonctions défaillantes d'un individu. De manière générale, les outils orthopédiques se rangent dans deux familles différentes que sont le grand et le petit appareillage. Mis à part leur taille, ces deux catégories d'appareillages se distinguent principalement par la spécificité des seconds au profit des premiers. En effet, les petits appareillages sont standardisés et produits en série (béquilles, genouillères, corsets, etc.), alors que les grands se confectionnent sur mesure et suivant l'ordonnance d'un chirurgien orthopédiste ou d'un médecin spécialisé en rééducation fonctionnelle.

Les principaux instruments constituant cette famille d'appareillages sont des prothèses, des orthèses et des chaussures orthopédiques. Les orthèses sont des appareillages qui ont pour fonction de suppléer à des fonctions motrices défaillantes au niveau des membres appendiculaires ou de la colonne vertébrale. Concernant les membres supérieurs, la médecine distingue trois types d'orthèses, à savoir : les orthèses de posture qui servent à immobiliser le membre dans une position voulue, les orthèses de fonction qui permettent le mouvement tout en facilitant celui-ci et enfin les orthèses dynamiques conçues pour récupérer des amplitudes articulaires perdues[105]. Les orthèses peuvent également servir à stabiliser ou à maintenir des postures de

---

[105] Sautreuil, P. (1996). Appareillage orthopédique. In *Déficiences motrices et handicaps* (p. 415-428). Paris, Association des Paralysés de France.

l'ensemble du corps (exemple : tables de verticalisation). Pour les membres inférieurs, les orthèses principalement utilisées sont celles de la marche qui peuvent être passives ou dynamiques (Figure 7).

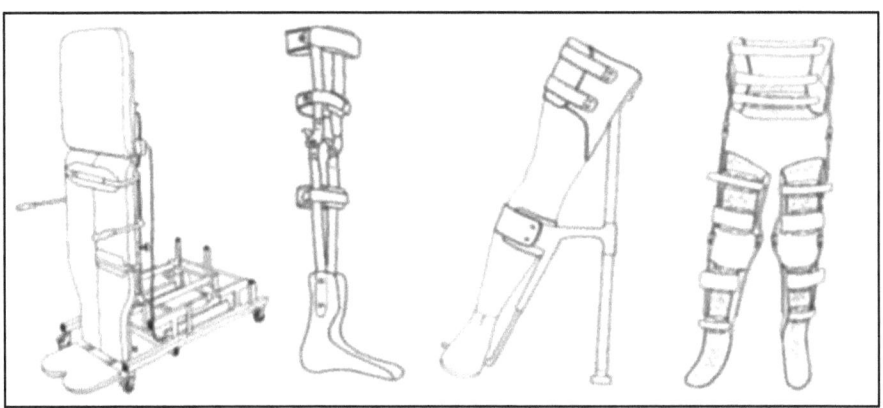

Figure 7 : Table de verticalisation et différents modèles d'orthèses de marche (Sautreuil, P., 1996)

Parmi d'autres outils que compte la famille des orthèses nous pouvons citer les chaussures orthopédiques qui permettent aux personnes ayant perdu à la suite d'un traumatisme, d'une maladie neurologique ou d'une malformation la fonction locomotrice, de la retrouver.

A la grande différence des orthèses, les prothèses servent à remplacer les membres perdus, notamment lors d'une amputation, et permettent d'assurer leurs fonctions essentielles telles que la préhension, la prise d'appuis, la propulsion, la locomotion, etc. Bien que de nos jours des prothèses s'utilisent dans la médecine interne (prothèses aortiques, cardiaques, gastriques, etc.), les prothèses orthopédiques concernent exclusivement les membres supérieurs et inférieurs. Certaines prothèses telles que les prothèses « esthétiques » remplacent le membre amputé tout en imitant sa forme originelle. D'autres, telles que les prothèses « de service » et des prothèses « myoélectriques » permettent au patient de récupérer une partie de ses habiletés et de sa motricité.

Au-delà des dispositifs orthopédiques classiques, les personnes atteintes de handicap peuvent bénéficier des aides techniques, définies comme « *tout produit, instrument, équipement ou système technique utilisé par une personne handicapée, fabriqué spécialement ou existant sur le marché, destiné à prévenir, compenser, soulager ou neutraliser la déficience, l'incapacité ou le handicap* »[106]. L'ensemble de ces appareils permettent à la personne de devenir le plus autonome possible tout en augmentant sa propre sécurité[107]. D'après les normes internationales, les aides techniques se classent en fonction de leurs utilités vis-à-vis de la personne. Ainsi, l'on distingue, par exemple, les « aides pour la mobilité », les « aménagements et adaptations des maisons et autres immeubles », les « aides pour la communication », les « aides pour les loisirs », etc. Les aides techniques les plus couramment utilisées à travers le monde, notamment pour la locomotion des personnes handicapées moteurs, sont des fauteuils roulants. Néanmoins, l'absence de trottoirs dans certains pays en voie de développement amène de nombreuses personnes à mobilité réduite à utiliser des tricycles à propulsion manuelle.

---

[106] Norme internationale ISO 9999.
[107] McFee, S. (1996). Choisir une aide technique. In *Déficiences motrices et handicaps*. Paris, Association des Paralysés de France.

SYNTHESE

Dans ce premier chapitre nous avons tenté d'explorer la notion de handicap en passant en revue son historique et en suivant ses évolutions à travers le temps et l'espace. Nous avons ainsi pu relever la complexité de ce phénomène, la pluralité de ses définitions et de ses déterminants. En réalité, le handicap est le produit d'une interaction entre différentes composantes, à savoir la personne elle-même (âge, sexe, niveau d'études, facteurs psychologiques), mais également sa déficience (sévérité, ancienneté, capacités fonctionnelles restantes), et enfin la société et l'environnement (prise en charge, soutien social, traitement social, accessibilité) dans lesquels elle évolue. Il n'existe certes pas de définition unique du handicap mais de nombreuses réflexions et partenariats se sont développés ces dernières années, permettant ainsi de parvenir à l'émergence de modèles conceptuels. Les regards croisés et complémentaires de médecins, psychologues, anthropologues, sociologues, etc., ont en effet permis l'enrichissement des réflexions et des recherches relatives à un objet jusque-là très changeant dans son approche et dans ses définitions. Mais plus que la notion, c'est le sujet « handicapé » qui est depuis peu mis à l'épreuve du fait d'un intérêt récent pour son bien-être et sa prise en considération à tous les niveaux de la vie. Par ailleurs, nos réflexions centrées plus spécifiquement sur le handicap moteur nous ont permis de mesurer l'importance des aides apportées à ces personnes, essentiellement en termes d'amélioration de la compensation orthopédique et de développement de dispositifs permettant de rendre accessibles les bâtiments et les transports.

Pour autant, la profusion de réflexion à l'égard de cette problématique n'a pas permis de gommer l'existence d'un certain nombre d'inégalités et de manques. C'est notamment au regard de l'activité professionnelle des personnes atteintes de handicap que persistent de lourdes difficultés, et ce malgré l'injonction de « préoccupation naturelle » mentionnée en France dans la loi de 2005. De façon générale, il est indéniable que des difficultés persistent dans le quotidien de ces populations et que des désaccords demeurent quant aux mesures à mettre en œuvre et aux termes à employer. D'ailleurs, le recours à la définition proposée par l'OMS, qui s'apparente à une base commune, ne semble pas applicable dans le monde entier du fait des spécificités propres à chaque société et à chaque environnement.

En définitive, le cas aussi complexe que singulier de la République de Guinée illustre parfaitement cet état de fait. Une approche contextualisée du phénomène de handicap semble ainsi, à notre sens, nécessaire à sa bonne compréhension. Si l'on entend comme évoqué par nombre de chercheurs, que le handicap se détermine à la fois par des facteurs biomédicaux, psychologiques et socio-environnementaux, alors nul doute que l'analyse des comportements des DMI en Guinée passe par une nécessaire analyse de la société guinéenne, tant du point de vue de son fonctionnement que dans la prise en compte des valeurs qui y sont véhiculées ou encore dans l'impact de sa situation socio-économique sur l'ensemble des acteurs et du système. La notion de handicap demeure ainsi particulièrement subjective et fortement tributaire du contexte dans lequel elle prend sens.

CHAPITRE II

REPUBLIQUE DE GUINEE ET DONNEES RELATIVES AUX PUBLICS ATTEINTS DE HANDICAPS

Comme nous venons de le voir, le handicap constitue en grande partie un phénomène social, donc il apparaît clairement que sa définition devrait prendre en compte les réalités de la société dans laquelle il s'inscrit. Etant donné que notre étude concerne la République de Guinée qui se situe en Afrique de l'Ouest, nous pensons qu'il est indispensable d'analyser les particularités de la société guinéenne afin de comprendre la place et le rôle que les handicaps y occupent.

C'est pourquoi, après une présentation de la République de Guinée et de sa capitale, Conakry, nous nous intéresserons dans ce chapitre à la spécificité de la société guinéenne, notamment à sa capacité de combiner simultanément deux modèles sociaux différents dont l'un est fondé sur la tradition et l'autre sur le modernisme. Dans ce contexte, la société guinéenne ne semble pas en mesure d'attribuer aux personnes atteintes de handicap une place unique. En effet, celles-ci subissent simultanément deux regards croisés, dont l'un est « officiel » et qui s'inspire du modèle CIH véhiculé par l'OMS et l'autre « traditionnel » qui se nourrit des croyances maléfiques et des superstitions.

Nous analyserons ensuite l'ensemble des données disponibles à ce jour sur le phénomène de handicap dans ce pays et particulièrement celles qui concernent les personnes atteintes de déficiences des membres inférieurs. Nous verrons que malgré l'ancienneté de ces données, certaines informations permettent de faire un état des lieux par rapport aux conditions de vie et des caractéristiques démographiques et socio-économiques de ces publics.

Pour finir, notre dernière partie de ce chapitre sera consacrée au système de prise en charge du handicap dans ce pays. Ainsi, nous terminerons par une analyse succincte des points forts et des points faibles des dispositifs d'encadrement des personnes atteintes de handicap (physiques essentiellement) en République de Guinée.

I. PRESENTATION DE LA REPUBLIQUE DE GUINEE

1. Aperçu géopolitique

La République de Guinée se situe en Afrique de l'Ouest et sa superficie recouvre 245857 km². Ses frontières sont limitées au Nord-Ouest par la Guinée Bissau, au Nord par le Sénégal et le Mali, à l'Est par la Côte d'Ivoire, au Sud par le Liberia, la Sierra Leone et au Sud-Est par l'Océan atlantique (Figure 8).

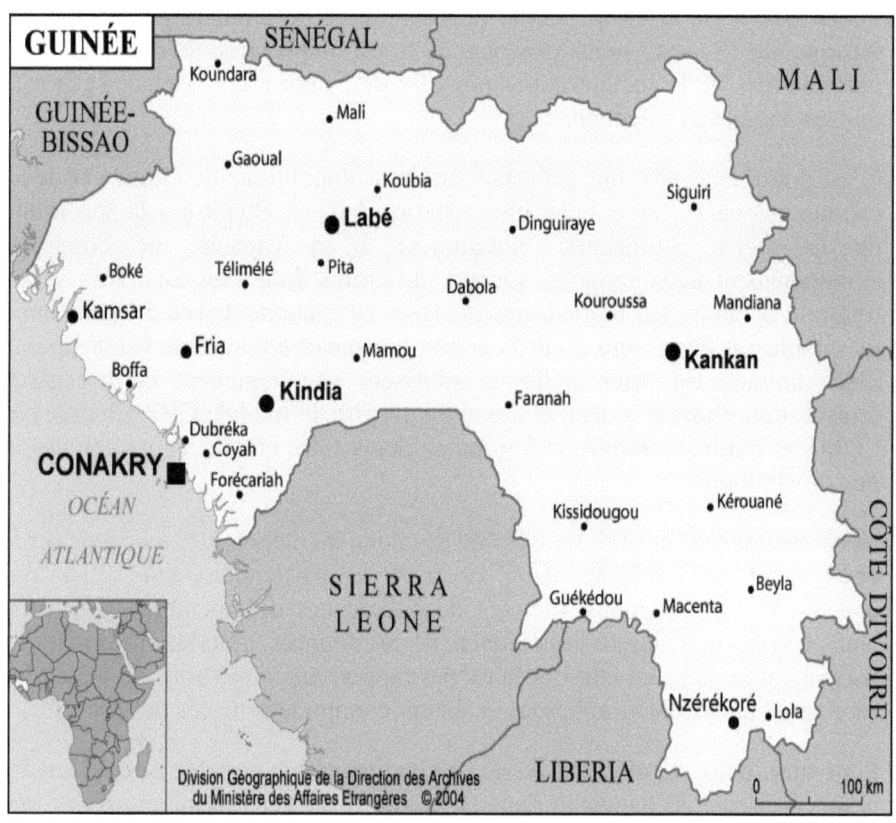

Figure 8 : Carte géopolitique de la République de Guinée[108]

---

[108] Division Géographique de la Direction des Archives du Ministère des Affaires Etrangères, Paris, 2004.

D'un point de vue géographique, la Guinée se divise en quatre grandes régions naturelles, que sont la Guinée Maritime ou la Basse Guinée, la Moyenne Guinée, autrement appelée le Fouta-Djalon, la Guinée Forestière et la Haute Guinée. Chacune de ses régions est caractérisée par un climat et un relief, la nature des sols, une faune et une flore spécifiques. Sur le plan administratif, la Guinée est répartie en 8 régions qui sont à leur tour subdivisées en 33 préfectures. La capitale guinéenne, Conakry, est elle-même divisée en 5 sous-préfectures ou communes. Sur le plan politique, la Guinée est dirigée par un gouvernement qui est nommé par le Président de la République. Comme dans la plupart des pays, le pouvoir législatif est assuré par une Assemblée nationale qui est représentée par les députés élus par le peuple pour un mandat de 5 ans. La plus haute autorité judiciaire est symbolisée par la Cour d'Appel. Toutefois, malgré l'existence de ces structures démocratiques, on constate que le pouvoir est très centralisé et constitue le privilège du seul chef de l'Etat. Ce type de régime, communément appelé la « démocratie bananière » se caractérisait en Guinée par la centralisation du pouvoir dans la personnalité du chef de l'Etat et des membres de son clan, un taux de corruption extrêmement élevé et une autocratie militariste[109].

D'un point de vue historique, entre l'indépendance obtenue en 1958 et le début de notre recherche en 2007, la Guinée n'a connu que deux dirigeants, à savoir : Sékou Touré et le général Lansana Conté. Le premier étant devenu célèbre pour avoir rejeté la proposition du Président français général De Gaulle concernant l'intégration des colonies de l'Afrique Occidentale Française (AOF) au sein de la Communauté Française (CF), ce qui entraina une rupture immédiate des relations politiques et économiques avec la France[110]. On lui reproche, par ailleurs, d'avoir instauré un régime totalitaire à parti unique qui poussa la Guinée dans une ère de d'obscurantisme et d'isolement culturel et politique avec l'Occident. Durant cette période, tous les documents écrits, livres, documents administratifs et juridiques étaient systématiquement détruits. On estime à ce jour que plus de 50000 victimes et près de deux millions d'exilés politiques sont dus à son régime[111].

Suite à sa mort en 1983, le gouvernement intérimaire a été rapidement renversé par les militaires ayant à leur tête le colonel Lansana Conté, nommé « Président du Redressement National ». Ce dernier a introduit le

---

[109] Lebiki-N'Golot, G. (2010). *Démocratie bananière ou Démocratie en zone subtropicale*. Paris, Edilivre Aparis.
[110] Kaké, I. B. (1987). *Sékou Touré, le héros et le tyran*. Paris, Jeune Afrique Livres.
[111] Bah, M. (1990). *Construire la Guinée après Sékou Touré*. Paris, L'Harmattan.

multipartisme et organisa en 1993 les premières élections législatives. Toutefois, durant sa gouvernance, les avancées démocratiques ont été progressivement étouffées et la Guinée a plongé dans une corruption massive et une irrévocable crise socio-économique[112]. De nos jours, ce pays est considéré comme l'un des pays les plus pauvres et corrompus au monde[113]. Selon le Programme des Nations Unis pour le développement (PNUD), en 2008, la Guinée occupait par rapport à son indice de développement humain (IDH), la 167ème place sur 179 pays. D'après le Fonds monétaire international (FMI), le seuil de pauvreté absolu[114] en République de Guinée est passé de 40% en 1995 à 53% en 2008.

Lorsqu'en décembre 2008, le Président Conté a fini par succomber à la leucémie et le diabète qui ravageaient son état de santé depuis tant d'années, l'histoire a failli se répéter, car cette fois, c'est le capitaine Dadis Camara, qui, à la tête d'une junte militaire, a pris le pouvoir et s'est autoproclamé « Président du Conseil National pour la Démocratie et le Développement » (CNDD). Toutefois, affaibli par la révolte populaire qui s'est terminée dans un bain de sang le 28 septembre 2009 à Conakry et accusé de crimes contre l'humanité par la commission internationale des droits de l'homme, et enfin grièvement blessé par balle lors d'un règlement de comptes au sein de la junte, Dadis Camara termina sa carrière politique en se réfugiant au Burkina-Faso. Son successeur et autrefois son bras droit au sein du CNDD, le général Sékouba Konaté a présidé le gouvernement de transition et a permis l'organisation des élections en 2010 qui ont été remportées en décembre par Alpha Condé, autrefois Professeur à la Sorbonne[115]. Il est important de souligner que c'est la première fois depuis l'indépendance de ce pays qu'un président a été élu démocratiquement, ce qui a énormément réjoui la population guinéenne.

---

[112] PNUD. (2007). *Note sur la situation politique, sociale et économique en Guinée.*
[113] FMI. (2007*). Guinée - 3e rapport de mise en œuvre de la stratégie de réduction de la pauvreté*. Washington.
[114] Ce seuil correspond au pourcentage de la population qui vit en dessous d'un montant fixé par le FMI à 1 dollar US par jour et par personne. Ce seuil est appliqué à l'ensemble des pays en voie de développement.
[115] Condé, A. (2010). *Un Africain engagé. Ce que je veux pour la Guinée*. Paris, Jean Picollec Editeur.

2. Population et indices démographiques

La population guinéenne présente une très grande diversité puisqu'elle se compose d'une vingtaine de groupes ethniques qui se distinguent chacun par un dialecte, une culture et des traditions particulières. Parmi les trois ethnies les plus représentées en Guinée, on trouve les Peules (42%), les Malinkés (25%) et les Soussous (20%)[116]. L'ensemble des ethnies minoritaires ne représente que 13% de la population totale. Parmi celles-ci, les plus importantes sont les Kissis (5%), les Guerzès (2%) et les Tomas (2%). On peut constater que certaines ethnies guinéennes sont également présentes dans d'autres pays voisins comme c'est le cas des Malinkés au Mali et des Peules au Sénégal. Cela résulte en grande partie des découpages administratifs arbitraires qui ont été effectués par les puissances coloniales et qui ne tenaient pas compte des caractéristiques propres à ces ethnies ainsi que de leurs zones d'habitation initiales.

La principale religion du pays est l'Islam. Le taux de musulmans s'élève à 85% de la population totale. L'Islam est également la plus ancienne religion monothéiste de ce pays. Elle a été apportée et diffusée en Guinée notamment par les Peules. La religion chrétienne, représentée par l'église catholique et quelquefois par les églises protestantes, est adoptée par près de 10% de Guinéens. En plus des confessions monothéistes, certaines personnes, notamment celles peuplant la Guinée Forestière, pratiquent de nos jours une forme de croyance ancestrale autrement désignée sous le terme d'animisme. Cette forme de croyance, dite « primitive », qu'on retrouve chez les peuples ayant longtemps vécu isolés du reste de la civilisation, se fonde sur une multitude de divinités d'où un grand nombre de légendes et de mythes largement répandus en Guinée[117]. Ces croyances semblent persister malgré l'influence de l'islam et du christianisme, mais aussi de la modernité.

D'un point de vue quantitatif, on constate que la population guinéenne est en constante augmentation. Ainsi, en 1990 ses effectifs s'estimaient à 6,1 millions d'habitants, alors qu'en 2008 ces derniers ont atteint plus de 10 millions avec un taux d'accroissement naturel de 3,1% par an. Si cette tendance se maintient, en l'an 2020 la population de la Guinée dépassera 13,5 millions d'habitants[118]. Toutefois, à l'exception de la capitale, qui représente une véritable mégalopole à l'échelle de ce pays, les Guinéens

---

[116] Bidou, J-E., Touré, J. G. (2002). La population de la Guinée - dynamiques spatiales. *Les Cahiers d'Outre-mer, 217*, 9-30.
[117] Froelich, J-C. (1964). *Animismes : les religions païennes de l'Afrique de l'Ouest*. Paris, Edition de l'Orante.
[118] PNUD (2008). *Rapport Mondial de Développement. République de Guinée*.

constituent une population majoritairement rurale puisque près des trois quarts (72%) vivent dans la campagne[119]. Outre cela, les villes et les villages présentent de très grandes disparités tant dans les richesses économiques que dans les modes de vie. Les villes se caractérisent ainsi par l'influence de la modernité avec un peuplement très concentré, l'émergence du secteur tertiaire et de l'économie de marché, ainsi qu'une forte stratification sociale. En revanche, le milieu rural se distingue dans ce pays par la domination du modèle social traditionnel, avec pour conséquence un fort degré de communautarisme, l'économie de subsistance et un ordre de valeurs morales et sociales défini par la tradition et les coutumes.

Quel que soit le lieu de résidence, la population guinéenne peut se définir comme étant très jeune, avec une proportion des moins de 15 ans atteignant 44,1%, ce qui s'explique en partie par un fort taux de fécondité, qui se situe autour de 6 enfants par femme et une faible espérance de vie estimée en moyenne à 48,5 ans[120]. Par conséquent, la pyramide des âges correspondant à cette population présente une forme caractéristique des pays en voie de développement marquée par une base très large qui se réduit très rapidement pour atteindre un sommet particulièrement pointu (Figure 9).

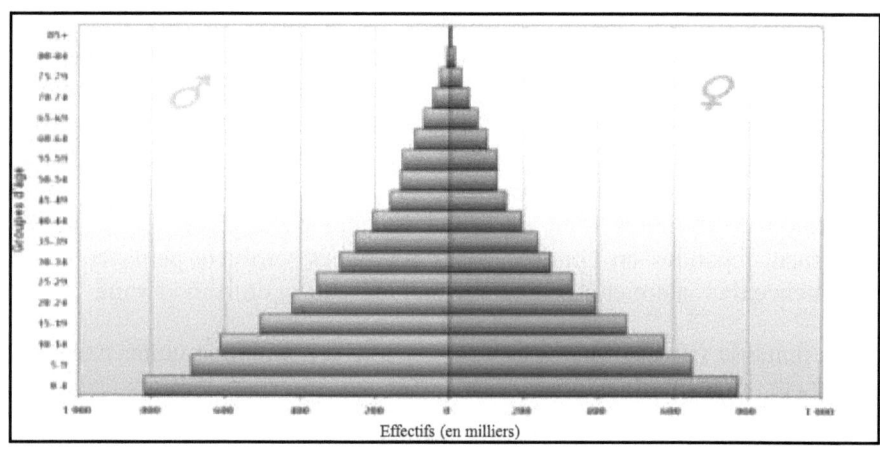

Figure 9 : Pyramide des âges de la population guinéenne (ONU, 2004)[121]

---

[119] Données de l'Institut National de la Statistique, Ministère du Plan de Guinée, Conakry.
[120] UNICEF. (2007). *Multiple Indicator Cluster Survey*.
[121] ONU. (2004). *World Population Prospects: The 2004 Revision*.

Sur le plan économique, les richesses des Guinéens se répartissent de façon extrêmement hétérogène. Ainsi, comme nous l'avons souligné, plus de 40% des habitants vivent en-dessous du seuil de pauvreté absolue dont 13% à la limite de l'extrême pauvreté. La population guinéenne est ainsi marquée par une division très marquée entre les « riches », c'est-à-dire une minorité qui concentre les principales ressources, et les « démunis », qui représentent la grande majorité et qui subsistent à la limite de la pauvreté. Inversement, la classe moyenne, qui forme habituellement la tranche la plus importante des sociétés occidentales, n'est que très peu représentée en République de Guinée.

3. Conditions de vie à Conakry

La ville de Conakry affiche un paysage très particulier. Elle se situe sur une presqu'île et sur le plan géographique elle se limite au Sud et à l'Ouest par l'Océan Atlantique, au Nord par la préfecture de Dubréka et à l'Est par les préfectures de Coyah et de Forécariah. Le relief de Conakry présente une plaine côtière qui s'étend sur environ 35 km du Nord-est au Sud-est et dont la largeur varie entre 0,75 et 6 km. Les nouveaux quartiers de la capitale, alimentés par l'exode rural et la surpopulation, s'étendent vers la périphérie. L'ancien centre colonial, situé sur l'île Kalum qui a été rattaché au reste de la ville par un système de polders, joue le rôle de centre économique et politique, et concentre à lui seul la quasi-totalité des institutions gouvernementales de même que les principales ambassades étrangères, les sièges des banques et des multinationales.

La population de Conakry, dernièrement estimée à 1,5 millions d'habitants en 2007, est marquée par un taux d'accroissement naturel de 4,1% par an. Ce dernier est nettement supérieur à celui de l'ensemble du pays (3,1%)[122]. Ce fait semble résulter d'une part de l'exode rural et d'autre part de la croissance démographique interne[123]. Inversement, les taux de fécondité calculés au sein de la capitale sont les plus faibles du pays, à savoir : 4,4 enfants par femme à Conakry, contre 6,1 en milieu rural. Cela résulte probablement de l'influence occidentale sur les modes de vie des habitants de la capitale, qui repoussent l'âge de mariage, abandonnent la polygamie, mais qui ont également une meilleure espérance de vie. Malgré tout, il en

---

[122] ONU. (1999). United Nations Department of Economic and Social Affairs/Population Division, *World Urbanization Prospects: The 2007 Revision*.
[123] Donzo, F. (1999). *Des villes et de leurs problèmes sanitaires en Afrique occidentale*. Conakry, Ganndal.

résulte un phénomène de surpopulation qui pose de nos jours un grand nombre de problématiques liées au chômage, à l'insécurité, à l'hygiène sanitaire et à l'accessibilité aux différentes institutions publiques telles que les hôpitaux, les écoles et les universités[124]. Ainsi, on constate ses dernières années l'augmentation significative de la délinquance, l'émergence régulière de certaines épidémies telles que le choléra, le paludisme et le VIH SIDA, mais aussi un grand nombre d'accidents de la route. Ce déséquilibre démographique se traduit également par le débordement d'hôpitaux publics, qui ne disposent pas suffisamment de locaux, de matériels et de personnels.

Les plans d'urbanisation de la capitale semblent aussi être pris au dépourvu face à un tel accroissement de la population. Ainsi, la grande majorité des Conakrykas vit dans des bidonvilles ou des habitations défectueuses, privées d'eau et d'électricité. Dans la plupart des foyers, plusieurs personnes partagent la même pièce et sont parfois amenées à l'utiliser à tour de rôle[125]. Par ailleurs, la majorité des habitations présentes à Conakry est constituée par des bidonvilles construits à partir de briques d'argile et de terre et quelquefois avec du bois et des tôles d'aluminium. De plus, le paysage urbain se distingue par la présence de bâtiments en état de délabrement avancés et d'immeubles « fantômes » dont la construction a été abandonnée pour manque ou détournement de fonds. De façon générale, les familles aisées préfèrent la périphérie au centre, où elles bâtissent des luxueuses villas protégées de l'extérieur par des hautes murailles et une garde armée.

Le côté moderne de la capitale est représenté par des sièges de multinationales, des banques, des nouveaux logements, ainsi que des résidences privées et étrangères. Par ailleurs, de luxueux hôtels s'apparentant à de véritables oasis ornent la ville, incarnant la richesse et la prospérité occidentale. En outre, la situation est dramatique par rapport à l'accès à l'eau potable, et cela sachant que la Guinée constitue le « château d'eau » d'Afrique de l'Ouest. Or, neuf foyers sur dix ne possèdent pas de source propre d'eau potable et des coupures de courants généralisées se produisent quotidiennement. Les quartiers les plus défavorisés ne reçoivent le courant électrique que pendant quelques heures par jour. Enfin, l'insuffisance des moyens de communication et d'infrastructures routières plonge la capitale dans un véritable chaos.

Mis à part le manque catastrophique d'espace habitable, les dispositifs d'évacuation des déchets ainsi que les canalisations présentes à Conakry sont

---

[124] PNUD. (2007). *Note sur la situation politique, sociale et économique en Guinée.*
[125] Donzo, *op cit.*

anecdotiques. Certains datent de l'époque coloniale. Les déchets ménagers sont stockés ou brulés en plein milieu des quartiers, ou bien jetés directement à la mer. Dans certains endroits, les canalisations à ciel ouvert présentent de véritables dangers pour la sécurité des habitants et constituent un obstacle considérable aux déplacements des personnes à mobilité réduite. Les transports au sein de la capitale sont également très contraignants notamment à cause des bouchons quotidiens qui paralysent les principaux axes routiers, l'absence des trottoirs et des passages piétons, le manque de transports en commun et l'état catastrophique des véhicules.

On peut conclure au vu des problèmes frappants d'urbanisme, que la capitale guinéenne offre peu de confort aux personnes atteintes de handicap, les logements privés, les bâtiments publics, les voies de circulation, les transports publics et privés étant inaccessibles dans leur grande majorité. Par conséquent, en l'absence de transports adaptés, les déplacements des personnes à mobilité réduite sont très limités et très coûteux en temps et en force. La situation des personnes malvoyantes et non-voyantes est encore plus dramatique, car celles-ci ne peuvent se déplacer qu'à l'aide des accompagnateurs, qui sont souvent choisis au sein de leur entourage familial. Ainsi, un grand nombre d'enfants abandonnent l'école pour devenir des guides à leurs parents atteints de handicap.

4. Caractéristiques socioculturelles des habitants de Conakry

Dans notre étude, il est difficile de parler d'une seule société guinéenne car une telle définition demeure malaisée, voire impossible à cause des dissemblances qui s'observent entre les différents membres de cette société, notamment sur les plans ethnique, social, générationnel, religieux, etc. Intéressons-nous plus particulièrement aux caractéristiques de la société dans laquelle vivent les habitants de la capitale guinéenne, Conakry. En effet, l'une des principales particularités de cette société consiste en sa capacité à perpétuer une culture marquée par les traditions et les croyances tout en introduisant des éléments de modernisme dans sa vie quotidienne. D'après Toualbi, qui avait étudié les transformations de la société algérienne durant et après la colonisation, cet état de déséquilibre culturel ou ce qu'il appelle « l'ambivalence culturelle » traduit une confusion entre le respect des valeurs traditionnelles et les nouveaux modes de vie[126].

---

[126] Toualbi, N. (1984). *Le sacré ambigu ou les avatars psychologiques du changement social*. Alger, ENAL.

De nos jours, la population qui caractérise la capitale est fortement influencée par le modèle occidental, notamment à travers le modernisme et la mondialisation, mais elle s'attache en même temps aux traditions ancestrales marquées par les croyances et la religion. En reprenant la métaphore du Lévi-Strauss[127], la société dominante à Conakry peut être caractérisée comme étant à la fois « *chaude* », où l'organisation sociale et les relations humaines se fondent sur le conflit ; et « *froide* » marquée par un bas degré de désordre et qui a tendance à se maintenir dans une sorte d'homéostasie[128]. On retrouve cette dichotomie chez Moscovici (2002), qui parle en termes de sociétés « *conçues* » et « *vécues* »[129]. Les sociétés « *conçues* » se fondent selon cet auteur « *exclusivement sur la connaissance autonome, trais caractéristique de la modernité, à l'abri de toute idée et de toute pratique fondées sur la croyance* ». Inversement, les sociétés « *vécues* » se définissent par « *une continuité entre leurs savoirs et leurs croyances, ritualisant leurs constitutions en passions communes* ».

D'après Kalampalikis (2006, p. 227) « *ces deux types de sociétés se caractérisent par une représentation spécifique du lien social, du temps et du progrès, de l'évolution et de la connaissance [...]* ». Par ailleurs, comme nous essayerons de le montrer, la coexistence de ces deux modèles se manifeste à Conakry dans la plupart des secteurs sociaux y compris la santé, l'éducation et l'urbanisme (Figure 10). Ainsi, on peut observer simultanément le développement du secteur biomédical, à travers notamment des campagnes de prévention, de sensibilisation et de vaccination contre un grand nombre de maladies telles que le paludisme, le SIDA, ou encore la poliomyélite, et l'emploi de la pharmacopée avec l'adhésion massive de la population aux croyances en la nature surnaturelle des infections et le recours à la sorcellerie. Cette dichotomie entre la modernité et la tradition est présente même au sein de l'enseignement où coexistent des écoles publiques, qui sont laïques et obligatoires, les écoles coraniques privées, et les écoles villageoises basées sur la transmission des traditions via l'expression orale. De la même façon, l'urbanisme guinéen se développe à deux vitesses, marqué à la fois par des centres économiques assez modernes, un peuplement concentré et une certaine mobilité géographique, et les

---

[127] Charbonnier, G. (1961). *Entretiens avec Claude Lévi-Strauss*. Paris, Plon et Julliard.
[128] Kalampalikis, N. (2006). Affronter la complexité : représentations et croyances. In V. Haas (Ed.), *Savoirs du quotidien. Transmissions, Appropriations, Représentations* (p. 229-237). Rennes, Presses Universitaires de Rennes.
[129] Moscovici, S. (1988). *La Machine à faire les dieux*. Paris, Fayard.

habitations archaïques telles que les cases privées d'installations sanitaires, d'électricité et des réseaux de communications.

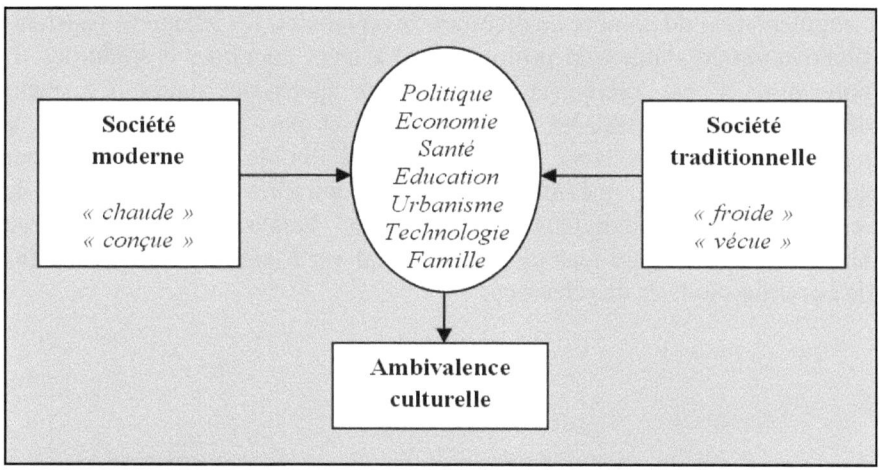

Figure 10 : Domaines d'ambivalence de la société guinéenne

Au niveau politique, la présence du Parlement, de la Cour suprême et du gouvernement illustrent la face moderne et démocratique de la Guinée. Ce modernisme se justifie, par exemple, à travers l'existence d'une constitution garantissant les droits fondamentaux des citoyens. Mais la face cachée de la politique guinéenne masque une centralisation de l'autorité, une classe politique peu nombreuse et diversifiée, et une bureaucratie de communautarisme, de privilège et de clan. Sur le plan économique, l'économie de marché étant le modèle adopté par la Guinée, se caractérise par la prédominance de multinationales, le développement de la pêche industrielle et des exploitations minières (bauxites, fer, nickel, or, diamants). Simultanément elle reste confrontée à une économie de subsistance, marquée par une faible division de travail, ainsi que des technologies et des moyens de production rudimentaires. Selon Touré, la part de l'agriculture traditionnelle représente 97% de l'ensemble des emplois agricoles en Guinée. Le secteur agricole moderne ne compte que pour 3%. L'expansion du réseau Internet, l'électricité, la téléphonie mobile, les énergies renouvelables (panneaux solaires) sont à leurs tours controversés par des techniques primitives telles que l'utilisation de l'énergie humaine et animale, et la transmission de connaissances essentiellement par communication orale.

Le déséquilibre entre la modernité et la tradition semble toutefois varier à travers les espaces et les générations. Ainsi, on peut constater que les comportements des citadins s'inspirent davantage du modèle social occidental, avec une plus grande ouverture d'esprit et une psychorigidité moindre. Les marqueurs de cette modernisation des mœurs sont perceptibles dans les grandes villes notamment à travers le recul de la polygamie et l'augmentation du nombre de divorces. Inversement, les villageois résistent à l'innovation en s'attachant profondément à leurs coutumes et traditions. La polygamie y est sacrée et les divorces quasi-inexistants. Ce même déséquilibre surgit entre les générations, où les plus jeunes se tournent, au regret des plus âgés, vers la modernité. Ce double visage de la société guinéenne implique inévitablement une contradiction sur le plan des représentations d'individus atteints de handicap. Nous verrons ultérieurement en quoi leur traitement social varie radicalement en fonction de ces deux modèles de référence.

II. DONNEES RELATIVES AUX PUBLICS PORTEURS DE HANDICAP

1. Sources et études

Les données dont dispose la République de Guinée sur ses publics atteints de handicap sont absolument insuffisantes. La notion de handicap n'est pour la première fois évoquée qu'en 1983 lors du premier recensement général de la population guinéenne. Une personne atteinte de celui-ci était définie comme « *toute personne atteinte d'une infirmité physique ou mentale grave qui l'empêche de travailler* »[130]. On constate que cette définition du handicap se base sur le modèle biomédical, lui-même limité à la seule activité professionnelle des individus. Depuis, plusieurs études spécifiques à la ville de Conakry ou à certaines déficiences particulières, ont été menées par les ONG locales et internationales ou par les centres hospitalo-universitaires guinéens. Par ailleurs, les résultats de ces derniers n'ont probablement jamais été diffusés ou du moins restent de nos jours introuvables.

Le deuxième et le dernier recensement général de la population et de l'habitat[131] (RGPH) a été mené sur l'ensemble du territoire national en décembre 1996 par le gouvernement guinéen avec l'appui financier de l'United States Agency for International Development (USAID), du Fonds des Nations Unies pour l'enfance (UNICEF), de la Banque Mondiale, de l'Agence canadienne de développement international (ACDI) et du Programme des Nations Unies pour le développement (PNUD). L'appui technique a été apporté par le Bureau Régional du Fonds des Nations Unies pour la population (FNUAP) basé à Dakar (Sénégal) et par l'Institut de Formation et de Recherche Démographiques (IFORD) de Yaoundé (Cameroun). Les résultats définitifs de celui-ci ont été publiés en 2000 par l'arrêté du Ministre du Plan et de la Coopération et par le Président du Conseil National de la Statistique. Pour la première fois, le RGPH de 1996 a apporté des informations amples et systématisées sur les personnes présentant des handicaps vivant en Guinée à cette période. La définition du handicap a été inspirée par la classification de l'OMS correspondant au

---

[130] Sidibé, M. (2000). *Les handicapés*. Ministère de l'Economie et des Finances de Guinée. Direction Nationale de la Statistique. Bureau National du Recensement. Projet Gui/94/P02. Conakry.

[131] Recensement Général de la Population et de l'Habitation de 1996. Décret /95/210 PRG/SGG du 26 Juillet 1995. Département des archives du Ministère des Affaires Sociales, de la Promotion Féminine et de l'Enfance.

modèle de Wood (CIH), et mentionnait que « *Tout désavantage résultant pour un individu d'une déficience ou d'une incapacité qui limite l'exercice d'un rôle normal pour lui, compte tenu de son âge, de son sexe et des facteurs sociaux et culturels qui l'empêchent d'exercer ce rôle* ». Les déficiences ont été regroupées en cinq catégories principales ou « types de handicaps majeurs ». Il s'agissait de la cécité, la surdité totale, la mutité, l'infirmité des membres supérieurs, l'infirmité des membres inférieurs et la déficience mentale. Etant donné que cette échelle est extrêmement réductrice et que les enquêteurs n'ont pas été suffisamment formés pour mener ce type d'enquête, un tiers de tous les cas rencontrés n'a pas été interprété et a été classé dans la catégorie « autres ». Néanmoins, les données récoltées au cours de ce recensement sont extrêmement précieuses dans la mesure où elles permettent d'estimer les proportions des principales déficiences, de même qu'approfondir les connaissances relatives aux caractéristiques sociodémographiques et aux conditions de vie des personnes atteintes de handicap en République de Guinée.

Ainsi, au total, près de 139 000 personnes atteintes de handicap ont été répertoriées, ce qui représentait 1,93% de la population totale. Ces résultats nous laissent penser que leur nombre a été vraisemblablement sous-estimé car, selon l'OMS, les personnes en situation de handicap constitueraient 10% de la population mondiale et 80% parmi elles résideraient dans les pays en voie de développement. Ainsi, la Guinée devait compter en 1996 une population atteinte de handicap au moins 5 fois supérieure à celle qui a été déterminée, à savoir plus de 720 000 personnes. Par ailleurs, l'explosion démographique, l'arrivée massive de réfugiés de guerre Sierra Léonais et Libériens dans les années 2000, la famine et le déclin économique qui caractérisent la conjoncture en Guinée, nous laissent penser que la proportion du public atteint de handicap n'a cessé d'augmenter. De plus, nous avons constaté que d'un point de vue méthodologique, le questionnaire de recensement ainsi que son analyse statistique, présentaient un grand nombre d'incohérences, de même que la partie consacrée aux personnes atteintes de handicap a été considérablement réduite avant le lancement du recensement pour des raisons d'ordre technique, économique et politique. En effet, à cette période, pas plus qu'aujourd'hui, la Guinée ne disposait de véritables spécialistes dans le domaine du handicap, et le financement n'était pas suffisant, ou bien mal géré.

Il apparaît également que certaines familles cachaient volontairement leurs enfants et leurs proches atteints de handicap. Cette réaction peut traduire, en effet, une peur latente causée par la discrimination sociale, ainsi que les croyances maléfiques présentes au sein de la population. Toutefois, nous avons constaté que les proportions similaires entre les personnes handicapées et les personnes valides ont été retrouvées à la même période dans d'autres pays de la sous-région[132]. Nous pensons que ces résultats peuvent s'expliquer, d'une part, par les difficultés analogues rencontrées dans ces pays et, d'autre part, par la définition proprement dite du handicap qui n'était guère formelle et partagée par tout le monde. Une fois de plus celle-ci se fondait sur la conception biomédicale, où le handicap était synonyme de déficience et d'incapacité.

2. Recensement selon le type de déficience

L'une des principales avancées du RGPH concerne les données relatives aux proportions des différentes familles de déficiences en fonction des régions de la Guinée. D'après ces résultats, la déficience des membres inférieurs occupe la première position dans chaque région naturelle (23,5%) de la Guinée et son pourcentage est particulièrement élevé à Conakry (332,8%) (Figure 11).

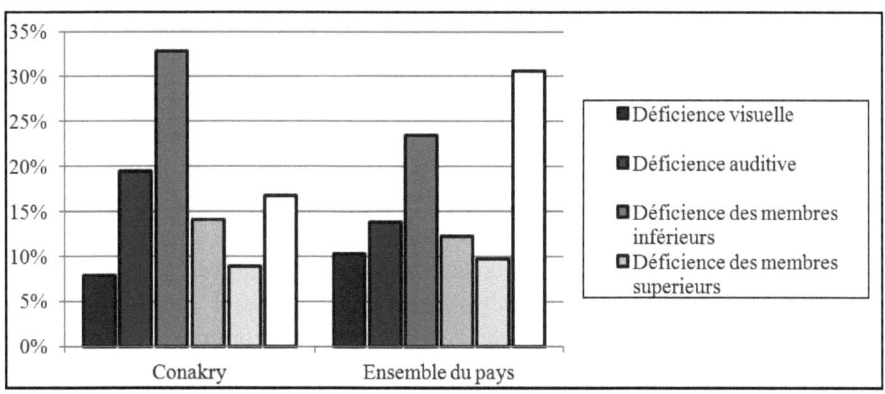

Figure 11 : Typologie des déficiences à Conakry et dans l'ensemble du pays [133]

Au-delà des déficiences des membres inférieurs, les principales causes du handicap étaient liées aux déficiences auditives (13,8%), aux déficiences des membres supérieurs (12,2%), aux déficiences visuelles (10,3%) et aux déficiences intellectuelles ou mentales (9,7%). Pour revenir aux cas indéterminés, on note que leur proportion à Conakry était nettement

---

[132] Recherche sur les édifices de la vie et les activités économiques des personnes handicapées au Benin, au Burkina Faso. Service de la réadaptation professionnelle. BIT Genève 1990.
[133] Graphique reconstitué à partir des données du RGPH de 1996.

inférieure à celle du reste de la Guinée (16,8% contre 30,6%), ce qui s'explique par des moyens plus importants et une organisation nettement meilleure du recensement au sein de la capitale. L'explication relative à la prévalence de la déficience des membres inférieurs semble être fournie par les données épidémiologiques. En effet, la poliomyélite, qui était autrefois l'une des premières causes des déficiences motrices en France et qui a disparu avec l'invention du vaccin anti polio dans les années 1950, subsiste de nos jours en Guinée.

D'après Maury, « *La poliomyélite est une maladie infectieuse virale qui peut entraîner des paralysies plus ou moins graves, plus ou moins diffuses, être rapidement mortelle en cas d'atteinte " haute ", respiratoire surtout, aussi bien que récupérer en totalité ou rester inapparente, ce qui ne l'empêche pas d'être contagieuse. Dans sa forme paralytique, elle entraîne une atteinte exclusivement motrice. Véritable fléau dans les années 40-50, cette maladie a aujourd'hui sauf exception disparu des pays industrialisés et de toute une partie du monde. Elle pourrait être, après la variole, la seconde maladie virale éradiquée par la vaccination* »[134].

Statistiquement, la proportion d'infections qui évoluent vers des formes paralytiques est de l'ordre de un pour mille chez l'enfant et de un pour 75 chez l'adulte[135]. De plus, en l'absence de vaccination, les taux d'infections dans les foyers comprenant des jeunes enfants peuvent atteindre 100%[136]. Les facteurs tels que le manque d'hygiène et l'absence d'installations sanitaires, qui caractérisent les habitations rurales en Guinée constituent, d'après nous, les principaux vecteurs de sa propagation. Par ailleurs, la carence en vaccination contre la poliomyélite, signalée à certaines périodes (Figure 12), s'est inévitablement répercutée sur le nombre de nouvelles contaminations comme en 1990, lorsque 155 nouveaux cas ont été rapportés par l'OMS.

---

[134] Maury, M. (1996). *Déficiences motrices et handicaps, Aspects sociaux, psychologiques, médicaux, techniques et législatifs, troubles associés.* Paris, Association des Paralysés de France.
[135] Antona, D. (2002). L'éradication des maladies infectieuses : l'exemple de la poliomyélite. *Médecine/Sciences, 18*, 55-61.
[136] Guerin, N. (dir). (2008). *Guide des vaccinations. Direction générale de la santé. Comité technique des vaccinations.* Saint-Denis, Inpes, col. Varia.

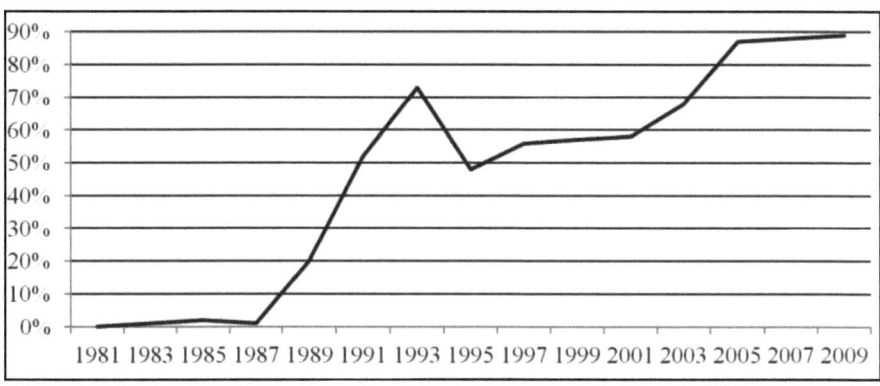

Figure 12 : Evolution du taux de vaccination anti - poliomyélite en République de Guinée (OMS)

Il faut reconnaitre, néanmoins, qu'à partir des années 1990, la situation s'est améliorée, notamment grâce à l'aide internationale, mais la couverture vaccinale reste de nos jours insuffisante et inégale. Ainsi, en 2007, elle a touché environ 90% des Guinéens et elle a été principalement menée dans le milieu urbain[137]. Toutefois, les séquelles de la poliomyélite ne semblent pas être à elles seules responsables d'un taux aussi élevé de personnes atteintes de déficiences des membres inférieurs, de même qu'elles n'expliquent pas leur surnombre au sein de la capitale. D'autres maladies et facteurs de risque tels que l'insuffisance de prise en charge médicale, les phénomènes de malnutrition, ainsi qu'un fort taux d'accidents de la circulation et du travail contribuent inévitablement à alourdir cette catégorie de handicap.

Mise à part la poliomyélite, ce sont les conséquences d'une mauvaise prise en charge médicale d'une autre maladie très répandue dans les zones tropicales qui font considérablement grimper les taux des déficiences motrices. Comme l'a constaté Meley (2003), « *La paralysie post-injection est un problème préoccupant en Afrique subsaharienne et centrale [...] le coût humain est important : les séquelles d'injection représenteraient la première cause de handicap du membre inférieur chez l'enfant africain et la première cause de consultation dans les centres de rééducation fonctionnelle* »[138]. En effet, le paludisme touche chaque année près de 300 millions de personnes dans le monde et occasionne à lui seul près d'un

---

[137] OMS. (2010). *Vaccine-preventable diseases: monitoring system 2010 global summary*. Genève.
[138] Meley, M-F. (2003). *Paroles et silences autour des séquelles d'injection au Burkina Faso*. Mémoire de DEA d'anthropologie. Université des droits, d'économie et des sciences Aix-Marseille III.

million de décès par an dont 90% en Afrique[139]. Dans sa forme la plus virulente et la plus répandue en Guinée, le paludisme est provoqué par une infection par des plasmodiums de type falciparum qui s'attaquent aux globules rouges de l'organisme. Selon l'OMS, en 2005 le paludisme représentait en Guinée plus de 31% de l'ensemble des consultations chez les moins de 5 ans et 25% des hospitalisations. Il constitue également la première cause de décès en milieu hospitalier (15%).

De manière générale, le traitement classique contre cette maladie consiste en une chimiothérapie basée sur la prise orale ou l'injection intraveineuse ou intramusculaire de médicaments antipaludéens, tels que la quinine et le malarone. Néanmoins, chez l'enfant en bas âge, la prise orale de médicaments antipaludéens pose des problèmes, tels que les vomissements suivis de douleurs gastro-intestinales. La perfusion étant une technique trop invasive et coûteuse, les médecins et les guérisseurs locaux lui préfèrent les injections intramusculaires. Il arrive accidentellement que celles-ci aboutissent sur l'un des nerfs moteurs du membre inférieur comme le nerf sciatique, provoquant ainsi sa rupture partielle ou son atrophie. Dans le cas des injections intramusculaires, les piqûres doivent se pratiquer dans le muscle fessier, précisément dans le quadrant supéro-externe de la fesse. Toute injection dans le quadrant inféro-interne peut toucher le nerf sciatique et engendrer une paraplégie (Figure 13).

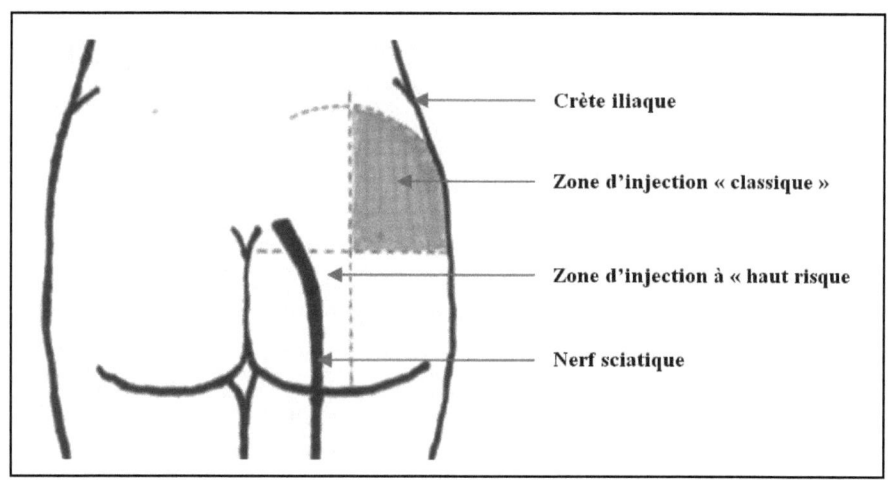

Figure 13 : Zones d'injections intramusculaires et risque d'atteinte du nerf sciatique

---

[139] OMS. (2005). *Rapport mondial sur le paludisme.* Genève.

Selon Bourrel[140], ce sont justement les erreurs commises par des jeunes médecins et des infirmiers mal formés et inexpérimentés qui occasionnent le plus fréquemment les paralysies sciatiques. Etant donné que chez les petits enfants les repères anatomiques de la zone de piqûre sont assez flous, ce sont eux qui sont le plus souvent exposés au risque des complications post-injectables. Par ailleurs, les chercheurs congolais à la suite d'une enquête menée dans les différents centres de rééducation orthopédique de Brazzaville ont démontré que les paralysies sciatiques secondaires aux injections intramusculaires sont devenues la première cause des infirmités motrices des enfants après la baisse de l'incidence de la poliomyélite[141]. Ses auteurs préconisent d'une part, d'interdire purement et simplement les injections de quinine chez les enfants de moins de 10 ans et d'autre part, d'instaurer un système d'encadrement et de recyclage du personnel soignant. D'après nos observations, la situation avec la formation des infirmiers en République de Guinée comporte également de nombreuses lacunes tant sur le plan quantitatif que qualitatif. En effet, selon le rapport du Secrétariat International des Infirmières et des Infirmiers de l'Espace Francophone (SIDIIEF) publié en mars 2011, la Guinée est le seul pays d'Afrique francophone qui ne propose pas de formation universitaire aux spécialités infirmières. Par ailleurs, il n'existe aucune école de formation de sages-femmes à Conakry. La seule Ecole Nationale de Sages-femmes de Guinée se situe à Kindia (à environ 100 km au nord-est de Conakry) et elle forme indirectement les infirmiers. De plus, cette structure ne prend en charge qu'une promotion d'une trentaine d'élèves par an. Nous pouvons conclure que seule sa position géographique conduit à des carences de formateurs.

3. Déterminants démographiques et migration

D'après les données du RGPH, les taux les plus importants de handicaps ont été trouvés chez les habitants du milieu rural. En effet, nous pensons que dans ces zones se conjuguent à la fois une faible couverture médicale et un grand nombre de facteurs de risque. Néanmoins, les proportions de handicaps supérieures à la moyenne ont été également déterminées chez les habitants de Conakry. On constate donc que la capitale guinéenne représente

---

[140] Bourrel, P., Souvestre, R. (1982). Les lésions du nerf sciatique par injection intra-fessier de quinine. *Médecine Tropicale, 2(42)*.
[141] Bilecot, R., Mbouolo, T., Ntsiba, H. Fouty-Soungou, P., Fila, A. (1992). Facteurs de paralysie sciatique secondaires aux injections intramusculaires. *Médecine d'Afrique Noire, 39(2)*.

un véritable pôle d'attraction pour des populations atteintes de handicap. Leur migration de la périphérie vers la capitale peut s'expliquer entre autres par la possibilité d'y bénéficier d'un appareillage orthopédique et par des plus grandes chances d'accéder aux soins médicaux, à la formation et à l'emploi.

D'un point de vue démographique, la population atteinte de handicap se caractérisait par une très faible représentativité avant l'âge de 5 ans, un surnombre entre 5 et 15 ans et une augmentation progressive, qui s'accélère à partir de 45 ans. Chez les personnes âgées entre 70 et 75 ans, l'incidence de la déficience des membres inférieurs atteint environ 20% (Figure 14).

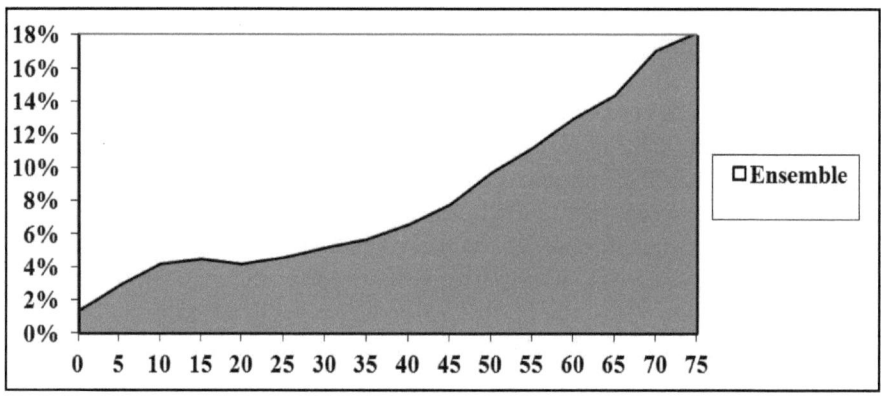

Figure 14 : Pourcentage des personnes DMI en fonction de l'âge[142]

On constate donc que les effectifs les plus nombreux des personnes DMI se situent entre 5 et 20 ans. Aussi, avant l'âge de 5 ans, leur proportion est insignifiante et à partir de 60 ans, elle est très forte. Nous pensons que ces résultats s'expliquent par le fait que le diagnostic des déficiences motrices en République de Guinée était très tardif et il n'existait pas avant l'âge de 2 ans. La majorité des parents ne se rendait compte de la déficience de leurs enfants que lorsque ces derniers présentaient des difficultés à maîtriser la marche. De plus, les principales causes des déficiences étaient postnatales et arrivaient après l'âge de 5 ans (Figure 15).

---

[142] Graphique reconstitué à partir des données du RGPH de 1996.

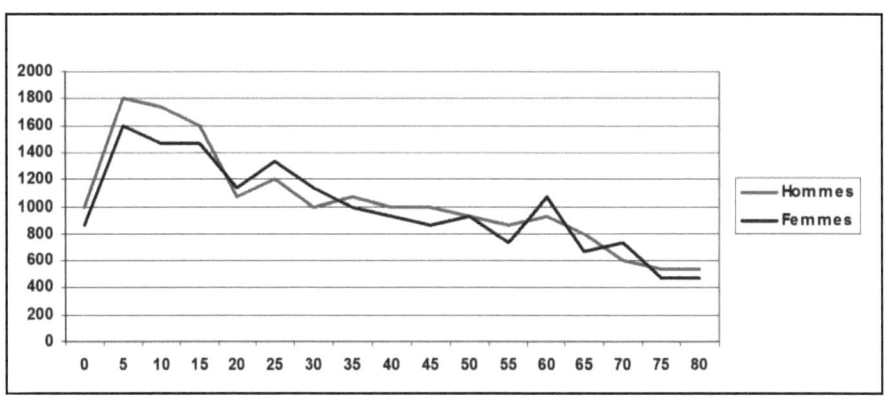

Figure 15 : Effectifs des personnes DMI en fonction du sexe et de l'âge[143]

La proportion des personnes DMI ayant entre 5 et 20 ans est très forte en effectifs, car elle suit la distribution générale de la population qui est très élevée dans cette tranche d'âge. Enfin, bien que les effectifs des personnes DMI âgées de plus de 60 ans soient quantitativement faibles, leur pourcentage par rapport à l'ensemble du public de même âge est très important. Par ailleurs, l'espérance de vie en République de Guinée étant très faible, environ 50 ans pour les deux sexes, une minorité de personnes atteignent l'âge de 65 ans (3,2% en 2003)[144]. Ainsi, de nombreuses personnes contractent une déficience motrice avec l'âge. En effet, au cours du vieillissement, les personnes perdent leur mobilité à cause de l'usure et du dysfonctionnement de l'appareil locomoteur. Des problèmes de santé similaires touchent les personnes habitant dans les pays occidentaux, seulement en Guinée ce phénomène est beaucoup plus précoce.

4. Habitations et état matrimonial

Le handicap ne semble pas constituer un obstacle à la réussite familiale des Guinéens. Ainsi, quel que soit leur handicap, ils étaient majoritairement mariés ou en union au moment de l'enquête de 1996. Les personnes DMI ne constituent pas une exception puisque 59,1% parmi elles étaient mariées ou en union (Figure 16).

---

[143] Graphique reconstitué à partir des données du RGPH de 1996.
[144] *Etude sur la santé des personnes âgées en Guinée*, Ministère de la Santé Publique, Conakry, Division de Promotion de la Santé. 2005.

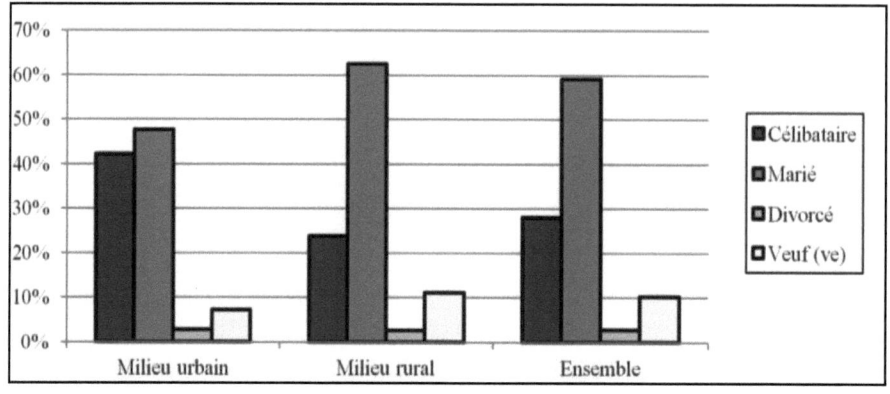

Figure 16 : Etat matrimonial des personnes DMI selon le milieu d'habitation[145]

La proportion des personnes mariées résidant dans le milieu rural était nettement supérieure à celle résidant dans le milieu urbain. Les taux de célibataires les plus élevés ont été observés à Conakry (50,3% chez les hommes, et 27,3% chez les femmes). Par ailleurs, c'est également à Conakry qu'on a retrouvé les taux de divorces supérieurs à l'ensemble de la Guinée. Ces différences entre les hommes et les femmes et leur milieu d'habitation semblent une fois de plus s'expliquer par la prédominance du modèle social traditionnel qui domine au sein du milieu rural et inversement de l'influence de la modernité émergente au sein de la capitale. Dans une société traditionnelle, le mariage constitue une étape fondamentale dans la vie d'un individu. Le mariage traditionnel en Guinée est également un mariage religieux. Le divorce est donc souvent considéré comme un pêché. Inversement, le rôle social grandissant des individus dans une société civile permet plus facilement aux personnes de rompre les liens de mariage, ou de rester simplement célibataires.

5. Activités économiques

Les données montrent que près des deux tiers (64%) des personnes atteintes de handicap étaient sans emploi au moment du recensement de 1996. Ce phénomène touchait davantage les femmes que les hommes, puisque 71% parmi elles, contre une moyenne de 57% chez les hommes, ne présentaient aucune activité génératrice de revenu. A Conakry, la proportion des personnes actives était identique au reste de la Guinée (Figure 17).

---

[145] Graphique reconstitué à partir des données du RGPH de 1996.

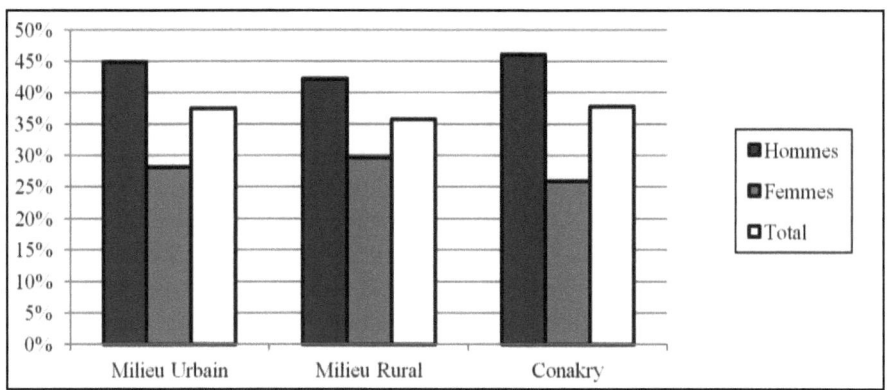

Figure 17 : Taux d'activité des personnes atteintes de handicap en République de Guinée[146]

On constate qu'il n'existe quasiment aucune différence du taux d'activité entre les personnes résidant en milieu urbain et celles résidant en milieu rural. Les taux d'activité chez les hommes à Conakry sont légèrement supérieurs à la moyenne nationale. De plus, quel que soit le lieu d'habitation, le taux d'activité professionnelle est nettement supérieur chez les hommes que chez les femmes. A Conakry, plus de 46% d'hommes, contre seulement 26% de femmes, déclarent occuper un emploi générateur de revenu. Les différences hommes/femmes atteints de handicap reflètent les tendances générales, à savoir un très fort taux de chômage, notamment chez les femmes.

Concernant les emplois proprement dits, ceux-ci variaient en fonction du sexe et du milieu de résidence. Ainsi, le secteur primaire prédominait en milieu rural, alors que dans les villes, c'est le secteur tertiaire qui l'emportait. Les personnes habitant dans les campagnes pratiquaient, afin de subvenir à leurs besoins, principalement l'agriculture de subsistance, l'élevage, la pêche et l'industrie extractive. L'ensemble de ces activités concernait près de 90% de toutes les personnes actives. Dans les villes, contrairement aux villages, le secteur primaire ne représentait que 18,5% des emplois des personnes atteintes de handicap. Le secteur secondaire, quant à lui, occupait une très faible part des personnes DMI. Dans le milieu urbain, leurs occupations se limitaient principalement au petit commerce et à la mendicité.

---

[146] Graphique reconstitué à partir des données du RGPH de 1996.

Quant à la mendicité, elle a des racines profondes dans la société traditionnelle soudano-saharienne. Les mendiants de jadis, essentiellement porteurs des maladies « honteuses » telles que la lèpre, mais aussi les personnes non-voyantes et les personnes présentant des déficiences physiques jouaient un rôle social spécifique de conteurs, de paroliers qui, comme en Europe médiévale, parcouraient des contrées entières pour répandre la bonne parole. Après l'indépendance de l'Afrique, les structures de la société traditionnelle se sont rapidement disloquées. La modernisation des habitudes et des valeurs sociales a repoussé au second plan le romantisme des mendiants d'autrefois. Dans leur grande majorité, les personnes atteintes de handicap ne travaillent pas, même lorsqu'elles le peuvent. Par conséquent, elles vivent dans des conditions de vie précaires. Dans les grandes villes, les personnes handicapées ne bénéficient pas de solidarité communautaire et se livrent à la mendicité. Par ailleurs, les taux de personnes s'adonnant à la mendicité les plus importants ont été retrouvés à Conakry[147]. Venues de tous les coins du pays, parfois avec leurs familles, les personnes atteintes de handicap envahissent certains endroits de la capitale tels que les entrées des mosquées, les carrefours des principaux axes routiers, les marchés ainsi que les centres économiques. Étant donné que, dans la majorité des cas, les personnes atteintes de handicap et particulièrement les personnes non-voyantes ne scolarisent pas leurs enfants, ces derniers deviennent eux-mêmes des professionnels de la mendicité. La grande majorité des mendiants dans les villes sont originaires de la Moyenne et de la Haute Guinée, régions fortement islamisées avec des traditions d'encouragement à l'aumône et de tolérance à son égard[148].

6. Place du handicap dans les traditions et les croyances guinéennes

Dans les sociétés africaines traditionnelles, il est coutumier de constater que lorsqu'une personne, une famille ou toute une communauté est touchée par un malheur, rarement la cause de celui-ci sera accordée au hasard. En règle générale, lorsqu'apparaît un phénomène auquel les individus ne peuvent ou ne savent fournir une explication, ils font aussitôt appel aux manifestations divines, telles que la malédiction, la sorcellerie ou encore l'action des diables et des génies. D'après Nassau qui explorait l'Afrique de l'Ouest au début du XXe siècle : « *Le point de vue de l'esprit de l'Africain, toutes les fois que*

---

[147] Barry C. (1988). *Etude sociologique de la mendicité dans la ville de Conakry*. Conakry, Presses Universitaires, de Conakry.
[148] Diallo, C. D. (2002). *Etude sur les groupes marginaux en Guinée*. Ministère des Affaires Sociales, de la Promotion Féminine et de l'Enfance de Guinée. Conakry.

quelque chose d'insolite se présente, est celui de la sorcellerie. Sans chercher une explication, sa pensée se tourne immédiatement vers le surnaturel »[149].

Dans une étude réalisée au Cameroun, Noutcha montre que « *La pratique de la sorcellerie constitue une forme de pratique sociale au même titre que la médecine, le sport, l'agriculture, etc. Elle requiert une forte importance en ce sens que, depuis la nuit des temps, elle a marqué et elle marque les croyances en mentalités* »[150]. Par ailleurs, les superstitions et les croyances en la malédiction ne s'inspirent pas uniquement des phénomènes physiques ou météorologiques tels que la grêle, la sécheresse ou encore les séismes, mais aussi des conditions de naissance humaines. Ainsi, dans certaines tribus africaines, les nouveau-nés qui se présentaient par les pieds à l'accouchement, les jumeaux, les enfants atteints de déficiences innées, les enfants qui perceraient les incisives d'en haut avant celles du bas, etc., faisaient et font parfois encore l'objet d'une suppression physique. D'après certaines croyances, ces enfants portent le malheur et la mort à leur communauté. La pratique visant à les éliminer qui était autrefois largement répandue à travers toute l'Afrique ressemblait fortement à celle qu'utilisaient les Grecs antiques, à savoir l'exposition. Par ailleurs, il existe de nos jours, dans certaines zones rurales en Guinée, les pratiques consistant à déposer dans des endroits sacrés tels que les grottes, les sommets de collines ou encore des sources considérées comme « hantées » des nouveau-nés atteints de dysmorphies sévères ou de déficiences physiques graves[151]. Selon Lévy-Bruhl (1960) : « *Partout où nous voyons sacrifier ainsi des enfants en bas âge, ou à leur naissance, ce n'est pas à cause d'une tare physique qui ne leur permettrait pas de devenir de vigoureux adultes : c'est, le plus souvent, en raison d'une tare mystique qui en fait un danger pour le groupe social* »[152]. De la même manière que chez les Grecs antiques on retrouve à l'origine de l'exposition la peur face aux divinités et la préoccupation de sacrifier l'enfant porteur du handicap afin de préserver l'espèce humaine.

Dans l'étude réalisée cette fois-ci au Burkina-Faso en 2005, Heraud montre que la cause du handicap peut être associée aux six principales catégories de croyances, que sont les maladies de Dieu, les maladies du destin, les

---

[149] Nassau, R. H. (1904). *Fetichisme in West Africa*. Londres, Duckworth.
[150] Noutcha, R. (2004). *Des œuvres missionnaires au traitement social du handicap au Cameroun : du protectorat à la République*. Thèse de doctorat en STAPS. Université de Strasbourg.
[151] Diallo, C. D. *op. cit.*
[152] Lévy Bruhl, L. (1960) *La mentalité primitive*. Paris, Presses Universitaires de France.

maladies provoquées par l'action des génies, les maladies issues de la colère des ancêtres ou des caprices de jumeaux et enfin les maladies résultant de la sorcellerie[153].

De plus, quel que soit le handicap, seuls les devins, autrement appelés « marabouts » et les guérisseurs traditionnels peuvent en déterminer les causes. Selon certaines interprétations de l'Islam, les marabouts seraient dotés de pouvoirs surnaturels qu'ils puisent dans la lecture du Coran. Le mot « marabout » vient de l'arabe et signifie prédicateur, sorcier ou encore oracle vivant dans les ribats, c'est-à-dire des endroits fermés tels que les couvents ou les grottes. De leur diagnostic dépendent les comportements et les représentations relatifs à la personne atteinte de handicap et à ses proches. Ainsi, par exemple, lors qu'une femme désobéit à des règles telles que ne pas se moquer d'autres enfants, être fidèle à son mari, ou encore ne pas circuler à certaines heures ou dans certains lieux occupés par les génies, on peut l'accuser d'être responsable du handicap de son enfant. Par conséquent, la mère ainsi que son enfant feront l'objet d'exclusion et de discrimination de la part de leur communauté. Le cas du Burkina-Faso n'est pas unique en soi car des pratiques similaires ont été observées dans d'autres pays de la région. Il en est de même en République de Guinée où, malgré l'influence de la société moderne, la population s'attache profondément aux croyances traditionnelles et religieuses. Dans ses coutumes, la sorcière est encore bossue et utilise un bâton pour sa locomotion et une personne atteinte d'un handicap porte le fardeau du péché [154].

Pour revenir à la magie et les superstitions, notons qu'elles sont elles-mêmes évoquées dans le Coran. Ces pratiques ont été pour la première fois utilisées par les Bédouins afin d'expliquer leur environnement immédiat. L'expression coranique pour désigner la sorcellerie est « naffatati al-ûqadhi », qui signifie « celle qui souffle sur les nœuds »[155]. Il est ainsi écrit dans le Coran que les démons apprennent la magie aux hommes, et que le seul refuge face aux manœuvres des magiciens consiste à prier le Dieu[156].

---

[153] Heraud, M. (2005). *Malédiction et handicap : à qui la faute ?* France, Editions du Handicap International.
[154] Oularé, A. (1989). *Les handicapés dans la famille en Guinée : problématique de l'éducation des enfants et adolescents handicapés,* Conakry, Editions de l'AGBEF.
[155] Chebel, M. (2009). *Dictionnaire encyclopédique du Coran.* Villeneuve-d'Ascq, Edition Fayard.
[156] Coran, La magie Sourate VI, 117-119, La magie de Moïse Sourate VII, 107-109, Sourate CXIII, 1-5, etc.

III. HANDICAP ET PRISE EN CHARGE EN REPUBLIQUE DE GUINEE

1. Prise en charge institutionnelle

Au niveau du gouvernement guinéen, le handicap est de près ou de loin régi par ce qu'on appelle le bloc social des ministères. Après un remaniement récent, le gouvernement actuel se constitue principalement de trois ministères à vocation sociale, à savoir le MASPFE (Ministère des Affaires Sociales, de la Promotion Féminine et de l'Enfance), le MJS (Ministère de la Jeunesse et des Sports) et le MSHP (Ministère de la Santé et de l'Hygiène Publique). [157] A cet ensemble vient s'ajouter de toute évidence le MEPU (Ministère de l'Enseignement Pré-Universitaire), qui se charge de l'enseignement primaire et secondaire et qui joue un rôle fondamental dans l'organisation du système éducatif guinéen (Tableau 2).

Bloc social des ministères	Compétences générales	Actions spécifiques en faveur des personnes handicapées
Ministère des Affaires Sociales, de la Promotion Féminine et de l'Enfance	Renforcement du rôle social et culturel de la famille, des femmes et des enfants, protection sociale des travailleurs. Lutte contre la pauvreté.	Prise en charge médicosociale, valorisation et coordination des programmes en faveur des personnes atteintes de handicap.
Ministère de la Jeunesse et des Sports	Développement du secteur sportif, gestion des fédérations sportives, formation des cadres, organisation des compétitions.	Soutien de la fédération du Handisport de Guinée, supervision du secteur associatif.
Ministère de la Santé et de L'Hygiène Publique	Contrôle des centres hospitaliers publics et privés. Lutte contre les épidémies et organisation des vaccinations.	Prise en charge des personnes atteintes de maladies dégénérescentes et potentiellement handicapantes (poliomyélite).
Ministère de l'Enseignement Pré Universitaire	Contrôle des institutions éducatives. Elaboration des programmes, organisation et supervision des examens, coordination pédagogique.	Le défi de ce ministère est celui de rendre l'école publique obligatoire, mais surtout accessible à tous les enfants guinéens.

Tableau 2 : Actions ministérielles en faveur des personnes atteintes de handicap

---

[157] Site officiel du gouvernement guinéen *www.guineeconakry.info*. Voir liste des Membres du Gouvernement actualisée le 5 janvier 2010.

Au-delà de ces ministères, il existe au sein du gouvernement guinéen un Secrétariat des Affaires Religieuses (SAR) qui, parmi d'autres activités, s'occupe de la collecte et de la distribution de l'aumône autrement appelée « zakat ». Comme nous l'avons déjà expliqué, la zakat constitue l'un des piliers de l'islam. Elle incite tout musulman à faire les aumônes vis-à-vis des plus nécessiteux. Toutefois, selon la télévision guinéenne[158], seule une centaine de personnes bénéficie de cette collecte d'aumônes par an, la somme totale versée à chacune d'entre elles ne dépassant guère les 10 dollars US.

Nous constatons que malgré la volonté politique déclarée par des institutions concernées, la prise en charge des personnes atteintes de handicap reste insignifiante. La raison majeure en est la faiblesse du financement budgétaire. En effet, une grande part des projets élaborés par les différentes composantes ministérielles ne se réalisent jamais. Ainsi, selon le récent rapport du Conseil National de Transition (CNT), c'est-à-dire du gouvernement intérimaire qui a assuré l'organisation des récentes élections présidentielles : « *La déliquescence de l'économie nationale est la conséquence d'une gouvernance financière désastreuse ayant entraîné une inflation à deux chiffres, la dégradation de la situation sociale et économique de notre pays et une aggravation de la pauvreté au niveau des populations* »[159]. Dans ses conditions, les maigres moyens financiers dont dispose le gouvernement actuel ne permettent donc pas une véritable prise en charge des personnes atteintes de handicap. Par ailleurs, il n'existe aucune aide économique visant à assurer leurs besoins de subsistance, de même qu'il n'existe globalement aucun soutien financier aux divers publics marginalisés tels que les sans-abris, les réfugiés et les personnes sans emploi.

Mis à part le bloc social des ministères, les actions concrètes sur le terrain passent par un certain nombre d'institutions, dont nous allons présenter les principales.

---

[158] Emission de la Radio Télévision de Guinée (RTG) du 5 février 2007.
[159] Diallo, R. S. (2011). *Rapport de la présidence du CNT*. Conakry.

1.1. Centre National d'Orthopédie

Le seul établissement public qui s'occupe des personnes atteintes de handicap moteur à Conakry est le Centre National d'Orthopédie (CNO) créé en 1972. Ce dernier est placé sous tutelle du Ministère des Affaires Sociales et il a pour missions : « *1. D'œuvrer dans le domaine de la réhabilitation des personnes handicapées physiques [...] dans les domaines suivants : consultations médicales spécialisées, rééducation fonctionnelle, confection et réparation d'appareillages et d'aides à la vie pratique, s'assurer, en outre, par un service social, un accueil, une orientation, une éducation socio-sanitaire facilitant aux patients la prise en charge de leur réinsertion sociale. 2. De participer à l'élaboration et à la mise en œuvre d'une stratégie nationale dans la réhabilitation orthopédique et rééducation fonctionnelle des patients. 3. De contribuer, sur le plan national à la coordination des actions des ONG ou toutes autres actions en faveur des personnes handicapées physiques et des patients du CNO dans les domaines de la rééducation fonctionnelle et de l'appareillage. 4. D'assurer la formation et le perfectionnement des cadres techniques dans les secteurs relevant de leurs attributions. 5. De procéder à des enquêtes, études, recherches dans le cadre de la réhabilitation orthopédique et de la rééducation fonctionnelle des patients* »[160].

A l'heure actuelle, le centre comprend des sections de kinésithérapie, d'orthoprothèses, de cordonnerie et de bandage. Les appareillages les plus couramment confectionnés sont des prothèses de membres supérieurs et inférieurs, des orthèses, des chaussures et des semelles orthopédiques, et des corsets. On rappelle qu'une prothèse désigne un dispositif artificiel destiné à remplacer un membre, un organe ou une articulation manquant à l'organisme. Inversement, une orthèse sert à corriger la fonction défaillante comme les orthèses plantaires qui servent à soutenir et à aligner les deux membres inférieurs pour permettre un meilleur contrôle de la posture et une locomotion optimale. Dans le jargon médical, on parle alors de semelles orthopédiques. Pour finir, on distingue trois types de corsets qui s'occupent chacun d'une fonction spécifique, à savoir l'immobilisation, la stabilisation et la correction d'un ensemble anatomique endommagé comme c'est le cas lors d'une fracture de la cage thoracique ou celle de la colonne vertébrale.

Le financement du centre est en partie assuré par des subventions de l'Etat, mais ces dernières restant insuffisantes, d'autres sources de revenus telles

---

[160] Article 3 des statuts du CNO, « Missions générales du centre » réédités en 2008. Conakry.

que les recettes provenant des services payants, des fonds d'aide extérieure et des dons restent incontournables pour permettre un fonctionnement optimal du CNO. Ainsi, plus de 70% des prestations relatives à la confection d'appareillages sont payantes et donc inaccessibles aux personnes démunies. Pour bénéficier d'une prise en charge orthopédique gratuite, les patients doivent se procurer une prescription délivrée par le Ministère des Affaires Sociales, ce qui implique une démarche extrêmement lente et contraignante pour eux. Par ailleurs, les bénéficiaires du centre sont pour la plupart des personnes accidentées de la route ou du travail, des personnes présentant des séquelles de la poliomyélite ou d'autres maladies invalidantes. De plus, depuis les années 2000, des refugiés de guerres au Libéria et en Sierra-Leone, pris en charge par l'ONU et par Handicap International, augmentent considérablement les effectifs des patients du CNO. En effet, entre 2000 et 2001 près de 300000 réfugiés sans assistance ni protection ont franchi la frontière et se sont installés en Guinée[161]. Rappelons que l'une des atrocités de cette guerre, au même titre que la formation d'enfants soldats et le trafic des diamants, consistait en l'amputation rituelle et systématique des bras et des avant-bras des civils par des soldats rebelles.

Depuis 2007, deux nouveaux centres régionaux d'orthopédie se sont ouverts en Guinée Forestière à N'Zérékoré et en Haute Guinée à Kankan. Toutefois la capacité de ces trois centres réunis reste très limitée. Par exemple, au premier semestre de l'année 2006, le centre de Conakry n'était en mesure de produire qu'une trentaine de prothèses en bois et en plâtre (moins de 2% de l'ensemble des prestations), dont plus des deux tiers aux frais des bénéficiaires (Tableau 3).

Prestations	Cas payants		Cas gratuits		Total	
	Nombre	%	Nombre	%	Nombre	%
Consultations	134	61,47%	84	38,53%	218	12,8%
Confection d'appareils	22	73,33%	8	26,67%	30	1,8%
Séances de rééducation	257	17,61%	1202	82,39%	1459	85,4%
Total	413	24,5%	1294	75.5%	1707	100%

Tableau 3 : Bilan des prestations du CNO de Donka au premier semestre 2006

D'autre part, on constate que près des deux tiers de l'ensemble des services fournis par le CNO sont gratuits. Encore faut-il préciser qu'il s'agit la

---

[161] International Network of Action Against Hunger (2001). *Catastrophe humanitaire en Afrique de l'Ouest : 350000 réfugiés en grand péril entre la Guinée et la Sierra-Léone. www.acf-fr.org*

plupart de temps de séances de rééducation fonctionnelle, assurée par une équipe de 7 kinésithérapeutes qui ne sont pas tous disponibles en même temps. Pour revenir au personnel du centre, celui-ci est formé par une douzaine de spécialistes, dont quatre techniciens orthopédistes, un technicien en cordonnerie et sept masseurs-kinésithérapeutes. En outre, aucun, parmi ces derniers, ne possède une formation médicale supérieure, de même qu'aucun médecin orthopédiste n'est attribué à ce service (Tableau 4).

Centres orthopédiques	Médecins orthopédistes	Techniciens orthopédistes	Techniciens en cordonnerie	Kinésithérapeutes	Total
CNO	0	4	1	7	12
CRO Kankan	0	0	0	2	2
CRO N'Zérékoré	0	0	0	2	2
Total	0	4	1	11	14

Tableau 4 : Effectifs des professionnels en orthopédie au service de l'Etat guinéen en 2006

Le manque de matières premières qui servent à la fabrication des prothèses orthopédiques, ainsi que le manque d'équipement moderne compliquent la tâche du CNO. De plus, l'absence de financement régulier et suffisant, de même que le déficit en terme de personnel qualifié, sont les raisons pour lesquelles la majorité des personnes atteintes de handicap moteur à Conakry ne possède aucun appareillage orthopédique adéquat et utilise pour la locomotion des moyens de fortune, tels que la « canne blanche ».

1.2. Cité de Solidarité de Ratoma

Au début des années 1970, de nombreuses personnes atteintes des handicaps physiques et sensoriels offraient dans les rues de la capitale des spectacles à tel point obscènes que le gouvernement guinéen a pris la décision de créer un centre de recueillement spécialisé pour mettre fin à cette situation. Il a ainsi été décidé de créer en 1978 la Cité de Solidarité qui a été placée dans la banlieue de Conakry au sein du quartier populaire de Ratoma : « *La Cité de Solidarité est un Centre de bienfaisance publique et humanitaire. Elle est laïque et a pour vocation de récupérer, de réhabiliter, de rééduquer, de réinsérer les personnes handicapées* »[162]. Les principaux objectifs de cette cité consistaient donc à loger, nourrir, vêtir et soigner les personnes atteintes

---

[162] Décret N° 132 du Président de la République de Guinée, du 29 mars 1978.

de handicap, ainsi que les membres de leurs familles. Par la suite, la cité prévoyait la réinsertion professionnelle de l'ensemble de ses pensionnaires. Néanmoins, si pendant la première période d'existence de la cité, la première tâche « substantielle » a été plus au moins bien assurée, ses objectifs visant la réadaptation socioprofessionnelle de ses résidants n'ont jamais été atteints. La cité de solidarité n'est pas devenue un véritable pôle d'attraction des publics atteints de handicap. Son échec a été d'une part lié au fait que les encadreurs non expérimentés et peu compétents ne pouvaient pas assurer la formation professionnelle des pensionnaires. D'autre part, les contraintes venaient des résidents eux-mêmes qui présentaient un pessimisme explicite et un total désintérêt vis-à-vis d'un éventuel recyclage et d'une future réinsertion professionnelle[163]. En effet, la majorité des personnes résidant à la cité y est venue comme « bons mendiants », considérant l'aumône comme un don de Dieu. Par conséquent, la cité est devenue un « *nid de misère et une véritable école où se perpétuent les talents de la mendicité à moindre coût* »[164].

Par ailleurs, au moment de sa création, l'infrastructure de la cité comprenait un bâtiment administratif, un centre de santé, trois dortoirs, un magasin de denrées alimentaires, une cuisine, six ateliers de formation professionnelle, quatre douches communes et un terrain de sport. Toutefois, on a constaté qu'à partir des années 1996, le financement de la cité a été réduit au minimum. Selon son directeur, la Cité de Solidarité incarne de nos jours « *les vestiges d'une bonne idée devenue obsolète avec le temps* ». La restauration et les ateliers d'apprentissage professionnel n'existent plus. Enfin, il est devenu évident que la cité de solidarité ne remplit plus sa fonction essentielle, à savoir la réadaptation socioprofessionnelle de ses résidants. Le ministère en charge s'est alors tourné vers la stratégie de Réadaptation à base communautaire (RBC), un principe de développement que nous verrons ultérieurement. Les autorités guinéennes ont donc essayé de changer le profil de la Cité de Solidarité en la transformant en centre national de réadaptation des personnes handicapées[165]. Ainsi, plusieurs projets de réaménagement ont vu le jour. Parmi eux la création d'ateliers de

---

[163] Noba, Y. Y. (1997). *Formation et projet de réinsertion des handicapés de la Cité de Solidarité*. Conakry, Direction nationale de la Promotion et de la Protection Sociale.

[164] Diallo, C. D. (2002). *Etude sur les groupes marginaux en Guinée*. Ministère des Affaires Sociales, de la Promotion Féminine et de l'Enfance de Guinée. Conakry.

[165] Noba, Y. Y. (1997). *Politique nationale de réadaptation à base communautaire en faveur des personnes handicapées*. Conakry, Direction Nationale de la Promotion et de la Protection Sociale.

formation et d'apprentissage et la scolarisation d'enfants des parents atteints de handicap ou eux-mêmes handicapés[166]. Un plan de retour de ces publics dans leurs préfectures d'origine a même été proposé[167]. Au jour d'aujourd'hui, aucun de ces programmes n'a été réalisé. Les seuls projets qui ont pris le relais sur le terrain ont été financés par les ONG étrangères et des associations locales. De plus, plusieurs actions caritatives ponctuelles ont été menées au sein de cette cité. Parmi celles-ci nous pouvons citer notre projet « Sport Humanitaire » mené en 2007, mais aussi la construction d'une mosquée en 2008 par des bailleurs privés et le forage d'un puits autonome par des humanitaires espagnols en 2006. Par ailleurs, le mécénat espagnol a pris en charge la vidange des fosses septiques et la rénovation de la tuyauterie, ce qui a permis aux habitants de bénéficier d'une source d'eau potable et de sanitaires.

Aujourd'hui, la cité compte près de 500 pensionnaires dont plus d'un tiers est âgé de moins de 20 ans. La scolarisation, le transport et la cantine sont entièrement sponsorisés par les ONG étrangères, telles que l'AS « Guinée Solidarité ». Par ailleurs, en 2011, cette association a ouvert une bibliothèque au sein même de la cité afin d'occuper les enfants des résidents après l'école et de les détourner de la pratique de la mendicité. La réinsertion des femmes de la cité n'est plus également l'occupation de l'Etat, car les ateliers de coutures, les outils de travail et les matières premières sont depuis longtemps offerts par les donateurs privés. En définitive, ces différents exemples montrent le désengagement total de l'Etat guinéen et le rôle grandissant du secteur humanitaire et associatif dans la prise en charge des publics atteints de handicap.

2. Système éducatif guinéen

D'après les différents rapports, le mot qui caractériserait le mieux l'état actuel du système éducatif guinéen est celui de « situation de crise »[168]. Cette crise est d'une part caractérisée par le manque catastrophique d'infrastructures, d'enseignements et de matériels (équipements, manuels

---

[166] Appui au programme de réadaptation socioprofessionnelle des personnes handicapées. Ministère des Affaires Sociales, de la Promotion Féminine et de l'Enfance. Conakry, novembre 1997.
[167] Noba, Y. Y. (1998). *Projet de réorientation du profil de la cité de solidarité*. Conakry, Direction Nationale de la Promotion et de la Protection Sociale.
[168] Voir le rapport du Ministère de l'Enseignement Pré-Universitaire et de l'Education Civique (2001). *Scolarisation en Guinée. Résultats de l'EDSG-II 1999*.

scolaires, etc.), et, d'autre part, par l'inaccessibilité des établissements du fait de leur rareté et de leur éloignement de certaines zones d'habitation[169], sans parler évidemment de leur totale inaccessibilité aux enfants porteurs de handicap.

Néanmoins, selon les statistiques officielles, depuis les 20 dernières années, le nombre d'enfants scolarisés a connu en République de Guinée une constante augmentation, avec un taux d'accroissement moyen annuel de 14,2% dans le primaire et de 25,75% dans le secondaire[170]. Pour faire face à cette poussée, le gouvernement a opté pour une éducation des masses en procédant dans la limite du possible à l'ouverture de nouvelles écoles publiques et en encourageant la création d'écoles privées.

Par ailleurs, l'exemple de la Guinée n'est pas unique car la privatisation de l'enseignement primaire et secondaire a atteint partout en Afrique Subsaharienne un niveau inouï, à savoir près de cinq écoles privées pour une école publique[171]. Au cours de cette période, les effectifs du personnel enseignant augmentèrent progressivement pour atteindre en 2005 un total de 26897 maîtres du primaire et de 10992 enseignants du secondaire. Malgré cet investissement dans le système éducatif, les proportions d'élèves par enseignant ont continué de grimper et restent de nos jours préoccupantes. On compte ainsi respectivement 45 et 38 élèves par enseignant dans le primaire et dans le secondaire. La massification de l'enseignement semble donc avoir profité à la quantité aux dépens de la qualité.

2.1. Insertion d'enfants atteints de handicap au sein des écoles publiques

Quel que soit le pays, l'éducation et la formation professionnelle constituent des enjeux essentiels par rapport à l'intégration sociale et à l'amélioration des conditions de vie des personnes atteintes de handicap. Ces dernières, non seulement font partie des droits fondamentaux de tous les individus, mais influencent directement leur avenir et leurs chances de réussir dans la vie. Cependant, d'après les données du RGPH, le système éducatif guinéen

---

[169] Diaz Olvera, L., Plat, O., Pochet, P. (2010). A l'écart de l'école, Pauvreté, accessibilité et scolarisation à Conakry. *Revue Tiers Monde, 202,* 167-183.
[170] Ministère Guinéen de l'Enseignement Pré-universitaire et de l'éducation civique. *Rapport national de la République de Guinée.*
[171] Solaux, G., Suchaut, B. (2002). *La privatisation « rampante » des systèmes éducatifs d'Afrique sub-saharienne*, Colloque ARES « Les Voies de scolarisation alternative en Afrique sub-saharienne », Strasbourg.

demeure absolument inaccessible aux enfants atteints de handicap. Ainsi en 1996, indépendamment de l'âge, leur écrasante majorité (89,5%) n'avait aucun niveau d'études. Ce chiffre était particulièrement alarmant au sein du milieu rural, où seulement 3,8% d'individus porteurs de handicap parvenaient à finir l'école primaire et 1,5% l'école secondaire[172]. De plus, quel que soit le lieu d'habitation, la part de la population qui obtenait une formation professionnelle ou supérieure était insignifiante (moins de 1%). Par ailleurs, à Conakry, la proportion des personnes « instruites » était significativement supérieure à celle du reste du pays. Près de la moitié parmi elles arrivait à finir l'école primaire et environ 5% l'école secondaire.

La seule catégorie de handicap qui peut théoriquement accéder à l'enseignement est représentée par les élèves atteints de handicap moteur. Toutefois, ces élèves rencontrent d'innombrables difficultés liées à l'éloignement des écoles et à l'inaccessibilité du transport (absence de transport scolaire et de transport accessible aux personnes à mobilité réduite). De plus aucune école guinéenne n'est équipée d'ascenseurs, ni de rampes d'accès, ce qui rend l'accessibilité des élèves se déplaçant à l'aide de fauteuils roulant ou de tricycles absolument impossible. Par ailleurs, il faut constater qu'il n'existe de nos jours aucune politique d'insertion des élèves atteints de handicap, malgré le fait que le droit de scolarisation figure parmi les droits fondamentaux assurés par la constitution guinéenne.

2.2. Formation dans les établissements spécialisés

Les écoles spécialisées pour les enfants atteints de handicaps moteurs, sensoriels et intellectuels existent en Guinée. Cependant, leur nombre reste anecdotique. Par ailleurs, mis à part l'école des « sourds et malentendants » de Boulbinet, créée à Conakry en 1964 par l'Etat guinéen, l'ensemble des établissements accueillant les enfants avec des capacités limitées sont autonomes et financés, pour la plupart, par des ONG et des fondations étrangères. A cela s'ajoute le fait que la grande majorité de ces établissements se trouvent à Conakry.

L'école de Boulbinet assure de nos jours la scolarisation de quelques 110 élèves. Elle propose une scolarisation de niveau élémentaire, ainsi que la rééducation des enfants ayant des troubles du langage et des enfants atteints d'un handicap auditif. Depuis sa création, cette école a formé plus d'une

---

[172] Diallo, C. D. (2002). *Etude sur les groupes marginaux en Guinée.* Ministère des Affaires Sociales, de la Promotion Féminine et de l'Enfance de Guinée. Conakry.

vingtaine de promotions, chacune accueillant environ 200 élèves. Actuellement, cette institution est en crise et traverse une étape particulièrement difficile du fait du manque d'infrastructures, d'équipement, de financement et de personnel spécialisé. Par ailleurs, nombre de conflits internes semblent persister au sein de cet établissement, notamment, à cause du mécontentement des élèves et des enseignants face à la direction. Comme l'explique l'un d'entre eux lors d'une grève organisée le 10 décembre 2007 : « *Les gens pensent que les sourds-muets sont fous, mais cela est une illusion. Nous voulons seulement la transparence dans la gestion de l'école. Malheureusement, le ministère des affaires sociales soutien le directeur dans la mauvaise gestion ; voilà pourquoi nous voulons qu'ils soient écartés des négociations* »[173]. Avant cette grève, une autre, d'une plus grande envergure avait déjà été menée en mars 2004, lorsque les manifestants protestaient contre la mauvaise gestion, le détournement de fonds et la disparition du matériel éducatif et médical revendu au marché.

Parmi les établissements privés présents à Conakry, nous avons pris les deux exemples suivants pour mieux illustrer leur fonctionnement sur le terrain. Notre premier exemple concerne l'école élémentaire d'enfants aveugles et malvoyants nommée « Centre Sogué » et située à la Cité de Solidarité. Cette unique école pour les élèves déficients visuels en Guinée a été construite et sponsorisée par une fondation luxembourgeoise. Néanmoins, l'Etat Guinéen s'était engagé de son côté à financer une partie des dépenses de fonctionnement de cet établissement, ainsi qu'à fournir un bus scolaire. Or, cet engagement n'a vraisemblablement jamais été respecté et le Centre Sogué a fini par fermer ses portes en 2008. De nos jours, plusieurs nouveaux projets d'ouverture d'établissements sont en cours. Certaines initiatives comme celles de la construction d'une école pour les non-voyants à Kankan sont soutenues en partie par le gouvernement. Ce dernier se désistera-t-il ou non lorsqu'il faudra une fois de plus payer la facture ? Telle est la question.

Notre deuxième exemple d'établissement spécialisé privé que nous voulons présenter dans ce paragraphe concerne le Centre Nimba, qui est une école pour les enfants et les jeunes déficients moteurs. Cet établissement a été fondé et en majeure partie sponsorisé par une donatrice néerlandaise voici une dizaine d'années[174]. De nos jours, près d'une cinquantaine d'élèves atteints de handicap moteur, issus pour la plupart de familles défavorisées, y apprennent à lire, à écrire, à compter, mais aussi à coudre et à confectionner des chaussures. Ils acquièrent ainsi les savoirs qui leur seront plus tard utiles

---

[173] Article publié sur : *http://laplumeplus.canalblog.com/archives/2008/02/19/*
[174] Site de la Fondation Nimba : *http://www.nimba.nl/fr/index.html*

pour trouver un emploi et pour s'auto-suffire sur le plan financier. Il faut souligner que le financement et la fourniture des équipements et des matières premières proviennent principalement de la dite fondation, ainsi que d'autres aides humanitaires et des recettes propres aux activités du centre. En effet, le Centre Nimba dispose d'un petit magasin où sont présentés à la vente les vêtements et les chaussures fabriqués par ses élèves. Au-delà de la formation proprement dite, l'école Nimba dispose d'un minibus qui cherche à domicile les élèves ne pouvant pas venir en cours par leur propres moyens. De plus, un repas gratuit leur est offert tous les jours entre 12h et 13h. Par ailleurs, le centre dispose d'un atelier culturel, où certains élèves, encadrés par des professionnels, forment une troupe de ballet africain et offrent de somptueux spectacles de danse et de musique. A travers ces spectacles, les jeunes artistes handicapés cherchent à briser l'image de mendiants que leur renvoie la société. En définitive, comme le montre cet exemple, les structures éducatives spécialisées qui réussissent en Guinée doivent leur succès à la motivation des encadreurs locaux et aux subventions étrangères. Inversement, les établissements placés sous tutelle de l'Etat, continuent à sombrer sous le poids de la mal-gérance, de la corruption et du manque de financement.

2.3. Instruction coranique

Une dernière alternative à l'enseignement public déficitaire et globalement inaccessible aux enfants atteints de handicap en Guinée est représentée par les écoles coraniques. Dans la capitale, celles-ci sont majoritairement implantées au fond des quartiers populaires et à proximité ou au sein même des mosquées. Leur distribution géographique est également très large. Dans le milieu rural, où les écoles publiques sont quasi-inexistantes, les écoles coraniques détiennent pratiquement le monopole de l'enseignement primaire. A Conakry, certaines communes telles que Ratoma et Matam, où la population est très dense, comptent à elles seules près d'une cinquantaine de ces écoles. D'après le directeur de l'un de ces établissements, la capitale guinéenne compterait en tout près de 170 écoles coraniques, contre seulement une cinquantaine d'écoles publiques.

Les principaux objectifs des écoles coraniques consistent à promouvoir l'Islam au sein de la population guinéenne, à éduquer les enfants et les jeunes femmes selon les traditions musulmanes, à apprendre aux élèves à lire le Coran et enfin à former des futurs imams afin de perpétuer l'Islam en Guinée et de le répandre dans le monde. La formation dans la plupart de ces établissements est facultative et gratuite. Cependant, les frais de fonctionnement sont financés par des aumônes et des charités. Ainsi, les parents dont les enfants fréquentent ce type d'établissements sont régulièrement amenés à faire des dons. Outre cela, bien que les principes généraux soient partagés par l'ensemble des établissements coraniques, leur mode d'organisation et de fonctionnement présente une très grande diversité. Les horaires et les lieux d'enseignement sont également très variables. Certaines écoles proposent les leçons quotidiennes après la prière du soir. D'autres s'organisent en véritables institutions. Par exemple, l'école coranique de Mafaco, qui se situe dans l'enceinte d'une mosquée de même nom, regroupe les élèves en cinq classes qui correspondent aux compétences acquises vis-à-vis du Coran. Nombre d'écoles ne possèdent pas leurs propres infrastructures. Les enseignements y sont organisés dans des lieux improvisés tels que les jardins des particuliers, ou dans les écoles publiques à la fin de la classe. Inversement, certaines écoles possèdent leurs propres locaux et forment ce qu'on appelle des groupements pour la promotion du Saint Coran, ou des groupements coraniques. D'après nos observations, les écoles coraniques peuvent être classées en deux catégories, à savoir formelles et informelles. Les premières sont souvent rattachées à des mosquées et elles forment ce qu'on appelle des groupements coraniques. Tel est le cas de l'Association de la Promotion de l'Islam en Guinée (APIG) qui a été créée en 1989 par El-hadj Diallo, imam de la mosquée de Dixin. L'école qui est gérée par l'APIG est donc une structure associative, dirigée par des bénévoles.

La plus grande école coranique de Conakry est celle qui est rattachée à la mosquée Sénégalaise. Celle-ci intègre cinq sections orientées chacune vers un public particulier. La première section concerne les « waliyou », c'est-à-dire les musulmans très fidèles, dénommés « alliés de Allah ». La deuxième section prend en charge les enfants issus de familles pauvres et des orphelins confiés à Dieu pour leur survie. La troisième section concerne les femmes vierges, qui grâce aux enseignements coraniques, apprennent à assumer leur sexualité, ainsi que leur rôle social. Le quatrième type de public pris en charge par cet établissement est représenté par toutes les personnes pratiquant l'Islam et désirant apprendre à mieux le connaitre. La dernière section est consacrée à la formation des futurs imams. Quel que soit le public, les principales matières enseignées au sein des groupements coraniques sont la lecture du Coran, l'apprentissage de prières et des textes sacrés, et enfin la réflexion sur le rôle de l'Islam dans la vie de tous les jours.

Au-delà des groupements coraniques, il existe un grand nombre de toutes petites écoles informelles, que fréquentent les enfants issus de familles pauvres, des orphelins et des enfants atteints de handicap. Comme l'explique Bayo, les enfants issus de ces écoles deviennent des talibés, c'est-à-dire des esclaves de leurs maîtres coraniques : « *Ce groupe d'enfants est appelé enfants talibés, eux qui sont purement et simplement octroyés à leurs maitres pour le reste de leur vie ou remis à ceux-ci pour apprendre seulement à lire le Coran, sans la moindre connaissance de la signification des lettres coraniques apprises tout au long de leurs études. Pour être utilisable sur le marché de la mendicité dès les premiers jours de leur arrivée dans ce type d'école, l'objectif principal de l'établissement sera de faire savoir réciter à l'enfant dans les meilleurs délais quelques versets très courts, mais très importants du Coran, en commençant bien évidemment par les plus simples afin de les rendre opérationnels immédiatement »*[175]. L'utilisation d'enfants par des maîtres coranique, autrement appelés « Caramocos », dans un but de se garantir une existence confortable, remonte au XIXe siècle. Selon le rapport de la conférence sur le thème de la mendicité des enfants au Mali, tenue en 2008, cette pratique a été initiée au royaume peulh de Macina où l'apprentissage de la mendicité s'inscrivait dans l'enseignement obligatoire de tous les enfants en l'âge d'aller à l'école[176]. De plus, ce rapport précise que le phénomène d'exploitation d'enfants s'est généralisé dans les années 1970 - 1980, lors d'une migration massive de prêcheurs du Coran vers les grandes villes.

Le succès des écoles coraniques semble à la fois s'expliquer par l'échec de l'enseignement primaire et secondaire et par l'attachement des Guinéens musulmans à la transmission des sagesses religieuses à leurs enfants. En effet, chaque musulman se sent dans l'obligation de partager les valeurs religieuses en envoyant ses enfants dans les écoles coraniques ou en leur payant des cours à domicile.

En ce qui concerne le lien fort entre les enfants atteints de handicap et les écoles coraniques, celui-ci semble s'expliquer une fois de plus par l'inadaptation et l'inaccessibilité des écoles publiques, et par la situation souvent décadente de leurs parents. Cette relation semble être renforcée par le lien flagrant entre le handicap et la mendicité qui persiste en Guinée et qui prédestine ou prépare en quelque sorte les enfants atteints de handicap à devenir de bons mendiants. On peut conclure en caractérisant certaines écoles coraniques de véritables « usines à mendiants », qui, par leur influence néfaste sur les enfants et les adolescents atteints de handicap, contrarient les réformes sociales en vue de leur intégration au sein de la société guinéenne.

---

[175] Bayo, E. K. (2005). *Un des défis majeurs des années 2000. La problématique de l'enfance/jeunesse, circonstances aggravantes et solutions possibles.* Conakry, La Samaritaine-Guinée.
[176] Camara, M (2008). Rapport de la conférence « Mendicité des enfants au Mali », commandité par le Groupe de Réflexion sur les Droits de l'Enfant. Bamako.

3. Rôle du mouvement associatif dans la prise en charge du handicap

Des dizaines d'associations de personnes handicapées marquent le mouvement associatif guinéen. Plus d'une trentaine parmi elles sont agréées et adhérent à la Fédération Guinéenne pour la Promotion et la Protection des Personnes Handicapées (FEGUIPAH). Cette dernière est une organisation non gouvernementale (ONG) guinéenne créée en 1992 dans le but d'appuyer les pouvoirs publics dans la conception et la mise en œuvre d'une politique nationale de protection et de promotion socio-économique des personnes en situation de handicap. La FEGUIPAH est membre fondateur du Comité National de Coordination des Actions en faveur des Enfants ayant besoin de mesures spéciales de protection (CNCO), de la Coalition Guinéenne des ONG pour les Droits de l'Enfant (COGUIDE) et du Réseau Guinéen des Associations Caritatives (REGAC). Elle fait également partie du mouvement de la société civile guinéenne, ainsi que de la Coordination Nationale des actions de la Décennie Africaine des Personnes Handicapées en Guinée.

Le rôle de la FEGUIPAH consiste à réunir les différentes associations de personnes atteintes de handicap, ainsi que l'ensemble d'intervenants favorables à cette cause. La fédération se charge également d'assurer la coopération entre ces différentes associations en matière d'information, d'éducation, de communication et de mobilisation sociale autour des questions émergentes telles que l'exclusion sociale, les droits des personnes handicapées, l'exploitation des enfants handicapés à travers la mendicité, les maladies sexuellement transmissibles (MST), et la planification familiale. La FEGUIPAH joue donc, d'une part, le rôle de chef d'orchestre en coordonnant les actions des ONG locales et parfois internationales, et d'autre part, elle représente les personnes atteintes de handicap auprès du Gouvernement guinéen, ainsi qu'auprès des Nations Unies. Pour concrétiser ses objectifs sur le terrain, la fédération regroupe 34 associations primaires dont six situées dans le cadre de la décentralisation, à l'intérieur du pays. Cette structure est gérée par un comité de coordination de onze membres élus par une Assemblée Générale et des commissions techniques correspondant chacune à une catégorie de handicap.

3.1. Domaines d'intervention de la FEGUIPAH

La fédération intervient dans les cinq domaines principaux, que sont l'éducation, la réadaptation sociale, l'emploi, la promotion des droits et de l'égalisation des chances et l'épanouissement des personnes handicapées à travers le sport, la culture et les loisirs. Parmi les différents projets réalisés à ce jour, nous pouvons citer la mise en place de trois antennes régionales, dont une à Kankan pour la Haute Guinée, une à Labé pour la Moyenne

Guinée et une à Nzérékoré pour la Guinée Forestière. Dans ce cadre, plusieurs campagnes de prévention et de sensibilisation aux MST et au VIH/SIDA ont été menées. De plus, une formation en hygiène et santé a été proposée aux jeunes filles habitant en milieu rural. La fédération a également participé en collaboration avec le Ministère des Affaires Sociales, à travers le Fonds de solidarité, à la sponsorisation de deux associations de femmes handicapées pour la création d'activités génératrices de revenus.

La FEGUIPAH joue en quelque sorte le rôle de « médiateur » entre les personnes atteintes de handicap et l'Etat guinéen. Elle défend leurs droits et cherche les financements pour assurer leur prise en charge médicale et leur réinsertion professionnelle. Elle joue également un rôle consultatif au Ministère des Affaires Sociales et participe à l'élaboration de différents projets, tels que le Programme National de la Réadaptation à base communautaire, le plan d'action national de la Décennie Africaine des Personnes Handicapées, ainsi que les projets des lois portant sur la promotion et la protection des personnes handicapées en Guinée.

3.2. Partenariat et financement

De manière générale, les ressources de la FEGUIPAH proviennent de la cotisation des associations membres, des dons, des legs et des subventions. Les ressources humaines sont constituées des responsables du Comité National de Coordination, ainsi que des directeurs de chacune des commissions. Au niveau gouvernemental, la FEGUIPAH collabore avec l'ensemble des Départements Ministériels intéressés par les questions humanitaires, notamment avec le Ministère des Affaires Sociales. Au niveau des institutions républicaines, elle entretient des relations avec le Conseil Economique et Social (CES) et l'Assemblée Nationale. Sur le plan international, la FEGUIPAH est membre de l'Organisation mondiale des personnes handicapées (OMPH), de l'Agence de coopération internationale des personnes handicapées (ACIPH) dont le siège se situe au Canada, de l'Institut africain de réadaptation (IAR), de la Fédération ouest africaine des personnes handicapées (FOAPH), et de la Panafricaine des personnes handicapées (PANAPH).

Malgré cette implication dans un vaste réseau associatif et gouvernemental, la FEGUIPAH manque cruellement de financement. En l'absence d'aide économique de l'Etat et en tenant compte des montants de cotisations, souvent symboliques, nombreux projets de cette organisation ne voient jamais le jour.

4. Offres sportives pour les personnes atteintes de handicap

Toutes les activités sportives adaptées, ainsi que le sport paralympique sont gérés en République de Guinée par la Fédération du Handisport. La première version de cette organisation était une association des sportifs handicapés qui a vu le jour en 1988. Au commencement, la fédération recrutait les jeunes en situation de handicap dans les rues et les écoles de Conakry. Le principal sport pratiqué était le basket-ball en position assise au sol. Depuis, le Handisport de Guinée a connu une importante structuration et l'ouverture sur un grand nombre de pratiques sportives et des compétitions nationales et internationales. Ainsi, en 1990 l'équipe de la fédération a participé à la première édition des Jeux Africains tenue au Caire en Egypte. Les athlètes guinéens ont obtenu 3 médailles dont une en or et deux en bronze. Arrivée à Conakry avec des honneurs fortement médiatisés, l'association s'est fait connaître sur le plan national. Les personnes handicapées, affectées par cet événement commencèrent à affluer vers cette organisation. En 1994, la fédération a été reconnue d'utilité publique par le Ministère de la Jeunesse et des Sports de Guinée.

De nos jours, le Handisport comprend un bureau exécutif constitué de 9 membres dont le président, le secrétaire général, les directions chargées des sports, des relations extérieures, des affaires sociales, de la santé, des compétitions, de la formation et le trésorier. Les pratiques sportives sont placées sous la responsabilité du comité technique composé du directeur technique et des entraîneurs de basket-ball, d'athlétisme et d'haltérophilie. L'état de santé ainsi que la préparation physique des athlètes sont assurés par le comité médical constitué par un médecin sportif et un kinésithérapeute. Aujourd'hui, la fédération regroupe 6 associations, à savoir : l'ESCULAP (Association sportive et culturelle des handicapés physiques), le Special Olympics (Association pour la promotion des personnes atteintes du handicap mental), l'ASHAD (Association des handicapés diplômés), l'AGUIJAS (Association guinéenne des jeunes sportifs handicapés), l'ASCULGUI (Association sportive des sourds de Guinée) et le COMISAG (Comité du sport des aveugles de Guinée).

4.1. Catégories de handicaps et disciplines intégrées au sein du Handisport

La fédération prend en charge plusieurs catégories de handicaps : les handicapés physiques ou locomoteurs (les paraplégiques, les tétraplégiques et les hémiplégiques), les handicapés sensoriels (les sourds, les malentendants et les déficients visuels) et enfin les déficients intellectuels de 1er et de 2nd degrés. Pour chaque catégorie de handicap, la fédération a mis en place des entraînements spécifiques. Pour les personnes handicapées physiques, les trois principales disciplines sont le basket-ball, l'haltérophilie et l'athlétisme sur piste en fauteuil roulant. Les non-voyants pratiquent le goal-ball à trois en salle (les attaquants font rouler le ballon avec leurs mains, tandis que les défenseurs utilisent tout leur corps pour intercepter le ballon), l'athlétisme (course de 100m et 200m accompagnée d'un guide) et la natation. Le torball, qui est un jeu de balle similaire au goal-ball est en voie de création. Pour les déficients intellectuels, deux disciplines sont principalement proposées : l'athlétisme et le futsal à 7. Les malentendants pratiquent la plupart des sports avec un arbitrage spécialisé. Ces activités se pratiquent aussi bien au niveau amateur que professionnel. Il existe quatre types de compétitions au niveau national : le championnat national de handisport, les matches entre les différents clubs, la journée nationale du handisport et la journée internationale décrétée par les Nations Unies et les jeux régionaux. Au niveau international, le handisport guinéen a connu un véritable succès. Les athlètes guinéens ont participé plus d'une dizaine de fois aux compétitions internationales de grande envergure. Ainsi, ils remportent 3 médailles (1 en or et 2 en argent) aux Jeux Africains du Caire en 1990 ; 5 médailles (3 en or et 2 en bronze) au Championnat arabo-africain de Tunis en 1994 ; 3 médailles (1 en or et 2 en argent) aux Jeux de l'avenir des personnes handicapées d'Afrique Francophone à Dakar en 1998. Enfin, les athlètes guinéens représentent régulièrement leur pays aux Jeux Paralympiques où ils se contentent de médailles de participation.

4.2. Fonctionnement et financement du Handisport

La prise en charge et les sources de financement de la fédération trouvent plusieurs origines. D'une part la fédération Handisport est sous la tutelle du Ministère en charge de la Jeunesse, des Sports et de la Culture. Elle subventionne toutes les compétitions nationales et finance la participation des équipes au niveau international. Le Ministère des affaires sociales assiste le handisport par des dons ponctuels de matériel, notamment les fauteuils roulants. Le Ministère de l'intérieur et de la décentralisation assure la tutelle juridique de la Fédération en tant qu'ONG nationale reconnue d'utilité publique. Mis à part les sources de financement public, il existe un certain nombre de partenaires du handisport guinéen qui jouent un rôle important. Par exemple, la Coopération Culturelle Française finance les Journées Nationales de Handisport, ainsi que quelques projets d'insertion sociale à caractère économique. Handicap International qui siège au Burkina Faso finançait les championnats nationaux en 2000 et 2001. La Solidarité Paralympique et Olympique prend la charge de 2 athlètes lors des jeux paralympiques. Les sociétés privées en Guinée assistent financièrement la Fédération pour l'achat de quelques fauteuils roulants.

Pour autant, malgré une importante prise en charge aussi bien de la part de l'Etat guinéen que des associations et des entreprises, la fédération Handisport rencontre un certain nombre de difficultés. Comme le note son Directeur : « *La discrimination, la dégradation et l'exclusion dues au handicap restent la réalité quotidienne à laquelle le handisport est confronté, ainsi que la non défense des droits et des intérêts des personnes handicapées par le ministère des affaires sociales* ».

Par rapport au matériel, la fédération ne peut pas se permettre d'acheter l'équipement spécialisé qui coûte une fortune même pour les clubs occidentaux. Il lui manque donc cruellement des fauteuils adaptés au sport qui coûtent très cher en Europe et qui sont introuvables en Afrique. Un autre problème rencontré par le handisport guinéen consiste en l'absence d'infrastructures adaptées et appropriées. En somme, les sportifs atteints de handicap pratiquent les activités sportives dans des conditions souvent dramatiques[177]. On peut également noter un manque de spécialistes dans le domaine des activités physiques et sportives en général et pour les personnes handicapées en particulier. Leur système de formation reste précaire. Malgré toutes ces difficultés, la Fédération résiste et a aujourd'hui 10 ans d'existence. Cependant, le Handisport guinéen a eu 5 ans d'absence dans les compétitions internationales.

5. Aide internationale et politique de Réadaptation à base communautaire

La politique de Réadaptation à base communautaire (RBC) est un principe d'action qui a été adopté par l'OMS au lendemain de la conférence d'Alma-Ata en 1978. Par sa résolution 34/30 il a été décidé que la réadaptation des personnes atteintes de handicap serait intégrée dans les soins de santé primaire (SSP). De ce fait, les activités en leur faveur devraient être attachées aux services de santé communautaires. En effet, la RBC s'inspire du principe de développement participatif en complément de la réadaptation classique institutionnelle. Son originalité par rapport à la prise en charge

---

[177] Tchirkov, V. (2007). *Perspectives de développement du secteur APA en République de Guinée*. Mémoire de Master 2 STAPS DAPA. Université de Strasbourg.

classique « institutionnelle » est que les personnes atteintes de handicap ne sont plus objets, mais sujets et donc acteurs de leur propre destin[178]. La nécessité de cette approche a été dictée par le coût très élevé de la réadaptation classique pour les pays en voie de développement. Cette dernière exige en effet des cadres spécialisés et des infrastructures d'accueil dont les coûts dépassent souvent les possibilités budgétaires de ces pays. D'autre part, elle n'assure pas une bonne couverture des besoins des populations concernées. Comme nous l'avons expliqué pour le cas de la Guinée, les rares institutions spécialisées sont présentes dans les grandes villes comme Conakry, tandis que des nombreuses personnes atteintes de handicap vivent encore dans les zones rurales. La mise en place de la RBC est donc sensée couvrir un plus grand nombre de personnes à un moindre coût et en temps convenable. Elle suppose l'utilisation de matériaux locaux, de technologies locales et également des compétences existantes.

La RBC apparaît non seulement comme un complément des services classiques institutionnels qui constituent pour elle des organes de soutien et un système de référence, mais encore un véritable soutien des personnes handicapés. Le concept de Réadaptation à base communautaire est très répandu au niveau mondial. Depuis 1996, Handicap International et ses partenaires tentent de mettre en œuvre la RBC en soutenant des organisations à base communautaire dont les activités incluent les personnes atteintes de handicap. L'expérience de Handicap International a contribué à l'étude de l'OMS sur la Réadaptation à base communautaire à Helsinki en 2003. Celle-ci a permis l'adoption par l'OMS, l'OIT et l'UNESCO d'un énoncé de positions conjointes intitulé « CBR: A Strategy for Rehabilitation, Equalization of Opportunities, Poverty Reduction and Social Inclusion of People with Disabilities » ce qui signifie en français « La stratégie pour la réhabilitation, l'égalisation des chances, la réduction de la pauvreté et l'intégration sociale des personnes handicapées »[179].

En République de Guinée, la politique nationale de Réadaptation à base communautaire en faveur des personnes atteintes de handicap a été élaborée

---

[178] Règles standard des Nations Unies pour l'Egalisation des Chances des Personnes Handicapées et la Réadaptation à base communautaire. Les cahiers de l'UNAPEI : Handicaps et société, 1998, N° 35.
[179] ONU. (2004). RBC. *Une stratégie de réadaptation, d'égalisation des chances, de réduction de la pauvreté et d'intégration sociale des personnes handicapées*. Document d'orientation générale.

en 1997[180]. Ses principes s'appliquent sur deux niveaux. Au niveau national, il existe un Conseil national chargé de la planification, de la coordination, du suivi et de l'évaluation du programme. Il travaille en concertation avec les ministères des affaires sociales, de l'intérieur, de l'éducation nationale, de la santé, de l'emploi, de la formation professionnelle, de l'aménagement du territoire et de l'urbanisme, de la jeunesse et des sports ainsi que les associations de personnes handicapées. Au niveau régional, les Comités régionaux assurent la collecte des données, la mobilisation des ressources et l'intégration sociale des publics atteints de handicap dans leur milieu ordinaire. Le comité régional s'appuie sur les représentants des autorités régionales, les services extérieurs des départements ministériels concernés et les ONG.

Concrètement, la RBC correspond au principe qui consiste à aider ceux qui font des efforts pour réussir. Or, l'absence de motivation de certains responsables guinéens, ainsi que l'apathie généralisée des personnes atteintes de handicap elles-mêmes n'ont pas permis à ce modèle d'avoir des résultats. Prenons l'exemple de la Cité de Solidarité, dont la direction s'est servie afin de réaménager des locaux et de relancer la réinsertion socioprofessionnelle des résidents. Etalé sur 3 ans, le projet visait le renforcement et l'extension des structures de l'enseignement spécial, la création d'activités génératrices de revenus pour les personnes handicapées, la formation professionnelle des personnes handicapées et du personnel des services techniques. Comme nous l'avons expliqué auparavant, aucun de ses projets n'a vu le jour. L'absence du suivi de financement, la pratique de détournement de fonds et le désintérêt des personnes atteintes de handicap rendent la réalisation du programme de la RBC inopérante en Guinée.

5.1. Rôle de l'ONU

Depuis son indépendance en 1958, la Guinée fait partie des pays membres de l'ONU et l'ONU inversement dispose de ses représentants en Guinée. De nos jours, les Nations Unies s'investissent clairement en faveur du développement et du maintien de la paix. On peut considérer qu'elles constituent le plus important partenaire du développement en République de Guinée. En outre, comme dans la plupart des pays en voie de développement, les actions de l'ONU en République de Guinée consistent à

---

[180] Politique nationale de Réadaptation à base communautaire en faveur des personnes handicapées. Ministère des Affaires Sociales, de la Promotion Féminine et de l'Enfance. Conakry, septembre 1997.

promouvoir, avec la participation des partenaires locaux, les politiques nationales alignées sur les Objectifs du Millénaire pour le Développement (OMD). Il s'agit notamment d'un programme adopté par l'ONU à New York en 2000 qui comporte les huit objectifs que les pays membres ont fixés pour 2015. Ils consistent à « réduire l'extrême pauvreté et la faim », à « assurer à tous l'éducation primaire », à « promouvoir l'égalité des genres et l'autonomisation des femmes », à « réduire la mortalité infantile », à « améliorer la santé maternelle », à « combattre le VIH/SIDA, le paludisme et les autres maladies », à « assurer un environnement humain durable » et enfin à « construire un partenariat mondial pour le développement ». Le cout total de la réalisation de ce programme en République de Guinée est estimé à plus de 10 milliards de dollars US sur une période de 10 ans, financé en partie par la Banque Mondiale et le PNUD[181].

D'un autre côté, les Nations Unies agissent dans une logique adaptative en alignant leurs moyens sur les priorités nationales de chaque pays. Ainsi, elles assistent, par exemple, le gouvernement guinéen dans la réalisation du programme visant la lutte contre l'extrême pauvreté et la promotion des droits humains à travers une « amélioration de la gouvernance » dans les différents domaines. Ce programme se concrétise autour de 5 axes que sont : la croissance économique et le renforcement des capacités productives ; la gouvernance et le renforcement des capacités institutionnelles ; la promotion des droits humains et le développement des services sociaux de base ; la lutte contre le VIH/SIDA, le Paludisme et la Tuberculose ; et la Préservation de l'environnement et la gestion durable de ressources naturelles.

Les actions des Nations Unies se reposent principalement sur ses nombreuses agences ou « organes » qui possèdent des missions aussi diverses que variées comme la santé, l'éducation, la pauvreté, l'alimentation, l'agriculture, le tourisme, etc. Dans ce paragraphe, nous n'allons pas les présenter tous, car nous sommes principalement intéressé par les organisations qui s'impliquent de près ou de loin dans la protection des personnes atteintes de handicap. Parmi celles qui correspondent à ce critère et qui sont présentes en République de Guinée nous pouvons citer l'Organisation mondiale de la Santé (OMS), le Programme des Nations Unies pour le développement (PNUD), le Fonds des Nations Unies pour la population (FNUAP), l'Organisation des Nations Unies pour l'éducation, la science et la culture (UNESCO) et le Fond des Nations Unies pour l'Enfance

---

[181] PNUD (2007). Note sur la situation politique, sociale et économique en Guinée. Disponible sur : *http://www.gn.undp.org/Docs/Briefing_Note_juillet2007.pdf*

(UNICEF). Voici en quelques lignes leurs principales actions en République de Guinée.

Le PNUD est l'un des premiers organes de l'ONU à s'être installé en République de Guinée. Comme son nom l'indique cette organisation s'implique principalement dans les projets de développement dans les différents pays membres de l'ONU. Dans le cas de la Guinée, le PNUD mène deux programmes principaux qui visent le développement local basé sur la décentralisation de la gouvernance territoriale et la préservation de l'environnement. Dans le cadre de la prise en charge des publics fragilisés et marginalisés, le PNUD contribue à subventionner un certain nombre de projets du gouvernement guinéen, notamment ceux élaborés par le Ministère des Affaires Sociales. Comme c'est le cas du FNUAP, le PNUD vise principalement les femmes, notamment dans une volonté de favoriser leur participation sociale, économique et politique. En plus, comme l'un des organes les plus importants de l'ONU, le PNUD participe à la réalisation de nombreux programmes du gouvernement guinéen tels que : « *Promotion et protection des droits des populations* », « *Programme Emplois Jeunes* » et le programme visant la lutte contre le VIH/SIDA et la promotion du genre. Par ailleurs, les activités du PNUD semblent quelquefois se confondre avec celles du FNUAP.

Installé à Conakry depuis les années 1980, le FNUAP contribue en grande partie à financer les projets visant la couverture médicale et la santé des femmes et des jeunes enfants. En effet, ses principaux objectifs consistent à aider les pays en voie de développement sur le plan de la santé et de la planification familiale. De plus, il contribue à faire progresser la stratégie qui vise à répondre aux besoins de chaque femme et de chaque homme plutôt qu'à atteindre des objectifs démographiques. Enfin, le FNUAP contribue également à promouvoir la coopération et la coordination entre les Nations Unies, les institutions bilatérales, les gouvernements, les organisations non gouvernementales (ONG) et le secteur privé, s'agissant d'aborder les problèmes de population et de développement, de santé en matière de reproduction, d'égalité des sexes et d'émancipation des femmes. [182] Depuis 1983, le FNUAP poursuit en Guinée un programme intitulé « Stratégie en matière de population et de développement ». Ce dernier vise, à travers des Centres d'Appui à l'Autopromotion Féminine (CAAF), à permettre aux femmes sans formation et inactives de s'insérer d'un point de vue professionnel. Les CAAF accueillent des filles et des femmes pour leur

---

[182] Données du site de l'ONU : *http://www.un.org/french/pubs/ourlives/imf.htm*

apprendre des métiers tels que la couture, la broderie et la saponification[183]. De plus, en aidant les familles pauvres, le FNUAP contribue indirectement à la scolarisation des filles. Enfin, en menant régulièrement des enquêtes de terrain, le FNUAP fournit des renseignements fiables sur la santé des femmes et des jeunes enfants. Par ailleurs, l'on peut constater que dans le domaine médical le FNUAP rejoint les missions de l'OMS. Les principaux axes développés par l'OMS en République de Guinée sont le renforcement du système sanitaire, la lutte contre les maladies infantiles, la création d'un environnement favorable à la santé et la gestion des situations d'urgences et l'organisation des secours.[184] En outre, l'OMS est souvent présentée comme le premier collaborateur de la Guinée dans le domaine médical, d'où son importance dans la prise en charge du handicap. Néanmoins, au-delà de la prévention des risques et des campagnes de vaccinations, nous n'avons retrouvé aucun programme de l'OMS spécifique aux handicaps.

Pour finir les deux derniers acteurs du développement impliqué dans la prise en charge du handicap en Guinée sont l'UNESCO et l'UNICEF. Toutefois, leur contribution dans ce domaine est une fois de plus indirecte, car elle concerne de façon globale la scolarisation et l'accès à la culture des femmes et des enfants guinéens. On note qu'au final l'ONU dispose en République de Guinée d'une panoplie d'institutions et de partenariats dont les missions concernent de façon générale le développement économique, scientifique, social et médical de ce pays. Néanmoins, aucun de ces derniers ne concerne de façon directe et prioritaire le phénomène de handicap, notamment ses manifestations, ses causes et ses conséquences. Comme nous l'avons expliqué, les principales actions de l'ONU dépendent des programmes globaux tels que les « Objectifs du Millénaire pour le Développement », ou ils se calent sur les objectifs fixés par l'Etat guinéen lui-même. Or, aucun des huit objectifs de l'ONU visés dans le cadre de l'OBD ne répond spécifiquement aux problématiques des publics atteints de handicap. De plus, comme nous l'avons souligné précédemment, le handicap ne semble pas constituer une priorité de l'Etat guinéen, d'où l'absence de financement et d'engagement réel dans ce domaine. Par ailleurs, selon les récents rapports sur l'avancement de la Guinée par rapport aux objectifs de l'OBD[185], il apparait clairement que ces derniers ne seront probablement pas atteints comme prévu avant l'an 2015.

---

[183] Doumbouya, O. S. (2008). *Les ONG féminines en Guinée*. Paris, L'Harmattan.
[184] OMS (2009). *Stratégie de coopération de l'OMS avec les pays, 2008-2014 - Guinée*. Conakry.
[185] PNUD (2007). Note sur la situation politique, sociale et économique en Guinée. Document disponible : *http://www.gn.undp.org/Docs/Briefing_Note_juillet2007.pdf*

5.2. Actions des Organisations non gouvernementales

L'un des derniers acteurs qui interviennent dans le domaine du handicap en République de Guinée est constitué par les organisations non-gouvernementales. D'après la définition élaborée par l'ONU, une ONG est *« Une organisation qui n'a pas été constituée par une entité publique ou par voie d'un accord intergouvernemental, même si elle accepte des membres dignes désignés par les autorités publiques, à condition que ceux-ci ne nuisent pas à sa liberté d'expression. Ses moyens financiers doivent provenir essentiellement des cotisations de ses affiliés »*. En France, les ONG de développement sont souvent représentées par les associations de type 1901, c'est-à-dire à but non lucratif, constituées de bénévoles souhaitant s'engager dans le domaine humanitaire. Parmi celles qui s'investissent en République de Guinée nous pouvons citer, par exemple, l'association strasbourgeoise « Guinée-Solidarité ». Celle-ci s'occupe depuis 1987 de la collecte et de l'acheminement de différents types de matériel (outils de travail, manuels scolaires, matériel orthopédique, etc.), du financement de projets locaux de développement, du parrainage d'enfants issus des familles défavorisées et de la formation des jeunes handicapés. De manière générale, les associations ou les fondations de ce type sollicitent elles-mêmes des subventions des sponsors et des partenaires publics et privés dans leurs pays d'origine. Les actions qu'elles mènent habituellement peuvent se classer en plusieurs catégories. Certaines organisations se spécialisent davantage dans la collecte et l'acheminement des divers types d'appareils et de matériels, tels que les machines à coudre, les chaises roulantes, les lits d'hôpitaux, les ordinateurs, les livres, etc. D'autres s'impliquent directement sur le terrain en construisant, par exemple, des centres de santé, des écoles et des bibliothèques. Quelle que soit la nature des investissements, les meilleurs résultats en matière du développement sont généralement obtenus lorsqu'un compte rendu est demandé aux bénéficiaires (associations locales ou personnes physiques). En effet, il n'est pas rare de constater que le matériel et les aides envoyés se retrouvent très rapidement détournés et la situation n'évolue guère. Parmi d'autres exemples d'ONG que nous avons rencontrées à Conakry, il existe des structures beaucoup plus importantes, qui fonctionnent comme des véritables entreprises et qui possèdent des représentations dans de nombreux pays. Tel est le cas de Handicap International, de la Croix Rouge, de Médecins du Monde et de Médecins Sans Frontières, qui, dans le cadre de projets ponctuels, font quelquefois leur apparition en Guinée. Ainsi, l'une des dernières interventions de Handicap International en Guinée date des années 2000 dans le contexte de l'exode massif des réfugiés Sierra-Léonais et Libériens.

6. Prise en charge du handicap au sein de la famille guinéenne

Au-delà des aides au développement et du soutien « formel », les familles jouent un rôle incontournable dans la prise en charge du handicap en République de Guinée. D'une instance de socialisation primaire, la famille est donc susceptible de s'apparenter à une institution de prise en charge visant la subsistance du proche atteint de handicap, au même titre que l'aide apportée par certaines familles aux structures traditionnelles envers les personnes âgées[186]. De plus, le contexte familial africain accorde une résonnance tout à fait singulière à la famille élargie, autrement dit la communauté, les membres éloignés de la famille, la présence éventuelle de plusieurs femmes, les voisins, susceptibles d'être issus d'un même clan ou du même lignage[187]. Aussi, l'individu au sens occidental du terme n'existe pas réellement, pas plus que la famille nucléaire. A cet égard, Lugan explique que la famille africaine n'est pas composée du père, de la mère et des enfants, mais d'un véritable ensemble d'individus proches qui ancre ses solidarités, y compris économiques, sur les générations antérieures et se projette sur les générations à venir dans une continuité historique, étrangère à la mentalité individualiste qui est devenue celle de l'Occident[188]. Une solidarité des membres se met alors en place pour venir en aide à ceux touchés par un accident, une maladie ou encore un mauvais sort. Pour ces individus, la famille constitue alors une ressource inestimable en termes de soutien matériel et de réconfort. Une telle prise en charge permet ainsi de maintenir un certain lien social et d'illustrer la force des solidarités familiales et communautaires dans certains pays d'Afrique, et en Guinée en particulier. En effet, selon Todd, de nombreux faits sociaux sont liés aux types de familles car la famille serait la clef de toute l'histoire des sociétés, le déterminant principal de leur configuration[189].

Néanmoins, les rôles et la place accordés aux personnes atteintes de handicap demeurent limités au sein du foyer, de même que leurs activités. Ainsi, une personne porteuse de handicap sera généralement admise au sein de la famille, quelque fois résignée à bien vouloir ou devoir s'en occuper, car le contexte est marqué par une forte solidarité des membres, sans quoi le système ne pourrait pas fonctionner. De plus, dans la mesure de leurs capacités, les individus touchés par un handicap vont eux-mêmes tenter de

---

[186] Todd, E. (2011). *L'origine des systèmes familiaux*. Paris, Gallimard.
[187] Lugan, B. (2009). *Histoire de l'Afrique. Des origines à nos jours*. Paris, Ellipses.
[188] *Ibidem*.
[189] Todd, E. *op. cit.*

participer à la vie de la famille et à son bon fonctionnement, par exemple, à travers la préparation des repas chez les femmes.

SYNTHESE

Dans ce chapitre, nous avons pu constater les difficultés liées à la situation dans laquelle vit la grande majorité des personnes atteintes de handicap en République de Guinée. D'après les différentes données que nous avons exploitées, ces personnes présentent des taux d'alphabétisation et d'activités socioprofessionnelles nettement inférieurs à ceux du reste de la population. Par ailleurs, leurs problématiques semblent provenir de la quasi-absence de prise en charge, du manque d'infrastructures et d'une certaine intolérance de la société, stigmatisante et non accessible dans l'ensemble.

Ainsi, le marché de l'emploi reste globalement imperméable et incompatible avec le handicap. L'inaccessibilité des transports en commun et l'impraticabilité des trottoirs réduisent significativement leur périmètre de déplacements, et par là même leurs chances de réussite. L'explication relative à cette situation trouve entre autres ses origines dans la conjoncture globale que traverse actuellement la Guinée, marquée par une crise économique, l'endettement financier, des taux de chômage ahurissants, l'absence de sécurité sociale et une crise généralisée des institutions manquant de financements, d'infrastructures, d'équipements et de personnel. Outre cela, l'accentuation de la pauvreté chez les publics atteints de handicap semble être renforcée par la non-reconnaissance de leurs droits fondamentaux. Considéré de nos jours comme la conséquence d'une faute individuelle, voire occasionné par la malédiction des diables et des sorciers, le handicap tarde à être accepté au sein de la société guinéenne. En outre, nous avons soulevé la question de la prise en charge des personnes atteintes de handicap et de son inefficacité en République de Guinée.

Notre analyse a ainsi permis de distinguer six acteurs principaux qui interviennent dans ce processus, à savoir : l'Etat Guinéen, les institutions (telles que les hôpitaux, les écoles et les universités), le mouvement associatif, les ONG et l'ONU. Comme le montre notre schéma de synthèse, ces différents acteurs forment un système au sein duquel l'ensemble des actions de chacun sont marquées par une forte interdépendance (Figure 18).

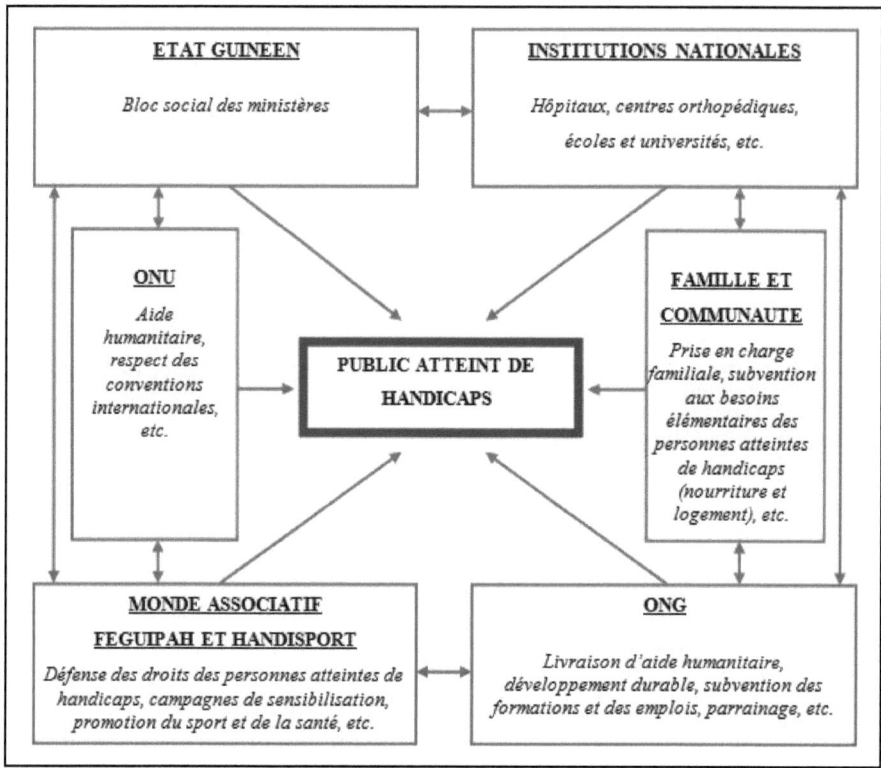

Figure 18 : Schéma récapitulatif de la prise en charge du handicap en République de Guinée

Néanmoins, les observations et les données recueillies sur le terrain montrent que malgré la diversité d'intervenants, aucun dispositif concret et fiable de réadaptation et de prise en charge des personnes atteintes de handicap n'est présent en Guinée. Comme nous l'avons montré, l'Etat Guinéen renonce à investir dans le handicap. Les institutions nationales sont souvent victimes de la mal-gérance et/ou de l'insuffisance dramatique de financements. Nous pouvons faire le même constat dans le secteur associatif dont les activités se cantonnent à des projets irréalisables à cause du manque de fonds, de compétence et de soutien. Enfin, les actions ponctuelles et limitées des ONG et de l'ONU ne semblent pas à leur tour pouvoir résoudre seules les problèmes et les lacunes dans la réadaptation des personnes atteintes de handicap en République de Guinée.

CHAPITRE III
ESSAI D'ANALYSE DU HANDICAP DANS LE CONTEXTE SPECIFIQUE DE LA GUINEE

Notre réflexion s'inscrit dans un contexte singulier qui se caractérise, d'une part, par la rareté des travaux d'enquête et de recherche sur le handicap en République de Guinée et, d'autre part, par la nécessité d'en produire afin de comprendre au mieux l'ampleur du phénomène et de tenter de la contrer. Alors que nous venons de voir succinctement les principaux mécanismes qui produisent ou amplifient le handicap en Occident, intéressons-nous à présent à comprendre et à distinguer ses déterminants et ses mécanismes en République de Guinée. A partir de l'exemple de la déficience des membres inférieurs, nous essayerons de concevoir comment le handicap se crée et quels sont les facteurs spécifiques qui entrent en jeu lorsque nous le situons dans un contexte aussi particulier que celui de la société guinéenne.

Afin de couvrir la problématique de la production du handicap en République de Guinée et dans sa capitale plus particulièrement nous avons élaboré trois axes d'entrée associées chacun à un corps d'hypothèses. Nous pensons en effet qu'une telle démarche est nécessaire à la compréhension, profondément complexe, du handicap en tant que phénomène social au sein d'un milieu relativement peu exploré. Par ailleurs, comme nous le verrons dans la suite de notre réflexion, nos trois axes de réflexion semblent manifestement liés les uns aux autres.

Ainsi, nous étudierons dans un premier temps les causes pouvant expliquer l'abondance d'individus touchés par des déficiences de membres inférieurs. Puis, nous analyserons les modes de subsistance élaborés par ces individus. Certains adoptent une position active à travers l'occupation d'un emploi, d'autres se caractérisent par la relative passivité en étant entretenus par leurs proches, alors que les derniers jouent de leur corps abimés, objet et outil de compassion. Enfin, nous aborderons l'importance des représentations sociales des handicaps. Nous verrons notamment en quoi les croyances traditionnelles et religieuses influencent les représentations et les comportements dans la vie sociale guinéenne.

I. ANALYSE DES CAUSES BIOMEDICALES DES HANDICAPS A CONAKRY

Notre premier questionnement se positionne dans le paradigme biomédical et concerne les raisons du surnombre des déficiences motrices chez les habitants de Conakry. Comme nous l'avons montré dans le chapitre précédent, les déficiences des membres inférieurs semblent constituer la principale cause du handicap en République de Guinée. De plus, d'après les résultats du RGPH de 1996, les déficiences situées au niveau des membres pelviens occasionnent à elles seules près de 33% de la totalité des handicaps recensés à Conakry[190]. Bien que ce type de déficiences représente selon les données de l'OMS l'une des principales causes des handicaps dans le monde, le fait qu'un tiers des personnes considérées comme étant « handicapées » résidant à Conakry en soit atteint pose un certain nombre de questions.

En comparaison avec la France, lors de l'enquête réalisée par l'INSEE en 1999, il s'est avéré que seuls 13,1% du public en situation de handicap vivant à domicile souffraient des incapacités liées aux déficiences motrices (membres supérieurs et membres inférieures)[191]. Avec ce score, les déficiences motrices constituaient en France métropolitaine l'une des principales causes des handicaps. Néanmoins, leurs proportions étaient similaires à d'autres types de déficiences, par exemple, les déficiences sensorielles (11,4%), organiques (9,8%) et intellectuelles (6,6%). Le rapport HID[192] de 1999 précise, entre autres, que plus de 8 millions de Français sont concernés par les déficiences motrices, mais seuls 9% parmi eux présentent des incapacités sévères de type paraplégique ou tétraplégique.

Etant donné que lors du dernier recensement guinéen, seuls les handicaps sévères, caractérisés notamment par l'incapacité totale des individus à travailler et à vivre de manière autonome ont été pris en compte, la proportion des déficiences motrices dans ce pays nous semble donc inexplicablement élevée.

---

[190] Diallo, C. D. (2002). *Etude sur les groupes marginaux en Guinée.* Ministère des Affaires Sociales, de la Promotion Féminine et de l'Enfance de Guinée. Conakry.
[191] Mormiche, P. (2000). Le handicap se conjugue au pluriel. *Insee Première, 742.*
[192] Enquête Handicaps-Incapacités-Dépendance (HID), 1998 - 1999, Insee.

1. Identification des facteurs de risques

Dans le cadre des handicaps, les facteurs de risque peuvent être définis comme des constantes environnementales pouvant augmenter la probabilité pour un individu de contracter une déficience ou une maladie. Ainsi, lorsque l'on étudie les déficiences motrices en particulier, les accidents de travail, les conflits armés, l'insécurité routière, les maladies dégénératives, les pathologies cardiovasculaires, mais aussi, tout simplement, les processus liés au vieillissement, à l'alimentation et à la pollution, sont considérés comme les principaux facteurs de risque. Toutefois, les facteurs de risques, ainsi que leurs impacts réels varient d'un pays à l'autre. On sait, par exemple, aujourd'hui, qu'en Occident et en France en particulier, les déficiences motrices sont davantage liées aux arrêts vasculaires cérébraux (AVC) et aux infirmités motrices cérébrales (IMC), plutôt qu'aux accidents de la route ou aux maladies infectieuses[193]. En revanche, les causes d'un si grand nombre de déficiences des membres inférieurs en République de Guinée et à Conakry en particulier, pourraient à leur tour s'expliquer par les conséquences de la poliomyélite. Comme nous l'avons montré, les vaccinations contre ce fléau faisaient défaut avant les années 1990. Nous pensons donc qu'un grand nombre de personnes a été contaminé à cette période et parmi les survivants, on devrait trouver aujourd'hui de nombreux cas de séquelles dues à cette maladie. Par ailleurs, de nouvelles contaminations « actives », notamment au sein de certaines zones rurales, ont été reportées par l'OMS en 2009. Cela confirme que les campagnes de vaccinations restent de nos jours incomplètes et que la poliomyélite n'est pas entièrement éradiquée comme le suggèrent les sources officielles. Au regard de ces informations nous pouvons présumer que les post effets de la poliomyélite, liés principalement au manque de vaccinations avant les années 1990, constituent l'une des principales causes des déficiences des membres inférieurs en République de Guinée. De plus, au-delà des effets de la poliomyélite, d'autres facteurs de risque tels que les accidents du travail, l'insécurité routière, les erreurs médicales et les conséquences d'autres maladies invalidantes pourraient contribuer à alourdir les effectifs au sein de cette famille de handicaps. La détermination des causes des déficiences des membres inférieurs chez les habitants de Conakry nous permettra non seulement de mieux comprendre les handicaps qu'elles occasionnent, mais aussi de pouvoir les prévenir plus efficacement.

---

[193] Bobath B., Bobath K. (1986). *Développement de la motricité chez les IMC*. Paris, Masson.

2. Piste de l'exode rural

Malgré l'abondance des déficiences motrices en son sein, la capitale guinéenne semble être cependant mieux placée sur le plan médical et sanitaire que le reste de la Guinée. De plus, les campagnes de vaccination contre la poliomyélite et d'autres maladies infectieuses y ont toujours été menées de façon relativement efficace et systématique. En d'autres termes, comment expliquer le surnombre de ce type de déficiences à Conakry alors que les causes médicales devraient y avoir moins d'effets qu'ailleurs en Guinée ? Cela nous laisse penser que de nombreuses personnes porteuses de handicap moteur ont migré vers la capitale pour des raisons qu'il nous faudra définir. Ainsi, nous pensons qu'un grand nombre de personnes DMI recensées à Conakry est originaire du milieu rural. De plus, d'après notre hypothèse, leur migration devrait essentiellement s'expliquer par des écarts socio-économiques qui persistent entre la capitale et le reste de la Guinée. Par ailleurs, si les comportements migratoires des personnes DMI se confirment, la connaissance de leurs causes pourrait à l'avenir permettre d'inverser ce processus à la fois inopportun pour le pays et pour ses habitants.

II. DETERMINANTS SOCIO-ECONOMIQUES

Notre deuxième axe d'entrée de l'étude du processus de production du handicap chez les résidents de Conakry passe par l'analyse des déterminants et des implications socio-économiques. En effet, une analyse du phénomène de handicap à travers la seule étude des facteurs biomédicaux ne suffirait pas à en comprendre la finesse et la complexité. C'est pourquoi les comportements socio-économiques des individus porteurs de handicap seront ici abordés, sous un angle microéconomique.

1. Hypothèses des modes de subsistance des personnes DMI

Selon nos observations réalisées à Conakry, les personnes atteintes de handicap semblent se différencier par rapport à leurs situations, leurs attitudes et leurs motivations. Ainsi, les unes dépassent leur handicap en travaillant et en réussissant leur vie professionnelle et familiale. D'autres semblent démissionner en demeurant inactives au sein de leurs familles et communautés. Ces deux catégories correspondent en définitive à ce que Marcellini caractérise respectivement comme des positions « active » et « passive » que les individus élaborent face à l'acceptation de leurs handicaps[194]. De plus, selon nous il existe à Conakry une troisième catégorie constituée de personnes qui se servent de leurs handicaps et qui subsistent exclusivement grâce à la pratique de la mendicité. En effet, nous pensons qu'en l'absence de prise en charge et de soutien financier, le public porteur de déficiences des membres inférieurs résidant se voit dans l'obligation d'adopter ce que nous appellerons ici des « modes de subsistance », définis comme l'ensemble des moyens mis en œuvre par les individus afin de subvenir à leurs besoins élémentaires, notamment se nourrir, se vêtir et se loger.

Ainsi, l'analyse de la littérature (Barry, 1988 ; Oularé, 1989 ; Sidibé, 2000 et Diallo, 2002), de même que les notes d'observations réalisées en amont de l'enquête, suggèrent que les personnes DMI résidant à Conakry utilisent, pour subvenir à leurs besoins, principalement les trois stratégies suivantes : l'occupation d'un emploi, la prise en charge familiale et la pratique de la

---

[194] Marcellini, A., Bui-Xûan, G., Turpin, J. P. (1995). Le sport, du travail de deuil à la continuité de soi, ou les usages du sport par les personnes handicapées physiques. *Actes de VIe Journée Internationales d'automne d'ACAPS,* Pointe à Pitre.

mendicité. Notre travail d'enquête consistera ainsi à vérifier le choix d'utilisation de ces stratégies et à voir comment il est influencé. Cette influence semble relever d'une part des facteurs personnels ou biomédicaux, tels que le sexe, l'âge, la cause et l'ancienneté de la déficience, le niveau d'atteinte anatomique et les moyens orthopédiques de compensation et, d'autre part, des facteurs environnementaux de dimension sociodémographique, tels que le lieu de naissance, le niveau d'études, la situation familiale et l'engagement associatif.

Enfin, l'hypothèse de l'existence de trois modes de subsistance implique un questionnement supplémentaire auquel il pourrait être intéressant de répondre dans le cadre de notre travail d'enquête : ces stratégies relèvent-elles réellement d'un choix, volontaire et conscient ou l'entrée dans l'un de ces trois groupes serait-elle au contraire inconsciente et orientée par l'effet d'un habitus ? Autrement dit, l'adoption de l'un de ces comportements pourrait être associée à une stratégie, choisie au regard des possibilités qu'elle apporte et des obligations qu'elle implique. A l'inverse, si elle suit les effets d'un habitus de groupe, l'entrée dans l'un de ces modes de vie serait davantage liée à une sorte de conditionnement, si ancré qu'il en deviendrait évident, et donc inconscient pour l'individu qui le « choisit ».

2. Implications sur la participation et l'intégration sociales

Dans la mesure où nous avons retenu que l'intégration implique la participation de l'individu à la vie du groupe, le partage de ses valeurs et le suivi de buts communs, nous pouvons dès lors nous demander si les individus qui pratiquent la mendicité, ceux qui travaillent et ceux qui ont la possibilité et qui choisissent de rester auprès de leur famille, s'impliquent globalement de trois façons différentes dans la vie sociale, ou si ces modes de subsistance ne se corrèlent pas à leur niveau d'intégration. Autrement dit, le travailleur atteint de handicap aura-t-il davantage tendance à participer à la vie sociale que celui qui mendie ? Sera-t-il plus disposé et plus avantagé à pouvoir s'intégrer que celui qui bénéficie d'une présence familiale ? Cette même présence a-t-elle tendance à développer les liens sociaux de la personne porteuse de handicap, ou au contraire renforce-t-elle davantage son exclusion ?

De même, nous pouvons nous interroger quant à la définition, contextualisée, de l'intégration et de la participation sociale. En effet, celui qui mendie peut être synonyme d'exclusion dans certaines sociétés, pouvant même aller jusqu'à la représenter, alors que dans le contexte guinéen, cette réalité pourrait être nuancée. Outre cela, l'individu pratiquant la mendicité ne s'isole pas nécessairement du reste de la cité. Ainsi, nous pensons que moins intégré que celui qui occupe un emploi, le mendiant serait pourtant plus actif au sein de la société et plus intégré que celui qui trouve le refuge dans un foyer familial.

Aussi, notre hypothèse s'articulera autour de l'idée selon laquelle l'utilisation de l'un ou l'autre de ces modes détermine le niveau d'autonomie et de participation sociale des personnes DMI concernées.

III. APPORTS D'UNE APPROCHE REPRESENTATIONNELLE

D'après Emmanuelli (1999), « *Toutes les sociétés fabriquent leurs exclus, la différence réside dans le sort qui leur est réservé* »[195]. Après avoir analysé les conditions dans lesquelles vit la grande majorité des individus porteurs de handicap, nous allons nous interroger sur les causes de leur discrimination dans la société guinéenne. Les raisons de la stigmatisation en Occident, comme nous venons de le souligner, semblent provenir de la non-acceptation subjective de la différence et de la peur face à la non-conformité aux standards socialement établis, voire imposés. Toutefois, il existe des sociétés comme chez certaines ethnies d'Afrique de l'Ouest, où d'autres phénomènes tels que la superstition et les croyances maléfiques jouent un rôle prédominant dans les représentations relatives aux handicaps.

Néanmoins, malgré quelques études sur ce sujet, que nous verrons ultérieurement, nous estimons que la question de l'influence des croyances sur les représentations sociales du handicap n'a pas été pleinement abordée. Ainsi en parlant des différences existant entre les sociétés dites « froides » et « chaudes », Kalampalikis (2006, p. 227) constate que : « *Cette différence nous interpelle avec d'autant plus de force que nous provenons, nous vivons et nous étudions davantage les sociétés modernes, les sociétés chaudes. Or, et c'est le début d'un paradoxe, ce sont les sociétés froides qu'on associe historiquement à l'univers mental des croyances* »[196] C'est pourquoi, dans le but d'analyser le recours à de telles croyances, ainsi que de mesurer leur impact sur les représentations du handicap en République de Guinée, une nouvelle étude nous a paru opportune. Dans celle-ci, nous nous fixons l'objectif de déterminer dans quelle mesure les différents facteurs, tels que l'âge, le sexe, le lieu de naissance, la religion, le niveau d'études et le fait d'avoir un proche handicapé ou l'être soi-même, influencent le choix des personnes à recourir aux croyances en la sorcellerie afin de se représenter le handicap.

D'ailleurs, nous pouvons dès lors nous demander si la mobilisation de telles croyances est consciente et voulue ou si elles dépendent davantage de l'inconscient collectif, au sens de Jung.

---

[195] Emmanuelli, X. (1999). *Dernier avis avant la fin du monde*. Paris, Albin Michel, coll. Espaces libres.
[196] Kalampalikis, N. (2006). « Affronter la complexité : représentations et croyances ». In V. Haas (Ed.), *Savoirs du quotidien. Transmissions, Appropriations, Représentations*. Rennes, Presses Universitaires de Rennes.

1. Force des croyances dans le contexte guinéen

Selon une théorie empruntée à la psychologie sociale, le concept d'inconscient collectif désigne « *une condition ou une base de la psyché en soi, condition omniprésente, immuable, identique à elle-même en tous lieux* »[197]. De plus, selon Jung (1973, p. 99), « *il n'est pas fait de contenus individuels plus ou moins uniques ne se reproduisant pas, mais de contenus qui sont universels et qui apparaissent régulièrement* »[198]. Dans ce sens, les croyances en la sorcellerie correspondent à des images partagées par un groupe, un ensemble, autrement dit, elles intègrent l'imaginaire collectif. Dans notre cas, le groupe partageant globalement les mêmes croyances se défini par la population guinéenne, et plus spécifiquement les habitants de sa capitale, Conakry.

Par ailleurs, nous faisons volontairement abstraction des différentes formes de croyances en les associant à la sorcellerie car, d'après nos observations, mis à part les connaisseurs et ceux qui se nomment « marabouts », c'est-à-dire les guérisseurs traditionnels, la majorité des Guinéens, y compris ceux qui sont atteints de handicap, ont tendance à ne pas les différencier (envoûtement, incarnation du diable, action des génies, sortilège, etc.). De plus, même si nous ne nions pas la présence d'une importante diversité de groupes, notamment ethniques, au sein de la société guinéenne, nous choisissons de ne pas établir de distinctions majeures selon les ethnies dans le cadre de notre analyse du phénomène du handicap. Comme mentionné par Ngono (2002), « *En Afrique, la conception d'un être humain n'est pas dichotomique [corps-âme] comme en Occident. Elle varie d'une ethnie à l'autre, mais on note quelques traits généraux* »[199].

Enfin, malgré la rareté des travaux menés au sujet des croyances maléfiques, de la sorcellerie et autres superstitions en rapport avec le handicap[200], nous pouvons néanmoins relever l'intérêt des sociétés africaines mais également de nombreux chercheurs pour ces croyances. Certains travaux furent

---

[197] Jung, C.G. (1983). *Aïon. Etudes sur la phénoménologie du soi*, Paris, Albin Michel, coll. « Bibliothèque jungienne ».
[198] Jung, C.G. (1973). *L'Énergétique psychique*, Genève, Georg.
[199] Ngono, B. (2002). *Comprendre et prendre en charge le SIDA dans l'approche culturelle*. Mémoire de DEA. Université Paris Descartes.
[200] Voir à ce sujet les références mentionnées dans chapitre II de notre travail (p. 104-106), essentiellement l'étude d'A. Oularé menée auprès d'enfants et d'adolescents handicapés en Guinée à la fin des années 1980 ainsi que la thèse de R. Noutcha, centrée sur le traitement social du handicap au Cameroun.

notamment réalisés sur les sorciers « mangeurs d'âmes » en Côte d'Ivoire[201], sur les liens entre sorcellerie et justice en Centrafrique[202] ou encore sur les relations entre la sorcellerie, le rapport au corps et la médecine sur le continent africain[203]. Le champ médical fut notamment exploré par Alain Epelboin, médecin anthropologue, dans le cadre de ses recherches anthropologiques menées depuis la fin des années 1970 en Afrique et plus particulièrement au Sénégal. Il en ressort que les frontières entre les croyances personnelles et une intervention médicale rationnelle sont « molles », y compris auprès du personnel soignant. En effet, lors de ses observations participantes au Sénégal, Epelboin a pu relever que de nombreux médecins hommes refusent de choisir la gynécologie car le système de pensée sorcellaire africain dit que regarder de ses yeux le sexe d'une femme est générateur de folie. Il ajoute : « *Ces systèmes de représentation du monde ont baigné l'enfance des soignants comme des soignés et imprègnent leur univers au quotidien* ».[204]

De ce fait, nous posons l'idée selon laquelle notre étude relative aux personnes porteuses de handicap en Guinée et à Conakry plus particulièrement ne peut faire abstraction du contexte de vie de ces individus. Il s'agit même plus justement de prendre pour déterminants du handicap les dimensions sociétales et sociales de l'individu. Aussi, notre deuxième objectif consistera à démontrer le lien entre les croyances en la sorcellerie et les représentations sociales appréciées à travers les préjugés associés aux handicaps.

2. Préjugés et représentations sociales : effets sur la perception du handicap

« *Nos sociétés africaines sont souvent plongées dans des croyances tels les mangeurs d'âmes, les envoûtements... Les échecs scolaires sont liés souvent à la jalousie d'une tierce personne qui a effectué un transfert d'intelligence d'un individu à un autre. En ce début du 21ème siècle où la science est parvenue à expliquer rationnellement des phénomènes longtemps attribués*

---

[201] Fromentin, P. (1958). *Mangeurs d'âmes : sorciers, magiciens et fantômes*. Paris, éditions André Bonne.
[202] Martinelli, B, Ndjapou E. (2008). Sorcellerie et justice en République Centrafricaine. *Revue Centre-Africaine d'Anthropologie, 2*.
[203] Hebga, M. (1991). La guérison en Afrique. *Concilium, 234*, 83-96.
[204] Epelboin, A. (1983). *Savoirs médicaux et phytopharmacopées des Fulbé bandé et des Nyokholonké : essai d'ethnomédecine*. Thèse de doctorat. Université Paris V.

au domaine métaphysique, l'Afrique quant à elle est encore restée attachée à certaines croyances. [...] nous pensons qu'il est temps de nous arrêter sur certaines de ces croyances futiles, que nous pouvons aujourd'hui qualifier de superstitions, qui ont empoisonné psychiquement bon nombre d'Africains »[205]

Nous pensons tout d'abord, comme suggéré par cet auteur, que le fait de croire en l'origine maléfique du handicap oriente négativement les représentations sociales, ce qui crée inévitablement une contrainte supplémentaire à l'intégration et à la participation des personnes atteintes de handicap. En effet, si l'on entend au sens de Mannoni (1998, p. 23) que les croyances, les préjugés et les stéréotypes « *sont des éléments constitutifs de la pensée commune qui participent puissamment au système de représentations sociales avec lequel ils entretiennent des rapports certains* »[206], alors il est intéressant de voir en quoi les uns sont susceptibles d'influer sur les autres au regard du phénomène de handicap et des individus qui en sont atteints en République de Guinée. Ainsi, les représentations de la société et les comportements de chacun se définissent essentiellement en fonction d'idées préconçues tributaires de l'expérience, des motivations, du contexte social telles que les croyances et les préjugés[207]. Morvan et Paicheler (1990, p. 121) illustrent ce processus à travers le cas d'enfants interrogés par questionnaire : « *les enfants disent des malentendants qu'ils sont partisans du moindre effort, comme si la non réaction aux demandes n'était pas due au problème organique mais à la conduite de la personne elle-même. En effet, l'enfant déduit une non motivation, une volonté à ne pas agir par paresse* »[208].

Autrement dit, en croyant que le malentendant est apte à réagir, et en observant son absence de réaction, l'enfant se représente les malentendants comme des individus paresseux. De même, en croyant aux sortilèges et autres incarnations du diable, les individus de la société guinéenne se représenteront les personnes atteintes de handicap comme des individus ayant commis une faute, un péché, une tromperie... et ne tendront donc pas à faciliter leur intégration et leur participation au sein de la société. C'est

---

[205] Kouamé, B., *Afrique et superstition*, site internet *www.phosphenisme.com*.
[206] Mannoni, P. (1998). *Les représentations sociales*. Paris, Presses Universitaires de France.
[207] Bruner J.S. et Taguiri R., cités par Morvan, J.S. et Paicheler, H. (1990*). Représentations et handicaps : vers une clarification des concepts et des méthodes*. Vannes, CTNERHI.
[208] Morvan, J.S. et Paicheler, H. (1990*). Représentations et handicaps : vers une clarification des concepts et des méthodes*. Vannes, CTNERHI.

pourquoi nous suggérons que les préjugés et les croyances liées à la sorcellerie en Guinée influencent négativement les représentations sociales des handicaps et constituent un frein supplémentaire à l'intégration et à la participation sociale de ces individus.

En outre, nous pensons que la société guinéenne, telle que nous l'avons décrite à Conakry, n'est pas prête à se remettre en question afin de reconnaître sa responsabilité dans la chaîne de production du handicap. Elle ne se sent pas responsable et la non-acceptation sociale de ce phénomène implique, selon nous, son effacement et sa négligence sur les différents plans, notamment politique, économique et socioculturel. Selon Ejizu (1990, p. 314), cette réalité touche également le milieu médical lorsqu'il déclare « *On mélange des éléments de différents systèmes pour rétablir la santé qui, pense-t-on, a été perturbée par une seule faute personnelle ou par l'action des forces maléfiques* »[209]. Ainsi, la faute revient à l'individu, qui touché par un handicap, ne peut s'en prendre qu'à lui-même. Aussi, selon notre dernière hypothèse le modèle biologique ou individuel de handicap serait celui de référence à Conakry.

---

[209] Ejizu, C. (1990). Sens et processus de la guérison, vision africaine, *Spiritus, 120*, 314.

SYNTHESE

Comme nous venons de le voir, notre problématique vise à situer le handicap dans un contexte guinéen et à comprendre les déterminants et les mécanismes de sa production. En effet, si la situation de handicap se définie autour des caractéristiques biomédicales de l'individu, elle répond également à un système économique, social, culturel et mental propre à son contexte de vie. Pour mieux saisir notre démarche, le tableau ci-dessous résume nos principaux axes d'entrée et les hypothèses qui en découlent (Tableau 5).

AXES D'ENTREE	QUESTIONNEMENTS	HYPOTHESES
BIOMEDICAL	Comment expliquer une forte prédominance des déficiences des membres inférieurs chez les habitants de Conakry ?	H. 1.1. : Séquelles de la poliomyélite et grand nombre de facteurs de risque.
		H. 1.2. : La migration des personnes DMI de la périphérie vers la capitale pourrait s'expliquer par des raisons essentiellement économiques.
SOCIO-ECONOMIQUE	En quasi-absence de prise en charge institutionnalisée, quels sont les attitudes et les comportements socio-économiques qu'adoptent les personnes atteintes de déficiences des membres inférieurs afin de subvenir à leurs besoins de subsistance ?	H 2.1 : Existence des trois modes de subsistances, correspondant à la pratique de la mendicité, l'occupation d'un emploi et la prise en charge familiale.
		H 2.2 : Les facteurs biomédicaux et les facteurs socio-environnementaux influencent significativement le choix de chacun des modes de subsistance.
		H 2.3 : Le choix de chaque mode détermine le niveau de participation et d'intégration sociales.
REPRESENTATIONNEL	Au cours d'une métamorphose sociale et d'un climat culturel particulier, que représente la notion de handicap chez les habitants de Conakry ?	H. 3.1 : Les croyances traditionnelles telles que la sorcellerie, exercent une influence négative sur les représentations des handicaps en République de Guinée.
		H. 3.2 : Les définitions du handicap accordées par la majorité des habitants de Conakry est celle qui relie ce dernier à la déficience et à la faute individuelle.

Tableau 5 : Axes d'entrée, questionnements et hypothèses

L'intérêt de notre démarche réside donc essentiellement dans la nécessité d'aborder l'ensemble des axes de recherches car elles impactent toutes fortement sur le phénomène de handicap et qu'elles sont intimement liées les unes aux autres. En effet, les représentations sociales constituent un outil d'analyse intéressant au regard de l'abondance des cas de déficiences des membres inférieurs, notamment du fait des conséquences de certaines croyances, attestant que le bien ou le mal, la maladie ou la guérison ne sont pas liés à la médecine mais au diable, par exemple. De même, le recours à l'un ou l'autre des modes de subsistance s'explique, en partie, par le regard de la société et des proches sur les personnes atteintes de handicap : les croyances sont ainsi susceptibles d'expliquer la difficulté de certains à occuper un emploi au sein de la société, voire le rejet de certaines familles à accepter au sein de leur foyer la présence d'un proche « touché » par un malheur, un envoûtement, un sortilège.

CHAPITRE IV

DEROULEMENT DE L'ETUDE, POPULATION CIBLEE ET OUTILS METHODOLOGIQUES

Etant donné que notre étude relève d'une certaine « pluridisciplinarité » qui caractérise les recherches en STAPS et surtout celles du domaine des activités physiques adaptées, la méthodologie de cette dernière a été mixte, à savoir quantitative et qualitative. De plus, afin d'analyser et de comprendre les comportements des individus atteints de handicap et la manière dont la société guinéenne les considère, plusieurs champs scientifiques, tels que la sociologie, la psychologie, l'économie et encore la démographie, ont été sollicités.

Notre étude a commencé par une série d'interviews et d'observations qui ont débuté en 2007 et se sont poursuivis tout au long de notre travail de recherche. Au cours de cette étape, un grand nombre de personnes atteintes de handicap, ou responsables de leur prise en charge ont été interviewées. A cette occasion, les institutions telles que la Cité de Solidarité, le Ministère des Affaires Sociales, la FEGUIPAH, le Handisport, le CNO et l'école Nimba ont été visitées.

Notre seconde étape d'investigation a concerné les enquêtes quantitatives qui ont été menées entre janvier 2008 et avril 2009. Notre premier questionnaire portait sur les caractéristiques des déficiences motrices rencontrées à Conakry et sur les caractéristiques et les comportements socio-économiques des individus atteints. Le deuxième questionnaire interrogeait les habitants de Conakry sur les croyances, les représentations et les préjugés qu'ils associent au phénomène de handicap. Les deux enquêtes ont été distribuées de façon aléatoire dans les rues de la capitale et ont concerné au total près de 1000 individus.

Notre travail de terrain s'est achevé par une enquête qualitative finale qui a porté sur les croyances et les représentations des handicaps et qui a été basée sur une centaine d'entretiens semi-dirigés réalisés entre avril et mai 2011. Les connaissances apportées par ces derniers nous ont principalement permis d'approfondir et de mieux expliquer certains faits relevés par les enquêtes quantitatives et en particulier ceux du deuxième questionnaire.

I. ENQUETES QUANTITATIVES

Deux enquêtes transversales de type descriptif portant sur les différents aspects des déficiences motrices et sur les représentations sociales des handicaps ont été successivement menées à Conakry entre janvier 2008 et avril 2009. Au total, près de 1000 individus ont été interrogés.

Malgré quelques difficultés de compréhension, dues principalement à la mauvaise maîtrise de la langue française par certains répondants, plus de 95% des questionnaires soumis ont pu être exploités, ce qui représente au total un échantillon de 925 individus.

1. Populations interrogées

Le choix de l'échantillon est une étape fondamentale d'une enquête. Comme l'expliquent Blanchet et Gottman, « *Définir une population, c'est sélectionner les catégories de personnes que l'on veut interroger, et à quel titre ; déterminer les acteurs dont on estime qu'ils sont en position de produire des réponses aux questions que l'on se pose* »[210].

Afin de construire nos échantillons, plusieurs facteurs d'inclusion et d'exclusion ont été définis. Tout d'abord, seuls les individus âgés de plus de 10 ans ont été interrogés. Nous considérons qu'en-dessous de cette limite d'âge, l'enfant ne pouvait pas nous donner de réponses satisfaisantes.

Ensuite, étant donné que notre étude s'intéresse à la société guinéenne, seuls des Guinéens ont été interrogés. Enfin, la localisation de la déficience a été utilisée dans la première enquête, car seules les opinions des individus atteints de déficiences des membres inférieurs ont été prises en compte.

1.1. Personnes déficientes des membres inférieurs résidant à Conakry

Notre première enquête s'est déroulée entre le 7 et le 14 janvier 2008. Au total 244 individus, âgés de 10 à 68 ans, avec une moyenne de 32 ans (écart

---

[210] Blanchet, A., Gottman, A. (1992). *L'enquête et ses méthodes : l'entretien*. Paris, Editions Nathan, « Sociologie 128 ».

type ± 12,6 ans), atteints de déficiences des membres inférieurs ont été interrogés (Tableau 6).

Effectifs % ligne % colonne	10 - 19 ans	20 - 29 ans	30 - 39 ans	40 - 49 ans	50 et plus	Total
Hommes	22	53	52	26	17	170
	12,9%	31,2%	30,6%	15,3%	10,0%	100,0%
	68,8%	64,6%	75,4%	81,3%	63,0%	69,7%
Femmes	12	29	17	6	10	74
	16,2%	39,2%	23,0%	8,1%	13,5%	100,0%
	31,3%	35,4%	24,6%	18,8%	37,0%	30,3%
Total	34	82	69	32	27	244
	13,1%	33,6%	28,3%	13,1%	11,1%	100,0%
	100,0%	100,0%	100,0%	100,0%	100,0%	100,0%

Tableau 6 : Echantillon de la première enquête selon les catégories d'âge et le sexe

1.2. Habitants de Conakry (valides et atteints de handicap)

Lors de notre deuxième enquête, qui s'est déroulée entre le 21 et le 28 avril 2009, au total 681 personnes, âgées de 10 à 62 ans, d'âge moyen de 29,3 ans (écart type ± 14,7 ans) ont été interrogées (Tableau 7).

Effectifs % ligne % colonne	10 - 19 ans	20 - 29 ans	30 - 39 ans	40 - 49 ans	50 et plus	Total
Hommes	46	190	107	40	27	410
	11,2%	46,3%	26,1%	9,8%	6,6%	100,0%
	51,7%	60,9%	67,7%	56,3%	52,9%	60,2%
Femmes	43	122	51	31	24	271
	15,9%	45,0%	18,8%	11,4%	8,9%	100,0%
	48,3%	39,1%	32,3%	43,7%	47,1%	39,8%
Total	89	312	158	71	51	681
	13,1%	45,8%	23,2%	10,4%	7,5%	100,0%
	100,0%	100,0%	100,0%	100,0%	100,0%	100,0%

Tableau 7 : Echantillon de la deuxième enquête selon les catégories d'âge et le sexe

1.3. Représentativité des échantillons

Les analyses descriptives montrent que nos échantillons présentent plusieurs particularités. Tout d'abord, ils sont en grande partie constitués par des jeunes gens ayant entre 20 et 39 ans. Ceux-ci constituent 61,9% du premier échantillon et 69% du second échantillon. Ce fait peut se traduire d'une part par les tendances démographiques qui caractérisent ce pays, à savoir un fort taux d'accroissement naturel (2,9%) et une très faible espérance de vie (49,7 ans)[211], et d'autre part, par la présence de nombreux étudiants très actifs d'un point de vue sociopolitique et donc ayant naturellement des chances élevées d'être interrogés. Outre cela, nous avons constaté que les hommes étaient beaucoup plus nombreux à participer à nos enquêtes que les femmes. Les échantillons se composent de 69,7% d'hommes et de 30,3% de femmes pour la première enquête et de 60,2% d'hommes et de 39,8% de femmes pour la deuxième enquête. Ce phénomène pourrait s'expliquer par le caractère misogyne de la société guinéenne, imprégnée notamment par l'Islam, qui accorde selon une idéologie patriarcale, un important rôle social aux hommes et une moindre expression aux femmes. Celles-ci participent certes à la vie publique, mais restent exclues des prises de décisions quel que soit le niveau (politique, familial, etc.). Par ailleurs, 78% des Guinéens interrogés déclarent être musulmans. Les chrétiens représentent environ 12% de nos échantillons. Les 10% restants correspondent aux personnes pratiquant l'animisme qui est une croyance fondée sur les traditions ancestrales[212].

Pour conclure, nous pouvons affirmer que le nombre, de même que la diversité des personnes interrogées (âge, sexe, catégorie socioprofessionnelle, appartenance ethnique, etc.) accréditent la représentativité de nos deux échantillons au regard de l'ensemble des résidents de Conakry et du public atteint de déficiences des membres inférieurs.

2. Déroulement des enquêtes

2.1. Formation des enquêteurs

En aval de chaque étude, une demi-journée a été consacrée à la formation d'une douzaine d'enquêteurs réquisitionnés au sein du Ministère Guinéen

---

[211] PNUD (2008), *Rapport Mondial du Développement*.
[212] Les cultes animistes varient en fonction de l'appartenance à un groupe ethnique donné.

des Affaires Sociales, de la Promotion Féminine et de l'Enfance. A chaque fois, les formations se déroulaient dans la salle de réunion du Centre National d'Orthopédie de Donka. Durant celles-ci, une description des tâches, l'éclaircissement des responsabilités, ainsi qu'un pré-test des questionnaires ont été effectués. Les enquêteurs ont formé 5 équipes équilibrées en fonction de la taille de la commune dont ils étaient responsables. Les dates de lancement et de recueil des questionnaires étaient définies en fin de chaque formation.

2.2. Technique de l'échantillonnage

Tout travail de recherche exige une transparence par rapport au choix de l'échantillon car ce dernier influence directement les résultats escomptés. Dans le cas de nos études, les enquêteurs devaient interroger dans les rues de Conakry de façon aléatoire toutes les personnes qui correspondaient à nos deux échantillons (personnes atteintes de déficiences des membres inférieurs dans la première enquête et personnes valides ou atteintes de handicap dans la deuxième enquête) et qui acceptaient de participer à notre étude. Parmi les critères d'inclusion, figuraient l'âge (toute personne âgée de plus de 10 ans), la nationalité (guinéenne) et la maîtrise suffisante de la langue française.

Afin de couvrir l'ensemble de la capitale, les enquêtes ont été menées simultanément dans les 5 communes de Conakry, avec environ 20% d'interviewés dans chacune d'entre elles. Le délai d'une semaine a été fixé pour permettre aux enquêteurs d'atteindre le maximum de personnes correspondant à nos échantillons.

2.3. Aspects éthiques de la recherche

Etant donné l'aspect novateur et inhabituel de nos enquêtes dans le contexte de la République de Guinée, une autorisation gouvernementale a été fortement conseillée par les collaborateurs employés du Ministère des Affaires Sociales, de la Promotion Féminine et de l'Enfance. Le protocole de l'expérimentation, détaillant les étapes et les objectifs de la recherche a donc été présenté au Comité National d''Ethique pour la recherche en santé de Guinée, qui l'a approuvé. Au-delà de cet engagement déontologique et moral, nous avons veillé à ce qu'un consentement libre et éclairé soit respecté durant tous les entretiens avec les participants à l'étude. Enfin, l'anonymat et la confidentialité ont été également assurés, de même que le respect de la culture locale et de la personnalité des personnes concernées ou impliquées.

3. Instruments de collecte

Notre premier questionnaire contenait 27 questions fermées, suivies quelquefois d'espaces laissant la place aux commentaires éventuels. Les questions étaient regroupées en 10 items portants sur les données générales, l'habitat, le niveau d'études, la qualification professionnelle, l'emploi, la pratique de la mendicité, la prise en charge familiale, les caractéristiques des déficiences, l'aide sollicitée, l'appartenance au milieu associatif et l'appareillage orthopédique utilisé pour les déplacements.

Le formulaire de notre deuxième enquête était constitué de 20 questions fermées et ouvertes portant sur les caractéristiques sociodémographiques des personnes interrogées (âge, sexe, lieu de naissance, niveau d'études, profession), l'existence d'un handicap quelconque chez elles, ainsi que dans leur entourage et sur leur croyance en la sorcellerie et les représentations et les préjugés qu'elles associent au phénomène de handicap. La liste des préjugés concernant les handicaps a été formulée à l'aide des observations réalisées en amont du questionnaire. Les cinq préjugés suivants ont été retenus :

- N° 1 : « *une personne handicapée ne peut pas travailler avec des personnes valides* »,

- N° 2 : « *la mendicité est la seule source de revenus des personnes atteintes de handicap* »,

- N° 3 : « *une femme atteinte de handicap ne peut pas avoir d'enfants valides* »,

- N° 4 : « *les enfants de parents atteints de handicap naissent nécessairement avec un handicap* »,

- N° 5 : « *un enfant atteint de handicap ne peut pas fréquenter l'école ordinaire* ».

De plus, les enquêtés ont été à deux reprises amenés à donner des exemples notamment lorsqu'ils confirmaient l'existence de la sorcellerie et l'implication de celle-ci dans l'apparition des handicaps. La dernière question de cette enquête était également une question ouverte car elle permettait à chaque participant à l'étude de définir à sa manière le handicap.

4. Variables étudiées

Parmi les variables quantitatives utilisées dans les deux enquêtes figure l'âge. Ainsi, les cinq catégories d'âge, allant de 10 ans à 19 ans (enfants, adolescents et jeunes[213]), de 20 ans à 29 ans (jeunes adultes), de 30 ans à 39 ans (adultes), de 40 ans à 49 ans (adultes) et de plus de 50 (personnes âgées[214]) ont été déterminées. Des tranches de 10 ans ont été d'une part choisies pour simplifier les analyses et, d'autre part, les mêmes classes d'âges ont été utilisées dans les analyses du RGPH de 1996, ce qui nous permettait éventuellement de faire des comparaisons.

Les gains de la mendicité, le nombre d'enfants, ainsi que l'ancienneté et l'âge de l'apparition des déficiences des membres inférieurs ont figuré exclusivement dans la première enquête de janvier 2008. Ainsi, l'ancienneté des déficiences était classée en trois catégories, à savoir :

- *récente (moins d'un an),*

- *moyenne (entre 1 an et 5 ans),*

- *ancienne (plus de 5 ans).*

L'âge exact de l'apparition des déficiences s'est avéré, dans la majorité des cas, indéterminé. Pour cette raison il a été abandonné comme paramètre. Concernant la mendicité, après avoir calculé la moyenne et les écarts types des revenus que rapporte cette activité, les analyses ont été faites en tenant compte du seuil de la pauvreté absolue fixé dans les pays en voie de développement par le FMI, c'est-à-dire 1 dollar US par jour et par personne.

L'ensemble des variables biomédicales et socio-environnementales a été très semblable dans le cadre des deux enquêtes. Parmi celles-ci figurent le sexe, la confession, le lieu de naissance, le niveau d'études, la formation et l'emploi.

---

[213] Nous avons considéré les enfants, les adolescents et les jeunes ensemble, car l'âge « actif » semble commencer en République de Guinée plus tardivement qu'en Occident, ainsi à 19 ans la plupart des jeunes sont encore élèves ou étudiants, et sont majoritairement inactifs d'un point de vue professionnel.

[214] Étant donné que l'espérance de vie en République de Guinée est extrêmement faible, les personnes au-delà de 50 ans sont majoritairement inactives et considérée comme retraités.

La catégorisation des variables utilisées dans les enquêtes quantitatives a été reprise afin de caractériser les personnes interrogées dans les enquêtes qualitatives.

- Le *lieu de naissance* nous permettait de vérifier si la personne interrogée était née à Conakry ou si elle y avait migré après la naissance.

Le fait d'être né et d'avoir vécu dans le milieu rural pouvait expliquer certaines croyances chez les personnes interrogées. Les raisons de cette migration n'ont été étudiées que dans le cadre de la première enquête.

- La question sur la *religion* proposait 4 possibilités de réponses, à savoir :

>   - *musulmane,*
>   - *chrétienne,*
>   - *animiste*
>   - *athéiste.*

- Le *niveau d'études* a été classé en 6 catégories, que sont :

>   - *aucun niveau (non scolarisé),*
>   - *école coranique,*
>   - *primaire (atteint niveau primaire),*
>   - *secondaire (atteint niveau secondaire),*
>   - *professionnel (possédant une formation professionnelle),*
>   - *supérieur (étudiant ou diplômé d'enseignement supérieur).*

- Le *statut socioprofessionnel* a été catégorisé comme suit :

>   - *sans emploi (toute personne en âge de travailler ne possédant aucun emploi),*
>   - *au foyer (femme ou homme n'exerçant aucune activité salariale),*
>   - *profession libérale (commerçants, artisans, couturiers, etc.),*
>   - *employé (secrétaires, gestionnaires, informaticiens, etc.),*
>   - *cadre supérieur (enseignants, médecins, ingénieurs, etc.),*
>   - *retraités (personnes bénéficiant d'une pension de l'Etat guinéen).*

- Le *statut matrimonial* a été classé de la manière suivante :

    - *célibataire (personne n'ayant pas de conjoint (e)),*
    - *veuf (ve) (personne ayant perdu son/sa conjoint (e)),*
    - *divorcé (personne divorcée),*
    - *marié(é) (personne mariée ou vivant en couple).*

Par ailleurs, dans chacune de nos enquêtes, des variables qualitatives spécifiques telles que les caractéristiques biomédicales des déficiences, l'appartenance des individus au secteur associatif, la pratique de la mendicité, etc. dans la première enquête, et les croyances et les préjugés vis-à-vis des handicaps dans la deuxième enquête, ont été utilisées. Nous n'allons pas les présenter ici séparément, car nous y reviendrons plus en détail dans le chapitre consacré aux résultats.

5. Méthode d'analyse des données

Notre analyse se fonde principalement sur des analyses statistiques descriptives, que sont les tris à plats et les tableaux croisés. Pour déterminer l'interdépendance des variables que nous avions choisies, le test statistique appelé le « Chi-carré de Pearson » a été effectué[215]. Dans ce type d'expérimentation, il est d'usage de considérer que les résultats sont significatifs lorsqu'ils dépassent une certaine valeur de probabilité appelée « seuil de significativité ». Dans le cas de nos études, le taux de significativité p égal à 5% a été retenu. Ainsi, lorsque la valeur-test « r » était supérieure à « 2 » en valeur absolue, la différence était jugée significative[216]. Enfin, comme il n'est plus d'usage de faire les calculs statistiques à la main, toutes nos analyses ont été réalisées grâce au logiciel informatique Spad 5.5. L'ensemble des figures graphiques a été réalisé à l'aide du logiciel MICROSOFT OFFICE EXEL version 2007. Deux figures graphiques principales, les histogrammes et les graphiques circulaires ont été utilisées. Les premiers ont essentiellement servi à visualiser les corrélations entre les différents facteurs, les deuxièmes à montrer la distribution des pourcentages correspondant aux variables analysées.

---

[215] Ce test statistique consiste à déterminer si deux variables qualitatives catégorielles sont indépendantes ou non.
[216] Lebart, L., Morineau, A., Piron, M. (1995). *Statistique exploratoire multidimensionnelle.* Paris, Dunod.

II. ENQUETES QUALITATIVES

De nos jours, les études portant sur les phénomènes socioculturels aussi complexes que le handicap nécessitent au-delà des enquêtes quantitatives, les techniques de recueil de données dites qualitatives. Ceci était notre cas, puisque dans une volonté d'approfondir et de compléter les résultats obtenus grâce aux questionnaires, nous avons recouru aux entretiens semi-dirigés et aux observations participantes.

1. Entretiens semi-dirigés

1.1. Echantillon

Une série de 18 interviews ou entretiens semi-dirigés d'une durée moyenne d'une heure a été réalisée entre 2007 et 2011, c'est-à-dire tout au long de notre recherche. Avec l'accord des participants, ces derniers ont été enregistrés à l'aide d'un dictaphone numérique. Le public choisi dans le cadre de cette investigation correspondait à trois catégories de personnes.

La première catégorie était constituée par des personnes valides qui travaillent dans le domaine de la prise en charge du handicap. Il s'agissait notamment des hauts fonctionnaires d'Etat qui dirigent les institutions impliquées de près ou de loin dans la prise en charge des personnes atteintes de handicap en République de Guinée.

La deuxième catégorie était formée par des personnes atteintes de handicap exerçant également dans le domaine de la prise en charge du handicap. Pour finir, notre troisième catégorie était formée par des individus atteints de handicap sans emploi ou ayant un emploi autre que celui qui concerne le domaine de la prise en charge du handicap. Ce choix se justifie par la divergence des discours et des représentations du handicap que pouvaient avoir les membres de chacun de ces échantillons. Mis à part les caractéristiques individuelles (âge, niveau d'études, profession, etc.) et la définition attribuée au handicap, les questions posées aux personnes enquêtées étaient très variables et dépendaient de chacune d'entre elles.

Certains extraits de ces témoignages ont été directement repris dans l'ouvrage, d'autres ont permis de mieux comprendre certaines observations faites sur le terrain.

1.2. Méthode d'interprétation

Toutes les données recueillies ont été analysées par la technique de l'analyse de contenu définie par Bardin comme « *un ensemble de techniques d'analyse des communications visant, par des procédures systématiques et objectives de description du contenu des énoncés, à obtenir des indicateurs (quantitatifs ou non) permettant l'inférence de connaissances relatives aux conditions de production/réception (variables inférées) de ces énoncés* » [217]. En d'autres termes, l'analyse de contenu s'appuie sur les fréquences d'apparition du contenu manifeste des discours pour dégager et comparer des catégories de propos[218]. L'objectif de cette méthode vise d'un côté, à dégager la signification de l'énoncé pour l'émetteur, c'est-à-dire sa *subjectivité*, de l'autre côté, il cherche à établir la pertinence pour le récepteur, à savoir son *objectivité*[219]. L'utilisation de cette méthode nous a donc permis de ressortir les éléments qui paraissaient importants aux yeux des personnes interviewées, ainsi que de comprendre les principales tendances de leurs réponses et d'obtenir une vue d'ensemble.

2. Observation participante

Selon Bogdan et Taylor l'observation participante est une méthode d'investigation scientifique qui se caractérise par « *une période d'interactions sociales intenses entre le chercheur et les sujets, dans le milieu de ces derniers. Au cours de cette période, des données sont systématiquement collectées (...). Les observateurs, s'immergent personnellement dans la vie des gens* » [220]. En d'autres termes, cette méthode d'observation, le plus souvent utilisée en ethnologie, permet aux chercheurs de travailler et de réunir des informations, tout en prenant part à la vie collective de ceux qu'ils observent[221]. Nous pouvons ajouter que les

---

[217] Bardin, L. (1977). *L'analyse de contenu*. Paris, Presses Universitaires de France.

[218] L'Écuyer R. (1981). L'analyse de contenu : notions et étapes. In J-P. Deslauriers (Ed.), *Les méthodes de la recherche qualitative* (p. 49-65). Sillery, Presses de l'Université du Québec.

[219] Negura, L. (2006). L'analyse de contenu dans l'étude des représentations sociales. *SociologieS, 1*, 1-16.

[220] Bogdan, R., Taylor, S.F. (1975). *Introduction to qualitative research methods*. New York, John Wiley.

[221] Lapassade, G. (2006). L'observation participante. In R. Hess & G. Weingand (Ed.), *L'observation participante dans les situations interculturelles* (p. 13-32). Paris, Economica.

premières recherches basées sur l'observation participante datent de la fin du XIXe siècle et qu'elles correspondent fréquemment aux mémoires des missionnaires et des explorateurs revenant d'Afrique, d'Amérique et d'Asie.

D'un point de vue scientifique, l'observation participante doit être structurée et organisée. Elle obéit donc à un certain nombre de règles. L'observation consiste dans un premier temps à bien choisir le terrain d'investigation, à négocier l'accès à celui-ci et à déterminer les rôles occupés par les acteurs. Dans un deuxième temps, il est nécessaire de définir les conditions de la prise des notes, ainsi que d'envisager la relation avec la communauté étudiée après la rédaction et la publication des résultats. L'objectif de cette méthode consiste en définitive à comprendre et à schématiser les relations et les dynamiques internes qui s'opèrent au sein de la population étudiée. Dans notre cas, nous avons collecté des informations avant et au cours de la réalisation de nos enquêtes de terrain. Deux périodes d'observations ont ainsi été spécifiées. La première correspond aux notes d'observations prises lors de notre mission « Sport humanitaire à la cité de solidarité » qui s'est déroulée entre avril et mai 2007, et la seconde a eu lieu en janvier 2008 au cours d'un stage effectué au sein de la Fédération Guinéenne pour le Promotion et la Protection des Personnes Handicapées (FEGUIPAH).

2.1. Projet « Sport humanitaire à la Cité de solidarité »

La mission « Sport humanitaire » s'est déroulée en 2007 au sein de la cité de solidarité et elle a concerné en tout près de 80 enfants démunis, orphelins et pour certains atteints de handicap. Notre projet s'est constitué autour de quatre axes, à savoir la collecte et l'acheminement de matériel sportif et éducatif, la mise en place d'animations et de sorties culturelles, la construction d'installations sportives et la formation des encadreurs locaux. Notre équipe était composée de quatre étudiants en STAPS spécialisés en sport adapté. De plus, nous étions appuyés sur le terrain par une équipe de jeunes Guinéens, qui étaient parfois membres d'associations locales pour la défense des droits des personnes atteintes de handicap.

Notre observation a principalement porté sur le fonctionnement de la cité de solidarité, ainsi que sur les caractéristiques de ses résidents. Le fait de se retrouver quotidiennement au sein de la cité, d'échanger en permanence avec les jeunes et de résoudre les problèmes en se concertant, a été bénéfique aussi bien pour eux que pour nous. Cette immersion dans le quotidien de la cité nous a ouvert les yeux sur les attitudes adoptées par ses résidents, de même que sur ses conflits internes et externes.

2.2. Immersion au sein de la FEGUIPAH

Le quartier général de la Fédération Guinéenne pour la Protection des Personnes Handicapées se trouve au sein même du Ministère des Affaire Sociales. Cette organisation bénéficie d'un petit bureau. C'est là que nous étions accueillis par son président, Monsieur Mohamed Camara. Suite au premier contact, initié par le Directeur du CNO, nous nous sommes entendus pour affiner ensemble les derniers détails concernant le lancement de notre première enquête de terrain. Notre intervention au sein de cette organisation nous a également permis de mieux comprendre son fonctionnement et ses principales difficultés. De plus, nous nous sommes proposés de créer un dépliant informant les personnes atteintes de handicap des activités menées au sein de la FEGUIPAH.

SYNTHESE

Ce travail de recherche correspond principalement à la thèse de doctorat que j'ai préparé et soutenu à l'Université de Strasbourg en 2012. Le travail de terrain, quant à lui, commença en avril 2007 lors de la mission intitulé « Sport humanitaire à la Cité de solidarité ». Depuis ce projet, trois nouveaux déplacements en République de Guinée d'une dure totale d'une centaine de jours ont été effectués (Figure 19).

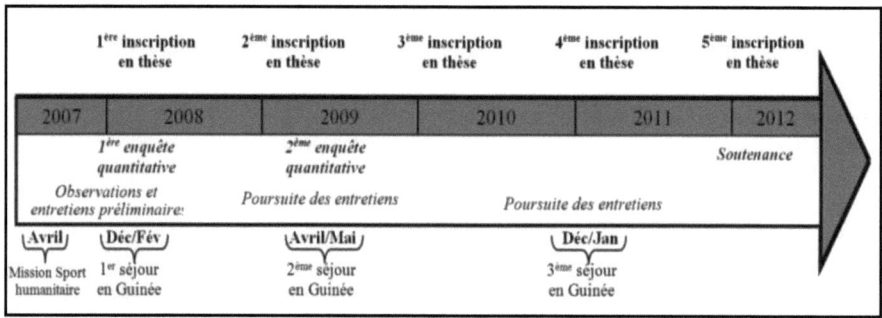

Figure 19 : Principales étapes de la recherche et séjours en République de Guinée

Le premier séjour réalisé entre le décembre et février 2008 nous a permis de mener notre première enquête quantitative sur les causes des déficiences des membres inférieurs et sur les comportements socio-économiques des personnes atteintes par celles-ci. Les analyses de cette enquête ont été effectuées dès notre retour en France durant la première année de thèse.

Ensuite le sujet s'est élargi avec l'intégration de notions telles que les représentations sociales et les croyances en la nature maléfique des handicaps. Ainsi, une deuxième étude quantitative a été lancée lors de notre déplacement d'avril/mai 2009. De plus, nous avons profité de chacune de nos visites pour mener des entretiens et des observations qui contribuent à compléter nos données quantitatives.

CHAPITRE V

DETERMINANTS DES HANDICAPS CHEZ LES HABITANTS DE CONAKRY

Nous arrivons enfin à la partie capitale de notre travail qui consiste à exposer les résultats de nos enquêtes de terrain ainsi que leurs interprétations. Lorsque nous avions commencé cette recherche en 2007, nous avions constaté que les données dont disposait la Guinée sur ses publics atteints de handicap étaient insuffisantes et surtout obsolètes. La question que nous nous étions posés consistait alors à comprendre ces données et à en observer les évolutions.

Nous avions choisi dans un premier temps de nous focaliser sur un groupe de personnes portant un handicap moteur provoqué par une déficience des membres inférieurs. Dans un deuxième temps, toujours en rapport avec cet échantillon, nous avions émis l'hypothèse de l'existence de modes de subsistances, c'est-à-dire des comportements divergents et régis par un certain nombre de facteurs biomédicaux et socio-économiques. Enfin, nous avions élargi notre sujet en nous intéressant cette fois-ci aux représentations qu'évoquent les handicaps au sens large auprès des Guinéens en mettant l'accent sur le rôle qu'exercent les croyances traditionnelles et religieuses dans la construction sociale de ce phénomène.

Ce chapitre débute ainsi par la constatation liée à la forte prédominance des déficiences des membres inférieurs au sein de la capitale guinéenne. Nous allons voir que ce fait est fortement lié à la couverture vaccinale insuffisante contre la poliomyélite, mais aussi à d'autres facteurs de risque tels que les accidents du travail et de la circulation, ainsi que la faiblesse de la médecine locale. La deuxième piste que nous allons explorer s'intéressera aux inégalités socio-économiques qui persistent entre la capitale et le reste de la Guinée et qui pourraient être à l'origine de l'exode rural qui se renforce davantage chez les personnes atteintes de handicap. Pour finir, nous nous attarderons sur les superstitions et les croyances en la sorcellerie qui sont largement répandues auprès de la population guinéenne et qui exercent une forte influence sur les représentations sociales des handicaps.

I. FACTEURS DE RISQUE ET INCIDENCE DES DEFICIENCES DES MEMBRES INFERIEURS CHEZ LES HABITANTS DE CONAKRY

1. Prévalence des déficiences des membres inférieurs

Lorsque l'on s'interroge sur la typologie des déficiences des membres inférieurs qui prédominent à Conakry, on constate que dans 69% des cas, celles-ci s'apparentent à la paraplégie, 17% à l'amputation, 13% à la malformation et à la déformation et 1% à la dégénérescence. Cette dernière étant difficilement repérable, notamment sur le plan neuromusculaire, ses taux ont été vraisemblablement sous-estimés.

En effet, dans plus de la moitié des cas, à l'origine des déficiences figurent les séquelles de la poliomyélite (40%) et les complications d'autres maladies contractées au cours de la vie (15%). Parmi d'autres causes évoquées par les personnes enquêtées, on dénombre dans l'ordre décroissant : les accidents de la route ou les traumatismes occasionnés au travail (16%) et les erreurs médicales (13%). Dans les 10% des cas restants figurent les pathologies congénitales telles que le spina-bifida qui apparaissent avant ou aussitôt après la naissance (Figure 20).

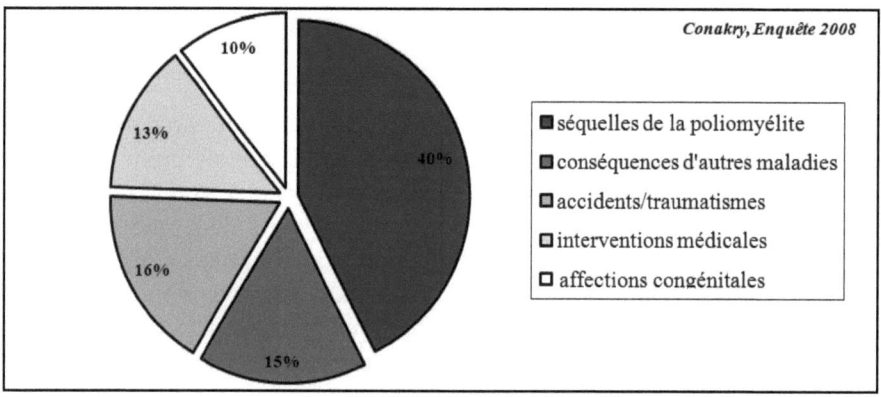

Figure 20 : Causes des déficiences des membres inférieurs répertoriées à Conakry

Au-delà des causes « rationnelles », certains individus évoquent l'existence de phénomènes surnaturels pouvant être à l'origine de leur handicap. Ainsi, 7,5% des personnes interrogées associent leur déficience à des phénomènes tels que la sorcellerie, la superstition ou encore l'action des diables et des génies. Marquée par la tradition et les coutumes, la société guinéenne s'attache profondément aux croyances ancestrales, où les superstitions jouent un rôle prépondérant. Cet aspect fera, par ailleurs, l'objet d'une analyse plus approfondie au sein du paragraphe dédié aux représentations sociales des handicaps en République de Guinée.

Ensuite, de fortes corrélations semblent exister entre le type de déficiences et ses causes. On note, par exemple, que près de 70% des paraplégies sont occasionnées par les séquelles de maladies, essentiellement la poliomyélite. De plus, près de 13% des paraplégies sont directement liées à des erreurs médicales, dont les plus courantes sont les injections intramusculaires. Les malformations et les déformations, quant à elles, sont principalement causées par des affections congénitales (60%) et quelquefois par des traumatismes physiques (16,7%), des maladies (10%) et des traitements médicaux inappropriés (6,7%). Concernant les sections de membres inférieurs, on constate que leurs principales causes sont liées aux traumatismes ou aux accidents de diverse nature (58,5%). Les maladies et les interventions médicales représentent, quant à elles, 24,4% et 17,1 % du total des amputations (Figure 21).

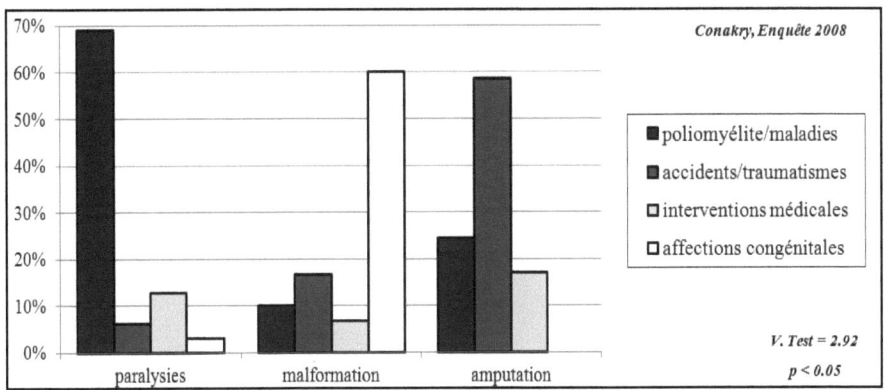

Figure 21 : Typologie des déficiences des membres inférieurs en fonction de leurs causes avérées

En ce qui concerne les superstitions, on note qu'elles sont largement associées à la paralysie. Ainsi, parmi l'ensemble de notre échantillon, plus de 83% des individus évoquant les phénomènes maléfiques sont paraplégiques. On se doute qu'il s'agit là, une fois de plus, de cas d'infections par la poliomyélite dont la proportion totale pourrait atteindre près de 46% de notre échantillon. Cette hypothèse peut également se confirmer par les entretiens réalisés à Conakry en 2011 avec Binta D. et Almamy S., tous deux vraisemblablement victimes de séquelles de la poliomyélite.

Dans le cas de Binta D., lorsque sa paraplégie s'est déclarée, elle avait 13 ans et elle présentait des symptômes d'une infection virale ou bactérienne :

B. D. : « Oui j'étais malade, j'ai eu la température, mais ça là, depuis déjà quelque temps, puis j'ai eu des douleurs partout, sur tout mon corps. Des douleurs au ventre, à la tête. [...]. Quand je dormais les diables sont rentrés dans ma case et m'ont pris mes jambes... Le jour suivant je ne pouvais plus marcher. Le guérisseur m'a soignée mais c'était trop tard, il n'y avait plus rien à faire. [...]. Non je ne crois pas que c'est une maladie, car ça s'est passé brusquement et aucun médicament ne m'a jamais aidé à me soigner. Jamais. ».

La même observation peut être faite chez Almamy S., qui avant de perdre l'usage de ses membres inférieurs présentait lui aussi un état grippal :

A. S. : « Ça a commencé comme une grippe, mais pas une grippe... hmm, j'ai d'abord été très souffrant, je jetais tout ce qu'on me donnait (vomissements). C'était une malédiction. Ces choses-là arrivent pendant la nuit, car c'est à ce moment-là que les griots approchent les maisons pour jeter les sorts. Ils attaquent par jalousie. Moi, c'est parce que ma mère a eu la chance d'épouser mon père. Beaucoup, beaucoup de femmes au village étaient très jalouses dé. Et pour ça elle a été punie. Dès que j'ai eu mes 10 ans, ce mauvais sort m'a frappé. [...]. C'est ça qui m'est arrivé. J'ai été attaqué dans mon rêve, les griots m'ont arraché les jambes. Je me suis réveillé en criant et dès le lendemain je ne pouvais plus marcher. Plus jamais ! [...]. Brutalement... ?Oui, avant j'avais la fièvre, mais on m'a dit que c'est pas ça qui a posé ce problème ».

Chez ces deux personnes, les troubles précédant la paraplégie, à savoir l'état grippal, la fièvre, les maux de tête, les courbatures et les douleurs intestinales confirment le diagnostic de l'infection par la poliomyélite. En effet, dans sa forme maligne, il n'est pas rare que la poliomyélite, après quelques jours d'incubation, s'attaque subitement au système nerveux central en entraînant parfois une paralysie des membres appendiculaires. De plus, lors de l'infection par l'un des entérovirus de la polio, des syndromes tels que la fatigue excessive, la céphalée, les vomissements, les raideurs musculaires et les douleurs dans les membres apparaissent parfois dès les premiers jours de la maladie. La paraplégie survient quant à elle dans un cas sur 200. [222] Par

---

[222] Laurie, G., Maynard, F. M., Fischer, D. A., Raymond, J., (1991). *Effets à long terme de la poliomyélite, manuel pour les médecins et les post-polios.* Paris, Association des Paralysés de France.

ailleurs, nous pouvons faire le lien entre la poliomyélite et d'autres maladies telles que l'épilepsie, qui porte le nom de « maladie du diable » en dialecte local, et les accidents vasculaires cérébraux (AVC), qui sont à leur tour fortement associés à la sorcellerie. Nous pensons que ce fait est probablement lié aux manifestations foudroyantes de ces pathologies, telles que la paralysie des nerfs faciaux, la perte de connaissance, les tremblements, etc., qui suscitent beaucoup d'interrogations chez les Guinéens.

1.1. Séquelles de la poliomyélite

Pour rebondir sur la poliomyélite, on a constaté que les personnes nées entre 1969 et 1988, c'est-à-dire âgées de 20 à 39 ans au moment de notre première enquête, présentent un taux de séquelles nettement supérieur à celui de l'ensemble de la population étudiée (83%). Inversement, le taux de nouvelles infections survenant après les années 1990, où les campagnes de vaccinations deviennent massives et régulières, est très faible. La proportion des personnes atteintes de séquelles de la poliomyélite âgées de plus de 40 ans est également faible, probablement à cause d'un fort taux de mortalité et d'une faible espérance de vie qui caractérisent ce type de public (Tableau 8).

Catégories d'âge	10-19 ans	20-29 ans	30-39 ans	40-49 ans	50 ans et +
Période de naissance	1989-1998	1979-1988	1969-1978	1959-1968	avant 1958
Couverture vaccinale contre la poliomyélite (estimation OMS)[223]	20%-50%	5%-20%	?	?	?
Cas de séquelles liées à la poliomyélite	2	26	34	7	3
Cas de séquelles liées à la poliomyélite en %	5%	36%	47%	12%	8%

Tableau 8 : Incidence de la poliomyélite en fonction des catégories d'âge et des vaccinations

---

[223] OMS. (2008). *Vaccine-preventable diseases: monitoring system 2008 global summary*. Genève.

Les données concernant les vaccinations avant les années 1980 en Guinée sont manquantes. Bien que, selon les sources officielles, tous les Guinéens à cette époque étaient vaccinés contre la poliomyélite, en réalité ce n'était le cas que d'une minorité de la population. Au regard de ces chiffres, on peut conclure que même si la progression de la poliomyélite semble être de nos jours maîtrisée, les dommages qu'elle a occasionnés, notamment avant les années 1990 sont à l'origine de plus de 40% de l'ensemble des déficiences des membres inférieurs et constituent par conséquent l'une des principales causes des handicaps moteurs à Conakry[224].

1.2. Conséquences d'autres maladies invalidantes

Parmi les différentes maladies autres que la poliomyélite qui sont à l'origine des déficiences des membres inférieurs, nous avons recensé 14 cas d'hémiplégies causées par des accidents vasculaires cérébraux (AVC), 10 cas d'amputations suite au diabète de type 2 et aux ostéopathies cancéreuses, 3 cas de lèpre et 1 cas d'éléphantiasis ou de filariose lymphatique. Pour ces différentes pathologies, l'amputation est souvent perçue par les médecins locaux comme la seule thérapie possible, alors que d'autres traitements pourraient être envisagés. Selon Mohamed K., médecin interne que nous avions interviewé au CHU de Donka, ce phénomène est lié au fait que très souvent les patients tardent à s'adresser aux médecins, ce qui diminue considérablement leur chance de guérison.

M. K. : « En effet, les piqures de certains praticiens qui ne sont pas des véritables médecins font autant de ravages sur ce plan-là, mais la question est aussi dans les mentalités, beaucoup de gens ne veulent pas consulter les médecins. La grande majorité de nos patients arrivent dans des états critiques. L'infection est déjà installée. Ils se soignent chez les guérisseurs qui proposent des remèdes qui coûtent beaucoup moins cher que les médicaments. [...]. Oui, je ne veux pas critiquer la pharmacopée, mais dans certains cas elle est insuffisante, contre les infections bactériennes et virales. La pharmacopée ne peut pas et ne doit en aucun cas remplacer la médecine classique. C'est comme l'homéopathie et encore la médecine chinoise, ce qu'on appelle, eh..., l'acupuncture, voilà..., ce sont des traitements complémentaires, c'est-à-dire en plus des traitements pharmaceutiques ».

---

[224] Tchirkov V., Ambassa, S., Siddiqui, M. A. (2012). Causes and consequences of the deficiencies of the lower limbs in the Republic of Guinea. *Disability and rehabilitation, 21(34)*, 1809-1813.

Etant donné qu'il n'existe en Guinée aucun dispositif gratuit et généralisé de prise en charge médicale (consultations, hospitalisations, traitements et médicaments), seule une faible proportion de la population peut se permettre des soins complets et appropriés.

De manière générale, les dépenses liées à la santé ne sont pas comprises dans les budgets de la plupart des foyers guinéens. Lorsqu'un membre de la famille tombe malade, les moyens nécessaires à son hospitalisation ne sont pas toujours disponibles. C'est pourquoi, certaines personnes attendent le rétablissement naturel et d'autres cherchent de l'aide chez les marabouts ou chez les guérisseurs traditionnels.

1.3. Erreurs médicales

En ce qui concerne les causes médicales des déficiences, près de 13% des personnes interrogées se disent victimes d'erreurs médicales dont la plus courante est l'injection intramusculaire de quinine, un médicament utilisé dans le traitement du paludisme.

Voici comment Dauda K., victime de post injection de la quinine a décrit cet accident :

> *D. K. : « Mon handicap est arrivé quand j'étais jeune. Comme chaque année, cette année-là j'ai eu la maladie des moustiques. A cette époque je devais avoir dix-huit ans. C'est très fréquent, c'est la maladie la plus répandue en Guinée, le palu. [...]. J'ai eu beaucoup de fièvre et mon père a appelé un apprenti pharmacien. Il n'y avait pas d'hôpital, ni de médecins dans notre village. Ce monsieur a trouvé les médicaments et m'a soigné... Peut-être pendant une semaine. [...]. Je me souviens que les piqures étaient très douloureuses, difficilement supportables. Puis, un jour j'ai senti une douleur tellement vive, comme si quelqu'un me touchait à la jambe avec le courant électrique. Comme une foudre. Toute ma jambe s'est paralysée. Puis, une semaine plus tard, quand j'étais guéri, j'ai voulu quitter ma case pour prendre l'air et c'est à ce moment-là que j'ai compris que je ne pouvais plus marcher. Ma jambe gauche était morte. [...]. Oui, sans aucun doute, c'est lui qui a dû se tromper, peut-être en piquant n'importe où, c'est comme ça ».*

Nous avons enregistré le même type de discours chez Saran S. qui, en parlant de son handicap, évoque aussitôt les effets nocifs du traitement qu'elle avait reçu au village natal contre le paludisme :

> S. S. : « *Vous parlez du handicap ? C'est à cause du palu. Avant, quand j'avais le palu je prenais toujours des comprimés, mais cette fois ci, je me sentais tellement mal que nous avons fait appel à un docteur. C'était un ami de ma famille qui étudiait normalement à Conakry et qui passait ses vacances au village. Ainsi, il m'a dit qu'il fallait faire des piqures de la quinine. Vu la façon dont je souffrais, je n'avais pas le choix et j'ai accepté de me faire piquer par ce docteur-là. Puis le traitement a duré quelques jours et c'était très douloureux. Ah ! Je ne sais pas si je souffrais plus de la maladie que des soins qu'il me faisait ! Au point que je ne pouvais pas dormir sur le dos à causes des douleurs des piqures* ».

Comme elle l'explique par la suite, le médecin qui lui avait administré le traitement avait probablement commis une erreur en lui injectant de la quinine au mauvais endroit :

> S. S. : « *Ben, la suite vous la voyez ! Enfin, j'ai remarqué aussi qu'une fois, le docteur m'avait piquée à l'endroit différent de l'endroit où il piquait d'habitude. Car c'était plus bas que d'habitude. J'ai aussitôt senti une douleur dans ma jambe gauche. J'ai crié tellement j'ai eu mal !!! Puis, très vite je me suis rendue compte que je ne pouvais plus bouger cette jambe, elle est devenue lourde et immobile. Après ce jour, le gars n'est plus revenu me voir. Je pense qu'il a compris qu'il a fait une connerie et il ne voulait pas qu'on lui reproche ça* ».

En définitive, ces erreurs médicales peuvent résulter d'autres types de traitements ou de produits mal administrés. Tel est le cas, par exemples, des lésions involontaires de nerfs lors d'opérations chirurgicales, des mauvaises applications de perfusions et d'utilisation de médicaments non autorisés ou périmés. De façon générale, ces accidents arrivent le plus souvent dans le milieu rural où les hôpitaux sont quasi-inexistants et où les praticiens ne sont soumis à aucun contrôle. Bien qu'il s'agisse, encore une fois, d'accidents très courants dans la médecine locale, aucun cas similaire à Conakry n'a été signalé par les personnes enquêtées.

1.4. Accidents du travail et de la circulation

Enfin, les personnes victimes d'accidents du travail ou de la circulation contribuent significativement à alourdir cette catégorie de handicap. Ainsi, près de 60% des amputations rencontrées à Conakry sont d'origine traumatique. En effet, le secteur primaire, principalement représenté par d'importantes exploitations minières de la bauxite, du fer, des diamants, et de l'or, constitue le premier employeur de la Guinée. Or, l'exploitation de certaines de ces roches représente de véritables dangers dus aux risques de chute, d'explosion ou d'écrasement. Par ailleurs, d'après le directeur du CNO, près d'un tiers de ses patients sont victimes d'accidents de mines. Il s'agit notamment des employés de la Compagnie de Bauxites de Guinée (CBG) et de la Compagnie de Bauxites de Kindia (CBK) :

M. T. : « Les causes qui amènent les gens à nous consulter sont très variées. Par exemple, un tiers de nos patients sont victimes d'accidents de mines. On nous les ramène chaque semaine. Ce sont typiquement les accidents d'écrasement, les accidents d'explosions, les accidents de cars..., enfin, il y en a de toutes sortes d'accidents dans ces mines. [...]. Le problème, c'est que les gens ne respectent rien, les mesures de sécurité ne sont pas appliquées, les gens se traumatisent continuellement. Là encore, la semaine dernière nous avons reçu un bonhomme qui s'est fait percuté par un camion Caterpillar, sa jambe est fracturée en mille morceaux. On nous a demandé de lui confectionner une orthèse, alors qu'il n'a même pas fait les radios. Que voulez-vous qu'on fasse avec des gens comme ça ? Pour des cas similaires ils doivent s'adresser aux urgences, pas chez nous. C'est seulement après que les os se ressoudent qu'on devrait intervenir en essayant de corriger les défauts, s'il y en a eu. Alors nous l'avons renvoyé au CHU ».

On constate que mis à part le non-respect flagrant des règles de sécurité, la chaîne des premiers secours semble être également défaillante. Par ailleurs, le Service d'Aide Médicale Urgente (SAMU), ainsi que le Service Mobile d'Urgence et de Réanimation (SMUR) n'existent pas en République de Guinée. En cas d'accident ou de malaise, les victimes ne peuvent compter que sur l'aide d'autrui ou sur l'intervention urgente de leurs familles et de leurs proches. Les seules ambulances que l'on peut rencontrer à Conakry appartiennent aux cliniques privées et elles ne desservent par conséquent qu'une clientèle fortunée. Plus souvent encore, et cela concerne aussi les étrangers occidentaux, en cas de blessures ou de traumatismes graves, les individus n'hésitent pas à prendre le premier vol à destination de l'Europe pour y être pris en charge en toute sécurité.

En outre, comme la plupart des pays de la sous-région, la Guinée n'est pas une exception par rapport à la sécurité routière. En effet, non seulement les permis de conduire peuvent y être achetés, mais une grande partie des conducteurs n'en possède pas. A cela s'ajoutent deux autres facteurs aggravants, à savoir le délabrement des véhicules et celui des voies de circulation. Le témoignage recueilli auprès d'Amadou D., retraité victime d'un accident de la circulation montre que parfois la vie ne tient qu'à un fil :

A. D. : « *Oui bien sûr. C'est arrivé lorsque nous étions en route pour Labé, ma ville natale. Cette traversée de Conakry à Labé prend normalement une journée entière. Cette traversée est très périlleuse, car elle passe dans les montagnes. Il y a beaucoup de falaises et la route par endroits est très étroite. Chaque semaine on apprend à la radio qu'un bus ou un camion termine dans le ravin. C'est ce qui a failli nous arriver nous aussi. Le magbana[225] était surchargé, trois personnes étaient assises à l'avant avec le conducteur, et une vingtaine de personnes derrière. En plus, au milieu de la cabine nous avions placé un mouton en une douzaine de poules. Sur le toit étaient fixés les bidons d'huile, les bidons d'eau et les bidons d'essence. [...]. A mi-chemin, après Mamou, la route commence à monter et il y a à cet endroit beaucoup de virages, souvent très dangereux. C'est comme ça que notre véhicule est sorti de route et s'est renversé en percutant les arbres. C'est arrivé car le chauffeur roulait trop vite et lorsqu'il a essayé de freiner les freins n'ont pas fonctionné. S'il n'y avait pas ces arbres qui ont freiné le magbana, on allait tous mourir. Nous avions eu beaucoup de chance ce jour-là. Personne n'est décédé, mais beaucoup ont reçu des blessures graves. Moi, qui étais assis à l'avant près de la fenêtre a pris le choc si violemment que ma colonne du dos s'est cassée. Depuis cet accident, je n'ai plus jamais réussi à marcher* ».

Un exemple similaire nous a été donné par Ibrahima S., qui, comme nous l'avons évoqué au début de cette étude, avait perdu sa jambe droite après avoir été percuté par un véhicule :

I. S. : « *Ça s'est passé quand je jouais un match au quartier. Vous savez ici on n'a pas de terrains de foot, on joue partout où il y a de la place. Parfois, on joue sur le terrain où passe une route. On doit arrêter le ballon car il y a la circulation... [...]. Ensuite. Bah, je me souviens que mon père m'avait envoyé à l'hôpital, mais il n'avait pas l'argent. Les médecins, ils ont mis un plâtre et on m'a ramené à la maison. J'ai beaucoup souffert, je ne pouvais pas marcher, même pas bouger, pas dormir. Après deux semaines, une infection a encore frappé mon pied et on m'a dit qu'il faut, comme on appelle, amputation* ».

Ces deux exemples montrent clairement que l'absence de contrôle technique des véhicules, l'état catastrophique des voies de communication et surtout le non-respect frappant du code de la route et des règles élémentaires de sécurité, continuent à coûter très cher à la Guinée, tant en pertes humaines qu'en pertes économiques.

---

[225] Nom familier désignant un taxi-minibus.

2. Ancienneté des déficiences et compensation orthopédique

Les résultats de notre étude montrent que dans la majorité des cas, l'ancienneté des déficiences, c'est-à-dire la période depuis laquelle les personnes déclarent être déficientes, dépasse plus de 5 ans (92,5%). Cela laisse entendre qu'elles ont eu suffisamment de temps pour bénéficier d'un appareillage approprié à leur besoin. Or, seulement 4% possèdent une prothèse, 14% se déplacent à l'aide de chaises roulantes et près de 30% grâce aux tricycles. La part des appareillages orthopédiques proprement dits est donc minime. Inversement, de nombreuses personnes ne possèdent aucun appareillage approprié. La majeure partie d'entre elles (23%) se débrouillent au quotidien grâce à une paire de béquilles et 11% à l'aide d'un bâton. Pour finir, 18% des individus ne possèdent aucun appareillage sachant que, parmi eux, un grand nombre souffrent de malformations susceptibles d'être corrigées à l'aide d'orthèses telles que des chaussures orthopédiques (Figure 22).

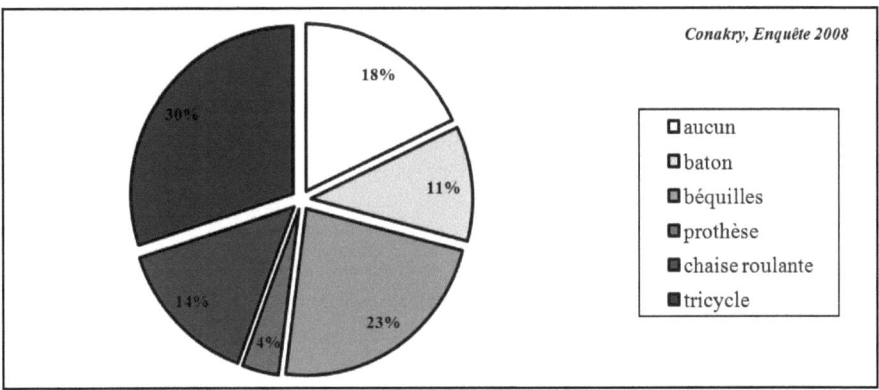

Figure 22 : Appareillages orthopédiques utilisés par les personnes DMI habitant à Conakry

Le déficit en matière d'appareillage se confirme définitivement lorsque l'on fait le lien entre la typologie des déficiences et leurs moyens de compensation orthopédiques.

Ainsi, on constate que seuls 12% des personnes ayant subi une amputation du ou des membre(s) inférieur(s), c'est-à-dire 5 cas sur un total de 44, sont appareillés. La majorité de ce public n'est donc pas appareillée (Figure 23).

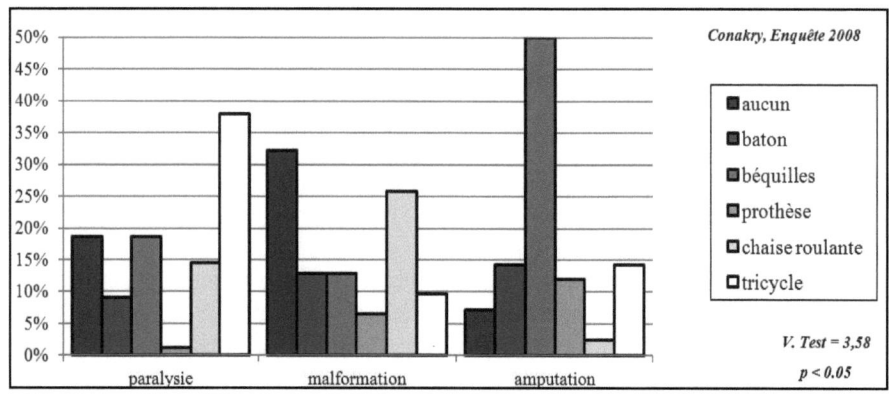

Figure 23 : Moyens de compensation orthopédique en fonction de la typologie des déficiences

D'après ces résultats, nous pouvons affirmer que la prise en charge orthopédique en Guinée est absolument insuffisante. Ainsi, quelle que soit la nature des déficiences, la compensation orthopédique des personnes DMI repose principalement sur les aides techniques telles que les tricycles et les fauteuils roulants. Ces derniers sont, en grande majorité, fournis par les ONG étrangères telles que l'association strasbourgeoise « Guinée Solidarité » et les entreprises privées comme la compagnie de télécommunication « AREEBA ».

Seule une quantité très limitée de tricycles est fabriquée sur commande et délivrée par le CNO de Conakry. Le principal problème que posent ces aides techniques réside dans le fait que, la plupart du temps, elles sont distribuées pendant les campagnes publicitaires de façon aléatoire et sans le moindre suivi médical.

Or, certains individus qui en ont réellement besoin n'en reçoivent pas et ceux qui n'en ont pas besoin, en reçoivent. De plus, en l'absence de programmes de rééducation fonctionnelle et d'appareillages orthopédiques compensatoires, l'utilisation permanente et inappropriée de fauteuils roulants et de tricycles rend l'usage des membres inférieurs définitivement impossible.

En d'autres termes, cette forme d'aide n'est pas toujours avantageuse, voire quelquefois nuisible à la santé et à l'autonomie des personnes atteintes de handicap. Comme l'explique le directeur du CNO, les tricycles ne conviennent pas à tous les patients et leur distribution devrait donc être davantage réglementée et obéir aux prescriptions médicales :

> M. T. : « *En effet, la situation à laquelle nous assistons est vraiment lamentable. Les sociétés privées, pour faire de la publicité, rassemblent des grandes foules et distribuent au hasard des tricycles avec leurs logos imprimés dessus. Par exemple, récemment, une compagnie a fait soit disant un don aux handicapés en leur offrant plus d'une centaine de tricycles. Plus de cent tricycles ! [...]. Oui... c'est ça. Mais le problème que ça pose... il y a parmi ces handicapés les enfants, les femmes, les personnes âgées, ils sont tous différents, leur état de santé est différent, leurs besoins sont différents. On peut pas donner des tricycles à tout le monde. Cela peut poser des problèmes, par exemple chez les femmes. Il y en a qui ne peuvent plus accoucher normalement à cause de la position assise en permanence, cela provoque une rigidité du bassin. Chez les enfants, un tricycle n'est pas adapté à leur taille, donc ils ne peuvent pas s'en servir. [...]. Par exemple chez nous. Le CNO fabrique ses propres tricycles. Nous les distribuons que lorsque le patient s'est enregistré dans notre service et a passé une visite médicale complète. Ensuite, en fonction de nos observations nous lui proposons l'aide la plus appropriée. Cela peut être un tricycle, mais cela peut aussi être une prothèse, une paire de béquilles ou bien une chaise roulante* ».

En effet, l'utilisation des aides techniques sans recommandation d'un orthopédiste peut entrainer chez certains sujets l'aggravation de leur état de santé et la limitation définitive de leurs capacités physiques. L'usage des tricycles et des fauteuils roulants devrait se faire en dernier recours, lorsque l'appareillage classique (prothèses et orthèses) ne suffit plus, lorsque l'individu est totalement inapte à maintenir l'équilibre et à se déplacer. Toutefois, même dans de tels cas, des séances de rééducation sont fortement conseillées afin de stimuler le système neuromusculaire et de faire circuler le sang dans les membres inactifs. Le passage automatique sur des appareils de cette sorte va à l'encontre du principe de rééducation fonctionnelle, car cela rend les individus dépendants de leur utilisation en ne leur laissant aucune alternative.

3. Migration des personnes atteintes de déficiences des membres inférieurs

Notre paragraphe suivant s'intéresse aux comportements migratoires, qui comme nous l'avons suggéré, semblent expliquer le surnombre de personnes atteintes de déficiences des membres inférieurs au sein de la capitale guinéenne. D'après les résultats de notre enquête, près de 80% des personnes enquêtées ne sont pas natives de Conakry mais y résident depuis au moins plus d'un an. Ce fait traduit ainsi un fort afflux des populations issues principalement du milieu rural et quelquefois d'autres agglomérations, vers la capitale. Ainsi, près des trois-quarts des individus (74%) que nous avons rencontrés sont originaires du milieu rural. Le quart restant provient essentiellement des villes voisines telles que Coyah, Dubréka et Kindia. Pour mieux comprendre et analyser ce phénomène, nous avons choisi de regrouper les réponses concernant les raisons de leur migration en quatre catégories comme indiqué ci-dessous (Figure 24).

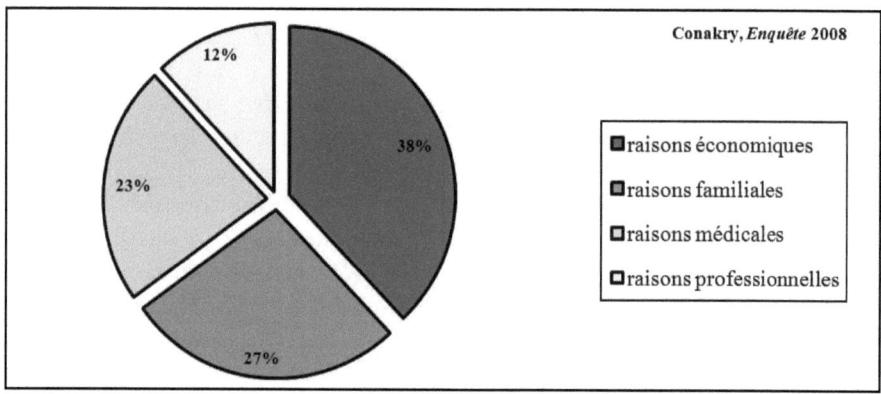

Figure 24 : Causes de la migration des personnes DMI en République de Guinée

Ainsi, parmi les différentes causes qui sont à l'origine de l'exode rural des personnes atteintes de déficiences des membres inférieurs en République de Guinée, on trouve dans l'ordre décroissant : les raisons économiques (38%), les raisons familiales (27%), les raisons médicales (23%) et les raisons professionnelles (12%).

3.1. Raisons économiques

La principale raison qui justifie la migration des personnes atteintes de déficiences des membres inférieurs s'explique par les inégalités économiques qui persistent entre la capitale et le reste du pays. L'absence de travail et de perspectives, la pauvreté et quelquefois la famine, qui caractérisent le milieu rural, constituent autant de facteurs incitant le public atteint de handicap à quitter massivement ses lieux de naissance et d'habitation, et à venir tenter sa chance à Conakry où, dans la plupart des cas, la mendicité devient sa seule occupation et activité génératrice de revenu. Par ailleurs, cette pratique, sur laquelle nous reviendrons ultérieurement, ne semble pas déranger certaines personnes comme Binta D.

En parlant de son village natal et des motifs de sa présence à Conakry, elle explique :

B. D. : « *Il n'y avait aucune aide. Les gens ne m'aimaient pas, tout ça à cause de ces maudits diables qui m'ont frappée. Là-bas, on me rejetait, les gens avaient peur de moi. Les gens parlent, parlent, parlent sur moi. Tout le monde a peur. Personne n'a envie que ça lui arrive à son tour. C'est pour ça que j'ai quitté mon village et maintenant je suis à Conakry. [...]. Moi, je n'ai pas de formation et je ne sais pas qui peut m'apprendre une formation, car pour les handicapés il n'y a rien qui fonctionne. Il n'y a pas de travail, si on n'a pas de famille, il faut faire la mendicité. C'est la seule chose qui peut nous aider à vivre* ».

Enfin, lorsque l'on demande à Binta D. si elle préfère pratiquer la mendicité à Conakry ou bien rentrer reconstruire sa vie au sein de son village natal, sa réponse est sans équivoque :

B. D. : « *Oui, Conakry c'est bon, c'est mieux que là-bas. Ici, les gens ne me dérangent pas. Ici les gens sont différents. Il y a beaucoup qui passent à cet endroit et il y a toujours qui me donnent un peu d'argent. Je leur dit bonjour en soussou, en malinqué, en poular et ils donnent un peu de « coberis »*[226]. *Parfois je peux gagner jusqu'à 10 mille francs ou 15 mille francs (2-3 dollars US), par jour, ce qui me suffit pour être bien. [...]. Pourquoi ça ? Retourner au village : jamais, je suis bien ici, là-bas c'est zéro !* ».

Pour cette jeune femme, l'avantage d'être à Conakry se résume donc au fait qu'elle puisse y pratiquer la mendicité, de façon libre et sans que les autres la jugent. La paupérisation progressive des populations rurales semble donc déstabiliser l'équilibre communautaire fondé sur la solidarité et la coopération.

Pour reprendre ses paroles, les paysans guinéens semblent être dépourvus de toute aide de l'Etat. Donc, il n'est pas rare que lorsque les récoltes agricoles baissent à cause, par exemple, de la sécheresse ou, inversement, à cause des inondations, apparaissent aussitôt des véritables pénuries alimentaires. Cela n'arrive pas, ou plus rarement au sein de la capitale car celle-ci bénéficie d'importations de riz et d'autres denrées alimentaires, notamment en provenance de Chine et des pays voisins.

---

[226] « Argent » en dialecte Soussou.

Par ailleurs, ce déséquilibre qui se maintient entre la capitale et le reste de la Guinée ne touche pas exclusivement les publics marginalisés, mais concerne l'ensemble de la population et contribue fortement à l'exode rural. Comme l'expliquent les auteurs d'une étude sur les dynamiques spatiales de la population guinéenne, l'on assiste de nos jours en République de Guinée à une transition urbaine et démographique, qui se caractérise par une forte concentration urbaine liée à la croissance démographique et à l'immigration principalement masculine[227]. Inversement, certaines zones rurales subissent les conséquences du sous-peuplement en manquant dramatiquement d'hommes, principale source de main-d'œuvre.

3.2. Raisons familiales

Bien que dans les réponses des enquêtés, les « raisons familiales » semblent quelquefois se confondre avec les « raisons économiques », elles s'en distinguent par d'autres types de motivations. En effet, nous pensons que le fait d'avoir des proches installés à Conakry constitue une incitation majeure pour ces personnes à quitter la campagne. D'après ce que nous a décrit Mariama B., c'était la seule possibilité pour elle d'avancer dans sa vie :

> *M. B. : « Oui, donc, je disais que ma vie était devenue très difficile, je ne pouvais plus me rendre à l'école, car il fallait marcher plus d'une heure, tous les jours. En fait, mon école se trouvait à Kindia. C'était désolant. Je ne pouvais plus rester au village. J'ai demandé à mes proches de me ramener en ville. Vous savez, c'est une grande chance pour nous handicapés d'avoir des proches à Conakry. Dans notre famille c'est mon oncle qui habite à Conakry avec sa famille. Il est taximan (chauffeur de taxi) et une fois lorsqu'il nous a rendu visite au village, je l'ai supplié de me ramener avec lui. J'y voyais une grande occasion pour m'échapper de mon sort. Mes parents n'étaient finalement pas contre car ils voyaient que je ne faisais rien, que je n'avais aucun avenir. Ils ont donc arrangé mon départ. Et finalement j'ai été bien accueillie par la famille de mon oncle ».*

Comme elle l'explique plus loin, sa décision de s'installer à Conakry était pour elle une véritable sortie de secours face à son handicap. Grace à la présence à Conakry d'établissements scolaires et universitaires, elle a pu, obtenir le baccalauréat et entamer des études supérieures :

---

[227] Bidou, J-E., Touré, J. G. (2002). La population de la Guinée – dynamiques spatiales. *Les Caniers d'Outre-Mer, 217,* 9-30.

M. B. : « Bon déjà, depuis que je suis arrivée à Conakry, j'ai pu continuer mes études, ce qui n'était pas possible là où j'habitais avant. J'ai eu mes BAC 1 et 2 et j'ai aussi eu une bourse pour les études supérieures. C'est grâce à ça qu'aujourd'hui je finis ma troisième année de sociologie à Kofi Annan et je me projette de devenir journaliste ou bien écrivaine ».

Dauda K., quant à lui, explique qu'il a migré vers la capitale il y a environ 9 ans et que sa famille avait également joué un rôle primordial pour sa réussite, car sans l'aide de ses proches, il n'aurait jamais pu réussir à apprendre un métier et à trouver un emploi :

D. K. : « Après, je n'avais pas d'idée où aller et quoi faire. Il était très difficile de continuer les études, c'est-à-dire apprendre un métier... À cause de mon handicap, je pensais donc reprendre le commerce de mon père. Mais un jour, mon frère est rentré de Conakry, où il avait ouvert un cybercafé et c'est là qu'il m'a proposé de venir avec lui, pour apprendre l'informatique, enfin aussi pour l'aider à gérer son cybercafé. [...]. J'ai accepté et je suis parti sans hésiter, car pour moi c'était la seule chance de devenir un homme normal, je veux dire, de bien réussir ma vie quoi ».

Lui aussi, comme Mariama B., ne regrette aucunement son choix de venir tenter sa chance dans la capitale. Par ailleurs, la possibilité qu'offre la capitale, ne serait-ce que de pouvoir se connecter à Internet à des fins professionnelles, éducatives ou tout simplement pour communiquer avec des individus vivant à travers le monde, augmente significativement les possibilités d'action pour les personnes atteintes de handicap. Comme le montre Dauda, l'informatique a radicalement changé sa vie et est devenue indéniablement sa source de bonheur :

D. K. : « InchAllah ![228] *Depuis ma vie s'est beaucoup améliorée : j'aime ce travail qui occupe bien mes journées, je me projette dans des nombreuses activités, grâce à Internet je me forme moi-même, j'apprends beaucoup de choses, je « chat » avec d'autres handicapés sur les forums, avec les gens qui vivent dans d'autres pays... Comme ça je ne me sens pas seul. Avec Internet on ne se sent plus handicapé, on peut sortir de son corps handicapé... ».*

Aussi, nous avons constaté qu'il était coutumier au sein des foyers guinéens d'accepter les proches en difficultés. Cependant, la condition favorisant ou limitant ce type de relation intrafamiliale, était fortement influencée par la situation socio-économique des familles d'accueil. Ainsi, comme l'explique

---

[228] « Si Dieu le veut » en arabe.

Georges N., les familles pauvres résidant à Conakry ne peuvent, de nos jours, assurer à leurs proches atteints de handicap une subsistance optimale. Selon lui, les problématiques majeures liées à la situation socio-économique décadente et au chômage en République de Guinée, transforment et dénaturent les acquis culturels tels que la solidarité et la camaraderie dont les Guinéens pouvaient autrefois être fiers :

G. N. : « Le fait de prendre en charge une personne handicapée est naturellement le devoir d'une famille africaine. Cette réalité fait partie de notre culture. Le partage, la générosité, la protection, etc., ce sont les valeurs que nous transmettent nos parents, ça se transmet de père en fils et tout le monde respecte ça ici. Mais aujourd'hui, malheureusement, quand il y a tellement de problèmes économiques, des problèmes politiques, quand les prix des produits de base, comme le riz et les condiments, n'arrêtent pas d'augmenter, cela fait que certaines familles se retrouvent sans rien à la fin du mois. Il n'y a pas assez à manger... Vois-tu ? [...]. Dans beaucoup de foyers les gens n'ont plus de moyens. Ils doivent faire des économies sur tout : les vêtements, les chaussures, les affaires scolaires pour les enfants, les transports... Et quand une personne handicapée se présente à leur porte, même s'il s'agit du membre de leur famille, les gens ne veulent plus de lui. Ce contexte économique misérable que nous connaissons ici ne fait que détruire nos liens familiaux et notre identité africaine. Et je trouve ça très dommage, car c'est l'une des rares choses dont nous pouvions être fier, je parle en tant qu'africain, et aujourd'hui elle disparait ».

Nous verrons par la suite que la prise en charge familiale constitue en effet une véritable alternative par rapport à la pratique de la mendicité et elle compense partiellement l'insuffisance de la prise en charge institutionnelle des personnes atteintes de handicap en République de Guinée.

3.3. Raisons médicales

Près d'un quart des personnes enquêtées (23%) déclare avoir quitté leur lieu d'habitation pour des raisons essentiellement médicales. Ce fait semble s'expliquer par la quasi-absence et l'inefficacité de couverture médicale en milieu rural. D'après le médecin que nous avons interrogé au CHU Donka de Conakry, la répartition de la couverture médicale en République de Guinée est très inégale[229]. Si la capitale et les grandes agglomérations telles que

---

[229] D'après le Ministère Guinéen de la Santé Publique, en 2007, la Guinée ne dispose que de 841 médecins qualifiés dont 371 sont déployés à Conakry.

Kindia, Kankan et N'Zérékoré possèdent plusieurs hôpitaux et centres hospitaliers, ce n'est pas le cas des plus petites communes et des villages :

M. K. : « Bon d'abord, il y a en Guinée un problème de décentralisation. C'est-à-dire la répartition des soins médicaux est très inégale. Nous avons à Conakry plusieurs centres hospitaliers tels que les hôpitaux Donka, Ignas Deen, Jean Paul II. On a aussi des cliniques privées comme Ambroise Paré, le centre ukrainien Nikolaïev, sans parler des nombreux centres de santé. Dans le milieu rural il n'y a rien de tout ça. Pas assez de médecins, pas de pharmacies, pas de médicaments, pas de spécialistes tels que les dentistes. C'est vraiment très inégalitaire. Pour cause : il n'y a aucune politique de décentralisation en matière de santé publique. Résultats des courses, plus les écarts se creusent et plus on va avoir des gens de villages qui vont débarquer à Conakry. Voyez vous-même, les hôpitaux publics sont débordés, de nombreux villageois viennent ici pour se soigner ».

Une raison de plus pour les personnes déficientes de membres inférieurs de migrer vers la capitale se justifie par l'existence à Conakry du CNO, seul centre en Guinée capable de les prendre en charge sur le plan orthopédique. D'après son directeur :

M. T. : « Absolument. La présence du CNO à Conakry constitue l'une des causes de la migration des personnes handicapées. Et nos efforts aujourd'hui sont considérables. Normalement, un pays comme la Guinée devrait avoir un centre dans chacune des grandes villes. Les besoins en matière d'appareillage sont extrêmement importantes, c'est pourquoi nous nous battons pour ouvrir et équiper d'autres centres orthopédiques comme, par exemple, à Kindia et N'Zérékoré. Pour pallier à cette situation figure notamment le projet de mise en route d'une ambulance équipée pour la fabrication d'appareillages orthopédiques et qui pourra se rendre dans les zones rurales éloignées et difficilement accessibles ».

Il s'agit là d'une initiative qui pourrait être prochainement réalisée et qui, à l'image de certaines missions humanitaires, pourra à court terme améliorer les conditions de vie des personnes atteintes de handicap.

Statistiquement, pour 10 mille habitants, la Guinée ne compte que 4 infirmiers, moins de 1 médecin, 0,4 sages-femmes et 0,2 pharmaciens. Pour un pays tels que la France, la proportion de médecins par habitant est plus de 30 fois supérieure à la Guinée (30,6 médecins pour 10 mille habitants).

3.4. Raisons professionnelles

Pour finir, dans 12% des cas à l'origine de l'exode rural, se situent les raisons d'ordre professionnel. A cette catégorie adhérent essentiellement les artisans, qui en l'absence d'outils de travail, de matières premières et surtout de clientèle, migrent vers la capitale qui leur offre de plus grandes possibilités de réussite professionnelle. La capitale leur donne, en effet, l'accès aux matières premières et aux outils de travail, mais elle offre également une clientèle beaucoup plus nombreuse, diversifiée et marquée par la présence d'étrangers (touristes et résidants).

Ainsi, on retrouve à Conakry de nombreux ateliers de couture, de coiffure, de réparation de petits appareils électroménagers dirigés par des personnes atteintes de handicap. A cela s'ajoute le fait que les emplois majoritairement occupés au sein du milieu rural se résument aux travaux agricoles, qui sollicitent principalement les personnes valides capables de s'impliquer physiquement dans le labeur et ne laissent aucune place aux personnes atteintes de handicap. Comme l'explique Saran S., même pour une personne capable de travailler et de se réaliser d'un point de vue professionnel, une personne ayant des capacités et de la motivation pour réussir sa vie, le milieu rural jouera le rôle d'inhibiteur de toutes perspectives :

S. S. : « Oui. Il était difficile pour moi de progresser dans le milieu rural. Avec mon handicap, je ne pouvais rien faire. Comment voulez-vous qu'avec mon handicap je trouve un travail ? Au village où j'habitais avant de m'installer à Conakry, tous les travaux étaient physiques, agriculture, élevage, pêche, chasse, il n'y avait pas de place pour une handicapée. Comme je voulais faire la couture il me fallait des possibilités pour m'épanouir. Au village je manquais de tissus, puis les clients étaient rares, il fallait passer par les revendeurs qui achetaient en gros et revendaient à Conakry. Je ne voulais pas dépendre d'eux, je voulais travailler directement avec les clients ».

Le milieu rural semble donc être absolument inadapté pour permettre aux personnes atteintes de handicap de se réaliser sur le plan professionnel. D'après Dauda K., le problème ne réside pas que dans l'inadaptation des emplois, mais il est aussi en grande partie lié aux mentalités qui réduisent parfois le handicap à l'inactivité et à la dépendance :

D. K. : « C'est à cause des mentalités. Au village, les gens vivent comme dans le passé. La place d'un handicapé est nulle, on ne doit pas participer aux travaux, personne ne pense à nous, on reste inactifs. Ce qui n'est pas le cas à Conakry, où pour survivre il faut trouver une occupation, on ne peut pas rester sans rien faire. C'est-à-dire si l'on ne fait rien, rien de bon ne nous arrivera. Si aujourd'hui on nous laisse au village une place parmi les autres, nous allons nous aussi travailler et gagner dignement notre vie, je crois même que beaucoup d'handicapés retourneront dans leurs villages natals, mais temps que les mentalités ne changent pas, ils resteront là-bas, à Conakry ».

Ce jeune déficient moteur soulève un véritable problème de reconnaissance du statut des personnes handicapées en insistant sur le rôle des mentalités, qui seraient pour lui dépassées notamment au sein du milieu rural. Dans les campagnes on voit clairement que la « balance d'ambivalence culturelle », tend sensiblement vers les valeurs traditionnelles qui ne prévoient pas une pleine reconnaissance des droits et des chances des personnes atteintes de handicap.

Par ailleurs, nous pouvons constater que l'ensemble des raisons évoquées par les personnes interrogées durant cette enquête, se résument à la dichotomie entre la capitale et le milieu rural. Comme nous l'avons montré, cette forme d'opposition se manifeste principalement sur le plan de la modernité et de la tradition. La capitale, plus en avance que la campagne, semble offrir davantage de liberté aux personnes atteintes de handicap, même si beaucoup se convertissent en mendiants professionnels[230].

---

[230] Tchirkov V., Keller D., Ambassa S. (2011). Stratégies de subsistance des personnes atteintes de déficiences des membres inférieurs en République de Guinée. *Développement humain, handicap et changement social, 2(19)*, 97-107.

II. MODES DE SUBSISTANCES DES PERSONNES ATTEINTES DE DEFICIENCES DES MEMBRES INFERIEURS RESIDANT A CONAKRY

1. Profils socio-économiques des personnes interrogées

Notre hypothèse suivante consistait à vérifier l'existence chez le public atteint de déficiences des membres inférieurs résidant à Conakry de trois profils socio-économiques correspondant chacun à ce que nous avons appelé des « modes de subsistances ». Ainsi, l'utilisation des trois modes, à savoir la pratique de la mendicité, l'occupation d'un emploi et la prise en charge familiale a été mise à l'épreuve. Les résultats montrent que près de la moitié de notre premier échantillon (48%) subsiste uniquement grâce à la mendicité, 18% grâce à l'aide familiale et 16% grâce à l'exercice d'un emploi (Figure 25).

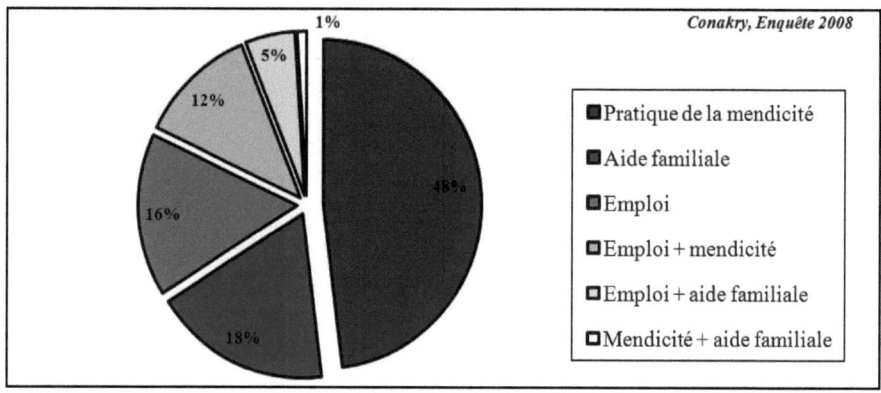

Figure 25 : Répartition des personnes DMI enquêtées selon les trois modes de subsistance

De plus, une nouvelle tendance, « mixte », est ressortie, car près de 12% des personnes interrogées conjuguent à la fois la mendicité et le travail, 5% le travail et l'aide familiale, moins de 1%, ce qui représente deux cas isolés, l'aide familiale et la pratique de la mendicité. Il apparaît que les trois modes ou types de comportements socio-économiques se démarquent clairement par des pourcentages assez élevés. L'utilisation simultanée des deux stratégies différentes ne concerne que 18% des personnes interrogées, dont les deux tiers pratiquent à la fois la mendicité et un emploi. Ce fait peut s'expliquer par la définition donnée à l'emploi, qui était très large et prenait en compte certaines activités telles que le commerce de cartes téléphoniques et la réparation des parapluies, qui sont des activités temporaires et qui rapportent des revenus très faibles.

1.1. Subsistance à travers la pratique de la mendicité

La mendicité est de loin la principale occupation adoptée par les personnes DMI résidant à Conakry. Ainsi, elle concerne près des deux tiers (65%) de l'ensemble de notre échantillon, car 48% subsistent exclusivement grâce à cette activité et 13% la combinent principalement avec le travail. Les analyses de nos résultats montrent que la mendicité touche autant les hommes que les femmes (rapport homme/femme égale 1,02).

De plus, elle se pratique le plus souvent dans les lieux publics, tels que les entrées de mosquées, les marchés, les carrefours des axes routiers et les trottoirs des centres économiques, plus rarement de maison en maison et quelquefois de ville en ville. Les revenus de cette activité rapportent en moyenne deux dollars US par jour, ce qui représente le double du seuil de pauvreté absolu fixé dans les pays en voie de développement par le Fonds monétaire international (FMI)[231].

Plusieurs facteurs biomédicaux influencent significativement la tendance à opter pour cette forme de subsistance. Tout d'abord, la pratique de la mendicité augmente avec l'âge. Chez les jeunes gens âgés de 20 à 29 ans, les proportions des mendiants et des non-mendiants sont quasi-identiques. Ensuite, on constate une augmentation progressive de sa fréquence qui dépasse les 60% chez les personnes âgées de 30 à 49 ans et 74% chez les personnes âgées de plus de 50 ans (Figure 26).

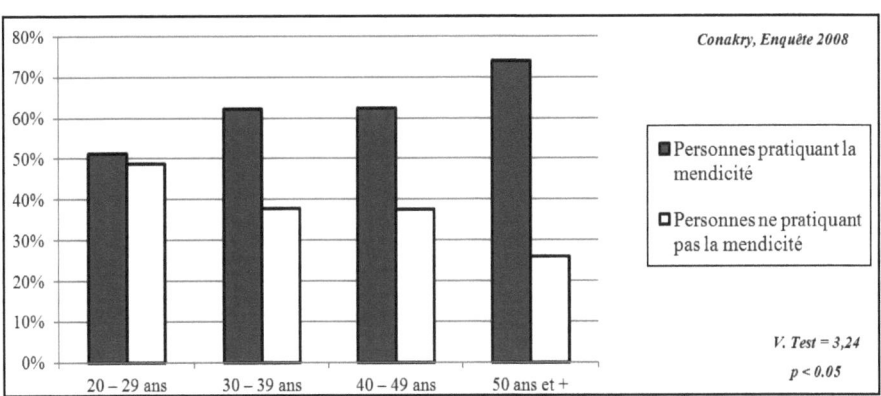

Figure 26 : Pratique de la mendicité des personnes DMI en fonction des catégories d'âge

---

[231] Bénicourt, E. (2001). La pauvreté selon le PNUD et la Banque mondiale. *Etudes rurales, 159,* 35-53.

Au-delà de l'âge, la fréquence de la mendicité dépend de la sévérité des déficiences et notamment de leur apparence esthétique. Ainsi, elle concerne 67% des personnes déficientes des deux membres, contre 48% de celles dont seul un membre est atteint. De la même façon, la tendance à utiliser la mendicité comme mode de subsistance augmente avec le niveau anatomique de la lésion. Elle concerne ainsi 40% des personnes atteintes au niveau de la cheville, 46% au niveau du genou et 65% au niveau de la hanche. En d'autres termes, plus les conséquences de la déficience sont lourdes sur les plans fonctionnel et esthétique, plus les individus ont tendance à pratiquer la mendicité. Le corps « mutilé » et « abimé » acquiert donc une certaine reconnaissance, un capital, générant la pitié et impliquant la charité. Par ailleurs, il n'est pas rare d'observer les individus porteurs de handicap exposer volontairement leurs déficiences afin d'invoquer la compassion et la miséricorde des passants.

Sur le plan socio-économique, nous avons constaté que la mendicité est significativement liée au niveau d'études. En effet, elle touche près de 90% des personnes n'ayant aucun bagage scolaire et 80% des personnes scolarisées dans des écoles coraniques. A partir du niveau secondaire, la tendance s'inverse et plus on monte dans le niveau, moins les personnes s'adonnent à cette activité (Figure 27).

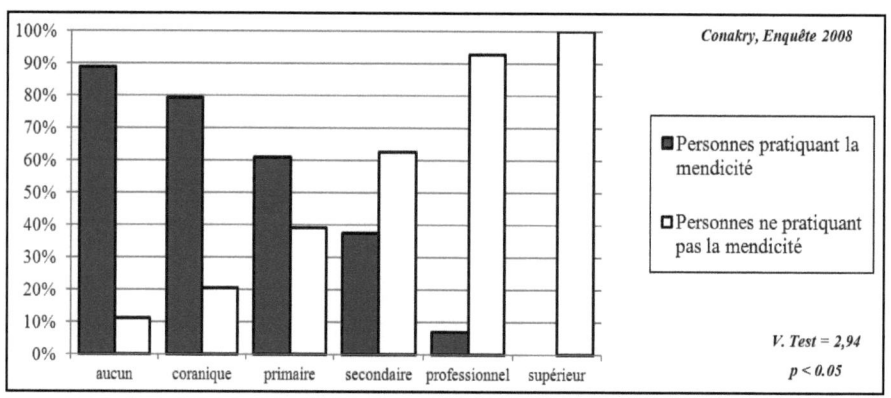

Figure 27 : Pratique de la mendicité des personnes DMI en fonction du niveau d'études

Nos résultats confirment que le système éducatif guinéen reste inaccessible à la majorité des enfants et des jeunes atteints de déficiences des membres inférieurs. Près de 35% parmi eux n'ont pas été scolarisés, 30% ont fréquenté les écoles coraniques, seulement 9% ont atteint le niveau primaire et 6% le niveau secondaire, 14% possèdent une formation professionnelle et 6% un niveau d'études supérieures. Comme nous le verrons ultérieurement, l'absence de formation va constituer une difficulté majeure par rapport à leur insertion dans la vie professionnelle.

Mis à part le niveau d'études, la fréquence de la mendicité est très fortement liée au lieu de naissance des individus. Comme nous l'avons souligné précédemment, près de 80% des personnes interrogées ne sont pas originaires de Conakry. Ainsi, dans le groupe constitué par les mendiants, le taux des personnes ayant migré est nettement supérieur à celui du groupe des non-mendiants (65% contre 34%). Cela montre que malgré les avantages que représente la capitale par rapport au reste de la Guinée, notamment sur le plan socio-économique, les taux d'insertion professionnelle des personnes DMI y demeurent très faibles.

Concernant l'engagement associatif des personnes DMI, on note qu'il est, quant à lui, très élevé. Ainsi, près d'un enquêté sur deux (45,9%) déclare être membre d'une association. Il s'agit majoritairement des associations qui revendiquent la protection des personnes atteintes de handicap, la reconnaissance de leurs droits et le respect de leurs libertés. Au total, plus d'une trentaine d'associations de ce genre sont répertoriées au sein de la capitale. Malgré cela, l'engagement associatif ne semble pas constituer un dispositif visant à contrecarrer la pratique de la mendicité. Au contraire, près de 69% des personnes ayant une affiliation associative pratiquent la mendicité. Inversement chez les personnes ne faisant pas partie du monde associatif, les taux de mendiants et de non-mendiants sont identiques (Figure 28).

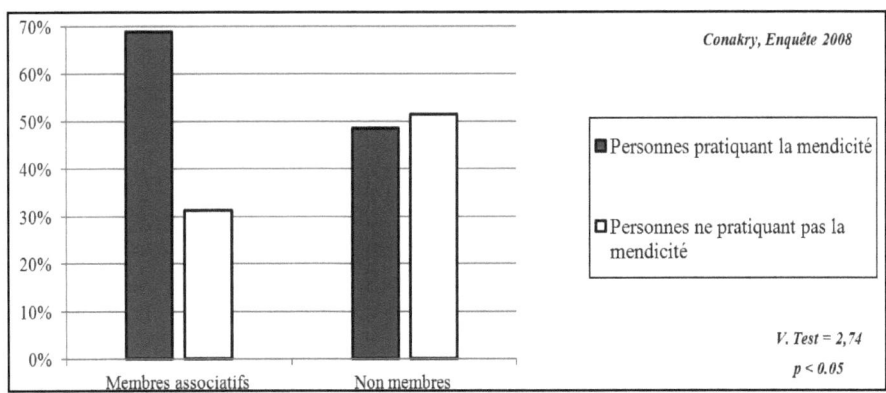

Figure 28 : Pratique de la mendicité des personnes DMI en fonction de leur engagement associatif

Enfin, contrairement à l'idée selon laquelle le manque d'appareillages et d'aides techniques favorise le phénomène de mendicité, les résultats montrent que la grande majorité (80%) des personnes qui la pratiquent possède un tricycle ou un fauteuil roulant.

Nous revenons ainsi au constat fait auparavant qui confirme l'inefficacité de la prise en charge orthopédique en République de Guinée, car dans la plupart des cas il s'agit des personnes chez lesquelles l'utilisation de telles aides techniques n'est pas appropriée.

1.2. Subsistance à travers l'occupation d'un emploi

L'emploi concerne un tiers des personnes interrogées (33%), parmi lesquelles seule la moitié subsiste exclusivement grâce à celui-ci. Il est toutefois surprenant de noter que les proportions d'actifs et d'inactifs sont identiques chez les hommes et chez les femmes (33,3% contre 32,7%). Ici, nos résultats se démarquent significativement de ceux obtenus en 1996 pour la ville de Conakry, qui affichent des taux d'activité chez les hommes atteints de handicaps nettement supérieurs à ceux des femmes (46% contre 26%). Toutefois, ces données sont relatives à l'ensemble des publics porteurs de handicap et non spécifiques aux personnes atteintes de déficiences des membres inférieurs. Par ailleurs, les emplois les plus occupés sont, dans l'ordre décroissant, l'artisanat et le petit commerce (42,2%), la fonction publique et le secteur privé (31,3%) et les métiers de la mécanique (22,9%). En bas de l'échelle se situent les agriculteurs (3,6%). Les métiers les plus pratiqués, notamment par les femmes, sont la coiffure et le tricotage. Cela peut s'expliquer en partie par l'impulsion donnée à ce secteur par les organisations non gouvernementales de développement, qui équipent les petits ateliers et qui proposent aux personnes en situation de handicap des formations requises[232]. Comme nous l'explique Alpha Oumar S., responsable d'une association locale pour la défense des droits des personnes handicapées, l'insertion de ces publics est fortement conditionnée par la formation et la création d'emplois :

A. O. S. : « Seules les actions organisées et accréditées peuvent apporter les changements que nous espérons. Je veux dire les projets soutenus financièrement et matériellement. Il faut donner aux gens la formation et la possibilité de travailler. C'est la seule façon de les aider. Aujourd'hui nous voyons certaines ONG qui travaillent déjà dans cette direction. Il faut continuer à créer des emplois pour les handicapés, c'est la véritable solution pour eux et pour toute la société. Quand ça va se développer, je pense vraiment, nombreux feront pareil ».

---

[232] Par exemple, l'association Guinée Solidarité de Strasbourg collecte, répare et achemine du matériel en vue de créer des emplois pour les personnes en situation de handicap en République de Guinée.

Au niveau de la fonction publique, nous avons principalement rencontré des enseignants. Depuis que l'Etat guinéen a ratifié la « Convention internationale relative aux droits des personnes handicapées »[233], environ 5% des postes de la fonction publique leur sont accordés. Toutefois, les salaires moyens, tous secteurs confondus, restent très faibles et varient autour de 50 dollars US par mois. Cela semble expliquer les motivations de certaines personnes à pratiquer la mendicité de façon occasionnelle. Par ailleurs, les résultats montrent que l'écrasante majorité (78%) des individus âgés de 20 à 29 ans ne possède aucun emploi. Or, cette catégorie d'âge est quantitativement très représentative puisqu'elle constitue près de 40% de l'ensemble de notre échantillon. L'écart entre les actifs et les inactifs se resserre chez les personnes ayant entre 30 et 39 ans, puis il disparaît entre 40 et 49 ans. La différence se recreuse de nouveau à partir de 50 ans, puisque 70% des personnes qui atteignent cet âge sont sans emploi (Figure 29).

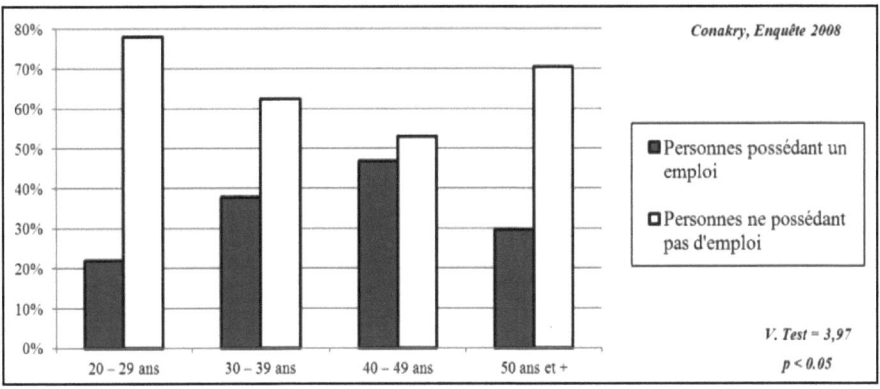

Figure 29 : Emploi des personnes DMI en fonction des catégories d'âge

Cet état de fait, constaté chez les individus porteurs de déficiences des membres inférieurs semble correspondre à la tendance majeure qui se caractérise par un taux de chômage extrêmement élevé chez les jeunes adultes et chez les personnes âgées au-delà de 50 ans. L'âge le plus propice à l'emploi devrait donc se situer entre 30 et 50 ans. Cela pourrait s'expliquer par l'inertie même du marché de l'emploi guinéen, cherchant à embaucher les personnes avec une certaine expérience professionnelle et créant peu de nouveaux emplois.

---

[233] Adoptée par l'Assemblée générale des Nations Unies le 13 décembre 2006, La Convention internationale relative aux droits des personnes handicapées marque une avancée historique pour les personnes handicapées du monde entier.

Parmi les facteurs socio-économiques, comme pour la mendicité, l'emploi est une fois de plus lié au niveau d'études. Ainsi, on constate que près de 74% des personnes sans formation et 76% avec une instruction coranique ne travaillent pas. Réciproquement, plus le niveau d'études augmente, plus elles ont tendance à occuper un emploi (Figure 30).

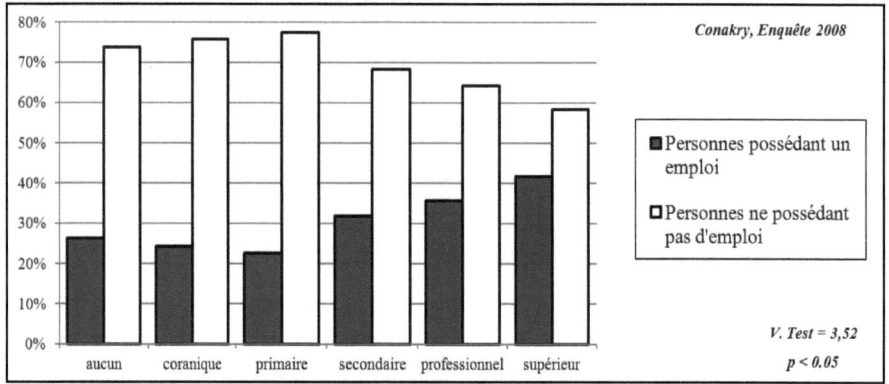

Figure 30 : Emploi des personnes DMI en fonction du niveau d'études

Toutefois, même avec une qualification professionnelle ou possédant un diplôme de l'enseignement supérieur, ce qui représente la minorité de notre échantillon, moins de la moitié des individus DMI résidant à Conakry arrive à trouver du travail. L'exception pourrait être faite pour les étudiants qui touchent une bourse de l'Etat et qui ne s'inscrivent dans aucune de nos catégories. Chez le reste de notre échantillon, les taux d'activité professionnelle sont encore plus faibles et varient globalement entre 20% et 30%.

On remarque que nos résultats concernant l'emploi des personnes porteuses de déficience des membres inférieurs à Conakry sont en accord avec la littérature scientifique, puisque les mêmes proportions d'actifs et d'inactifs ont été rapportées par d'autres auteurs. Ainsi, Zaracostas considère qu'entre 80% et 90% des personnes en situation de handicap résidant dans les pays en voie de développement sont sans emploi[234]. Selon Perry, leurs taux de chômage en Asie sont deux fois plus élevés que ceux du reste de la

---

[234] Zaracostas, J. (2005). Disabled still face hurdles in job market. *The Washington Times, 16.*

population et ils atteignent quelquefois les 80%[235]. Le taux de chômage étant officiellement indéterminé en République de Guinée, nous pouvons seulement l'estimer pour les personnes atteintes de déficiences des membres inférieurs résidant à Conakry. D'après nos résultats, celui-ci devrait se situer autour de 85%. En effet, sur 33% des personnes considérées comme « actives », seulement la moitié subsiste exclusivement grâce au travail. De plus, notre définition de l'emploi était très large et prenait en compte certaines activités professionnelles qui ne sont pas considérées comme telles par d'autres auteurs, par exemples, le commerce des cartes téléphoniques et la réparation des parapluies.

1.3. Subsistance à travers la prise en charge familiale

L'encadrement familial peut être envisagé comme le modèle traditionnel de la prise en charge du handicap en Afrique Occidentale. Rappelons aussi que parmi les causes qui justifient l'exode rural des personnes DMI, les raisons familiales en occupent 23%. Ces résultats se confirment car près d'un quart des enquêtés (24%) déclare au moment de notre étude bénéficier de l'aide de leurs proches. En supposant qu'il s'agit des mêmes individus, c'est-à-dire de ceux qui ont migré vers la capitale pour des raisons familiales et de ceux qui continuent à en bénéficier, on peut déduire l'aspect durable de ce type de relation au sein des foyers guinéens. Par ailleurs, les femmes utilisent cette forme de prise en charge plus souvent que les hommes (34% contre 20%). De plus, nous avons remarqué que les activités associées à ce mode de subsistance sont très stéréotypées : les hommes s'orientent le plus souvent vers l'enseignement du Coran, tandis que les femmes quittent rarement leur foyer, où elles s'occupent principalement du ménage, de la préparation des repas, de la garde et de l'éducation d'enfants. Ce phénomène peut expliquer une fois de plus par le caractère patriarcal de la société guinéenne qui accorde aux hommes un statut socioprofessionnel supérieur à celui des femmes. Les hommes possèdent ainsi « naturellement » le devoir de travailler, tandis que les femmes ont l'obligation de rester au foyer pour s'occuper du ménage et des enfants[236].

Parmi les facteurs biomédicaux, la prise en charge familiale évolue en fonction des catégories d'âge. Elle concerne principalement les jeunes ayant

---

[235] Perry D. (2003). Moving Forward: Toward decent work for people with disabilities - Examples of good practices in vocational training and employment from Asia and the Pacific. International Labour Office.
[236] Doumbouya, O. S. (2008). *Les ONG féminines en Guinée*. Paris, L'Harmattan.

moins de 29 ans, ainsi que les personnes considérées comme retraitées, au-delà de 50 ans. Le pourcentage des personnes âgées entre 30 et 49 ans placées sous tutelle de leurs familles est insignifiant (Figure 31).

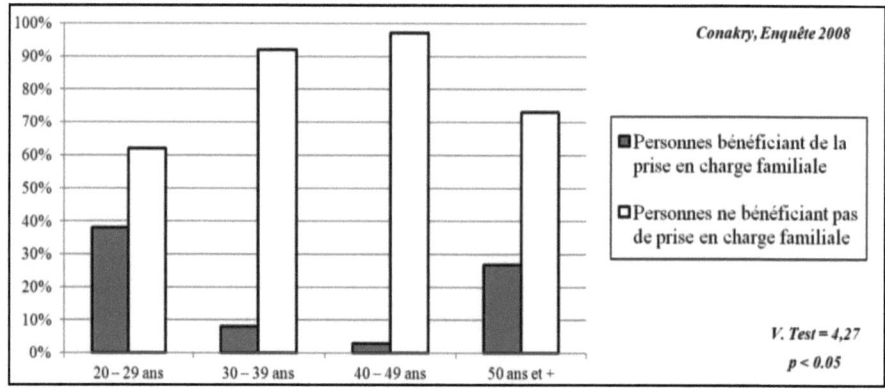

Figure 31 : Prise en charge familiale des personnes DMI en fonction des catégories d'âge

Enfin, l'aide familiale semble contraindre les personnes à rester inactives d'un point de vue professionnel. Ainsi, parmi celles qui en bénéficient, seulement 21% travaillent contre une moyenne de 35% chez les personnes qui n'en bénéficient pas. De même, la prise en charge familiale présente une certaine incompatibilité avec la pratique de la mendicité, puisque la part des personnes qui ont recours à celle-ci et qui mendient est insignifiante (moins de 4%).

Inversement, lorsque les personnes sont autonomes vis-à-vis de leur entourage, elles optent pour la mendicité dans 77% des cas (Figure 32).

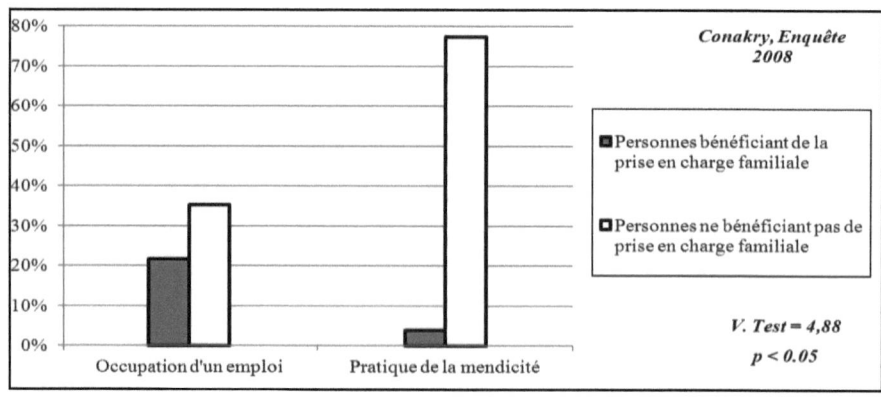

Figure 32 : Prise en charge familiale et activités économiques des personnes DMI

Le facteur qui semble jouer un rôle prédominant par rapport aux modalités de l'encadrement familial est indéniablement la situation économique des familles des personnes interrogées. En effet, selon le PNUD, la majorité des habitants de Conakry vit à la limite de la pauvreté, voire en-dessous. Il est donc parfois difficile pour les familles de supporter le handicap des points de vue psychologique et économique. Comme nous l'avons vu avec le témoignage de Georges N., cette situation implique parfois, sans mauvaises intentions, une démission de la famille qui peut présenter alors une attitude de déni, voire d'abandon vis-à-vis de ses membres handicapés, ce qui pousse certaines personnes à la mendicité.

2. Influence des modes de subsistances sur l'intégration sociale

Comme nous l'avons suggéré au départ, chaque mode de subsistance semble déterminer la participation et l'intégration des individus DMI. En outre, lorsque l'on s'en tient à la définition de l'intégration de Durkheim, ce terme apparait comme le fait d'entrer dans un groupe, d'y prendre part et d'adhérer à ses valeurs[237]. L'intégration sociale abordée de ce point de vue implique nécessairement la participation. Dans le cadre de notre étude, la participation en tant que telle peut être vérifiée par l'engagement associatif, l'émancipation sous la forme d'aide demandée et la situation matrimoniale (les taux d'insertion professionnelle et de scolarisation ont déjà été abordés dans la partie précédente).

Sur le plan associatif on remarque que les taux d'affiliation sont identiques chez les hommes et chez les femmes et atteignent près de 46% de l'ensemble de notre échantillon. Par ailleurs, parmi les membres associatifs, près de 69% déclarent pratiquer la mendicité, 29,5% occuper un emploi et 15,2% bénéficier de la prise en charge familiale (Figure 33).

---

[237] Durkheim, E. (1993). *Le suicide*. Paris, Presses Universitaires de France.

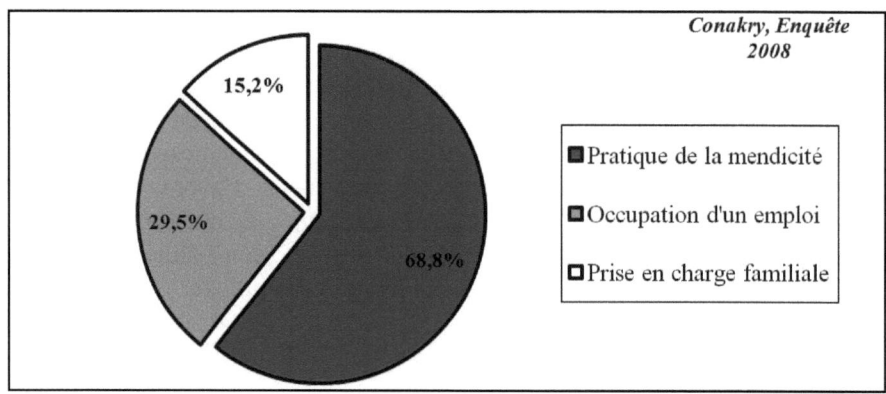

Figure 33 : Implication associative des personnes DMI en fonction des modes de subsistance

Du point de vue de l'engagement associatif proprement dit, les plus actives sont les personnes pratiquant la mendicité (54,6%). Puis suivent les personnes occupant un emploi (47,8%) et les personnes prises en charge par leurs proches (24,3%). On constate donc que les personnes sans emploi et sans protection familiale intègrent plus massivement le mouvement associatif. Selon Monsieur Alpha Oumar S., l'engagement associatif, à travers les meetings, les pétitions et les campagnes d'informations, offre à ces individus la possibilité de revendiquer leurs droits fondamentaux et leur reconnaissance sociale :

A. O. S. : « Les handicapés qui adhèrent au mouvement associatif sont habituellement des individus qui ne possèdent aucun emploi stable ou bien des mendiants qui cherchent à trouver d'autres sources de revenu pour assurer dignement leur existence. Les associations pour la défense des droits des personnes handicapées organisent donc régulièrement des campagnes et des pétitions pour obliger l'Etat à réagir. C'est pourquoi ils adhèrent plus que les autres. [...]. Nous revendiquons le respect des engagements nationaux et internationaux dans le domaine du handicap, nous soutenons des projets de réinsertion professionnelle des handicapés, nous élaborons des projets pour leur formation professionnelle, ainsi de suite. Les activités ne nous manquent pas, ce qui nous manque, ce sont les financements. Donc la tâche qui nous préoccupe en permanence, c'est la recherche des financements ».

Concernant les personnes prises en charge par leurs proches, le président de l'AGUIBAD estime que leur faible engagement associatif s'explique par les contraintes qu'elles subissent au sein de leurs cellules familiales.

A. O. S. : « Il arrive encore que certaines familles cachent purement l'existence d'handicapés au sein de leur foyer ! Surtout quand il s'agit de personnes victimes de malédictions. C'est pour cette raison les handicapés ne se manifestent pas souvent. Ils sont moins actifs que les autres. Mais aussi, nombreux restent au foyer car ils ne veulent pas se montrer. Ils ont honte d'être comme ça, honte des jugements des autres... Donc ils abandonnent l'idée de se manifester dans la rue. L'un des objectif de notre association est donc de venir en aide à ces individus, à les sortir de chez eux et à leur informer sur nos activités ».

La démarche qui vise chez les personnes atteintes de déficiences des membres inférieurs à solliciter de l'aide dépend entre autres de leurs modes de subsistances. Bien que les taux de personnes ayant au moins une fois dans leur vie recouru à la demande directe de soutien auprès de l'Etat guinéen ou auprès des organisations caritatives ne représentent qu'environ 30% des enquêtés, ce sont les personnes pratiquant la mendicité et celles occupant un emploi qui se sont avérées les plus actives de ce point de vue. Ici nous avons, bien entendu, différencié la pratique de la mendicité de la demande d'aide médicosociale et de la demande de subventions pour la reprise d'activité professionnelle. Nous avons donc constaté que les taux de demande d'aide chez les personnes pratiquant la mendicité et occupant un emploi varient entre 30% et 35%, tandis que chez les personnes prises en charge par leurs proches ces derniers sont de nouveau en-dessous de la moyenne (18%). Concernant le rapport entre l'aide demandée et l'aide perçue, seules les personnes pratiquant la mendicité semblent recevoir plus qu'elles ne demandent (Figure 34).

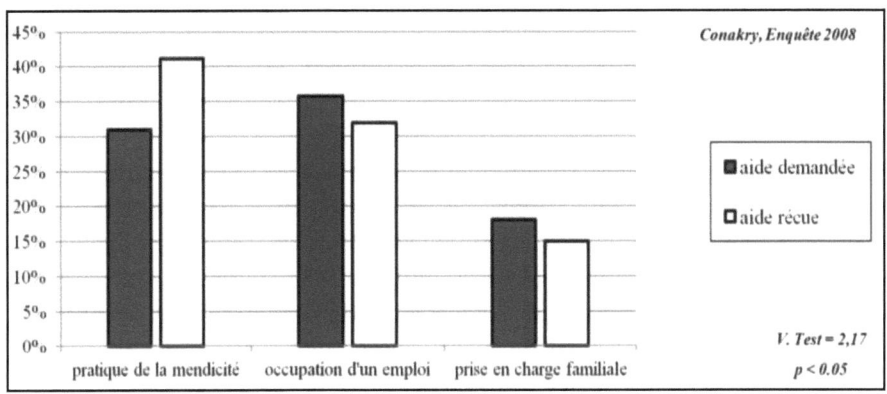

Figure 34 : Aide demandée et aide reçue en fonction des modes de subsistance

Toutefois, parmi les différentes aides reçues il s'agit principalement d'aides techniques telles que les tricycles et les chaises roulantes, distribués comme nous l'avons expliqué précédemment par des donateurs privés comme les entreprises ou les organisations non gouvernementales de développement. Comme l'expliquent certains individus, les aides les plus sollicitées sont les aides financières, pouvant favoriser l'insertion et les initiatives des personnes DMI. Or, aucune partie ne semble à ce jour vouloir se lancer dans ce type d'aides, et cela malgré le fait que le principe du microcrédit a déjà fait ces preuves dans d'autres pays[238].

La situation matrimoniale, qui n'a pas été jusqu'à présent analysée, semble également nous renseigner sur le niveau de participation sociale des personnes enquêtées. En effet, le fait de se mettre en couple et d'avoir des enfants constitue selon nous un facteur complémentaire de réussite sociale, donc implicitement un facteur d'intégration. Par ailleurs, indépendamment de l'âge, nous avons constaté qu'entre 50% et 60% des personnes pratiquant la mendicité ou occupant un emploi sont mariées, contrairement aux seuls 15,7% d'individus pris en charge par leur famille (Figure 35).

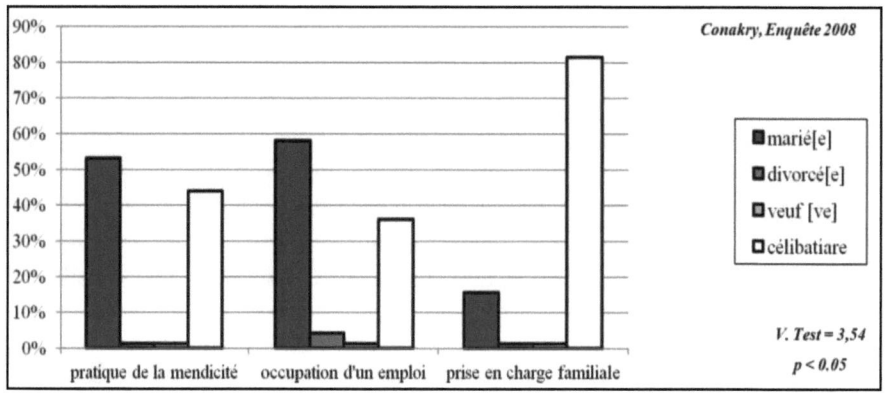

Figure 35 : Etat matrimonial des personnes DMI en fonction des modes de subsistances

Nos résultats ne peuvent pas être biaisés par l'âge des enquêtés, car seuls les individus âgés au-delà de 20 ans ont été pris en considération. Par ailleurs, quel que soit le groupe, les taux de divorce et les cas de pertes de conjoint sont extrêmement faibles. Dans le premier cas, nous pensons que ces résultats s'expliquent par le caractère sacré culturellement attribué au

---

[238] Nous pouvons citer l'exemple de Muhammad Yunus, fondateur de la Grameen Bank au Bangladesh, prix Nobel de la Paix pour avoir développé un système d'aide sociale basée sur le microcrédit et les microprojets qui permettent la création d'emplois et de richesses chez les publics vivant dans les pays en développement.

mariage dans ce pays. Le divorce existe certes dans la législation locale, mais son statut ne semble pas être entièrement intégré au sein de la société guinéenne. Dans le deuxième cas, nombre d'hommes pratiquent la polygamie et ne deviennent donc pas veufs après le décès de leurs conjointes. Inversement, lors du décès du chef de foyer, il est coutumier que les femmes de celui-ci rejoignent l'un de ses frères, ce qui implique qu'elles ne se considèrent pas veuves.

Enfin, nos résultats montrent que le fait d'avoir des enfants est également fortement lié aux modes de subsistance. Les taux de possession d'enfants les plus élevés appartiennent une fois de plus aux personnes pratiquant la mendicité et occupant un emploi (61,7% et 62,3%). Les individus pris en charge par leurs familles affichent les taux de parentalité les plus faibles (13%). L'âge de la première maternité étant très précoce (18,7 ans) en République de Guinée[239] nos résultats ne peuvent donc pas s'expliquer par l'âge des représentants de notre échantillon (Figure 36).

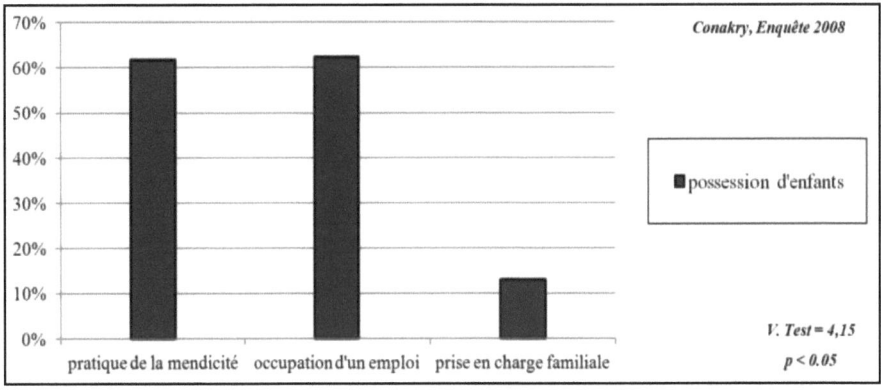

Figure 36 : Possession d'enfants par des personnes DMI en fonction des modes de subsistance

A la lueur de nos résultats, on peut conclure que la prise en charge familiale limite dans certaines conditions la participation sociale des personnes atteintes de déficiences des membres inférieurs.

Toutefois, la confirmation de cette hypothèse nécessite d'autres informations comme les données subjectives qui reflètent la façon dont les individus se représentent eux-mêmes par rapport à la société. Nous ne disposons pas de

---

[239] Enquête Démographique et de Santé, Guinée 2005. (2005). Direction Nationale de la Statistique (DNS) et ORC Macro. Calverton, DNS and Macro International Inc.

ces données car cette problématique n'a pas été anticipée au moment de la conception de nos enquêtes.

3. Cas d'adolescents et de jeunes déficients des membres inférieurs

Nous ne nous sommes jusqu'à présent intéressés qu'aux comportements socio-économiques des individus âgés de plus de 20 ans. Ayant des problématiques spécifiques, les enfants, les adolescents et les jeunes, que nous pouvons situer dans les classes d'âge allant de 10 à 19 ans, ont donc été volontairement séparés. Le poids de cette catégorie représente près de 14% de l'ensemble de notre échantillon, soit un total de 34 individus. Leur moyenne d'âge est égale à 15,7 ans (écart-type = 2,8). Le rapport hommes/femmes correspond à 1,83.

D'après les résultats de l'étude, les adolescents et les jeunes DMI présentent un certain nombre de caractéristiques particulières. Tout d'abord, on constate que leurs taux de migration baissent significativement par rapport à la moyenne de l'ensemble de l'échantillon (54,8% contre 78,5%). En d'autres termes, près de la moitié de ce public est née et demeure à Conakry. Ce fait peut traduire d'une part le ralentissement de l'exode provoqué par une certaine amélioration des conditions de vie au sein du milieu rural. Cela indique, d'autre part, que les individus en-dessous de l'âge adulte ou l'ayant atteint s'attachent plus massivement à leurs foyers. Par ailleurs, 68,8% parmi eux déclarent vivre avec leurs parents. Sur le plan financier, plus de la moitié (59,4%) subsiste exclusivement grâce à l'aide de leurs parents ou leurs familles. Sur le plan professionnel, la quasi-totalité (93,8%) des 10-19 ans ne possède aucun emploi. Plus d'un tiers parmi eux (37,8%) pratique la mendicité afin de se garantir une existence minimale. De plus, près de 20% des adolescents et des jeunes adultes déclarent être sans domicile fixe. Malgré leur abondance dans les rues de la capitale, aucun dispositif visant leur prise en charge n'existe à ce jour. Les rares « travailleurs » au sein de cette catégorie d'âge s'occupent de la revente des cartes téléphoniques et du petit commerce ambulant. Sur le plan associatif, nous avons constaté que les enfants et les jeunes interrogés sont majoritairement inactifs et désintéressés du mouvement associatif guinéen.

En ce qui concerne l'insertion scolaire des élèves en situation de handicap, les résultats obtenus à Conakry sont relativement prometteurs. Ainsi, plus des deux tiers des adolescents et des jeunes DMI étaient scolarisés au moment de notre enquête. D'après nos résultats, près de 10% parmi eux fréquentent les écoles coraniques et environ 60% vont dans les écoles publiques et privées (Figure 37).

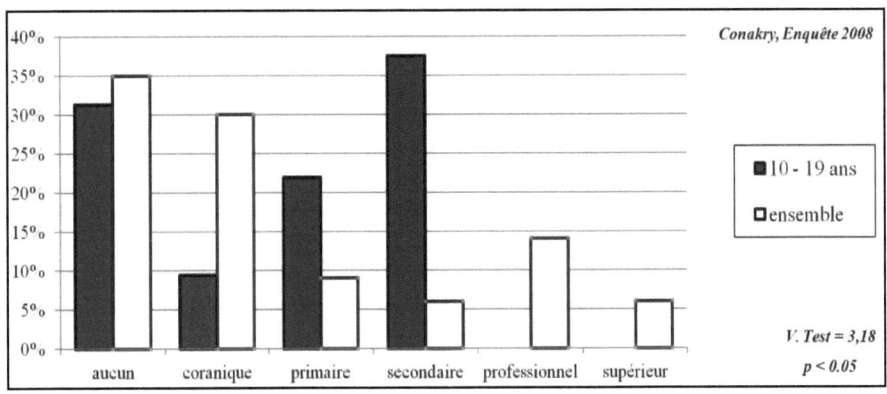

Figure 37 : Niveau d'études des jeunes DMI par rapport à l'ensemble de l'échantillon

Ces résultats montrent que depuis les années 1990, un effort considérable en matière d'éducation a été fourni par les autorités guinéennes. Néanmoins, au regard de la situation dans les villages (rareté et dispersion des établissements scolaires, manque d'infrastructures et de professeurs, etc.) cela laisse croire que ce progrès n'a touché principalement que la capitale, voire quelques grandes agglomérations. Cette différence de niveau d'accessibilité du système éducatif par les personnes atteintes de handicap, qui semble s'améliorer depuis quelques années, soulève un autre problème. Cela concerne cette fois-ci la majorité des personnes qui n'ont pas eu d'accès à la formation et qui demeurent de nos jours majoritairement analphabètes. Pourtant, depuis tant d'années, les scientifiques du monde entier s'accordent à dire que moins les individus sont instruits, plus ils sont pauvres. Il semble donc indispensable pour la Guinée d'investir dans son système éducatif et de le rendre davantage accessible aux personnes atteintes de handicap. Nous reviendrons sur ce débat dans la partie réservée aux recommandations. A présent, intéressons-nous à la dernière grande interrogation soulevée dans cet ouvrage, à savoir le rôle des croyances traditionnelles et religieuses dans la construction des représentations sociales des handicaps en République de Guinée.

III. CROYANCES TRADITIONNELLES ET REPRESENTATIONS SOCIALES DES HANDICAPS CHEZ LES HABITANTS DE CONAKRY

1. Phénomène d'adhésion aux croyances en la nature maléfique des handicaps

Les résultats de notre deuxième enquête menée en 2009 à Conakry montrent que 51,2% des enquêtés, soit un total de 349 individus, croient que la sorcellerie peut être à l'origine des handicaps. Parmi les raisons de leurs croyances en ce phénomène on dénombre dans l'ordre décroissant : les rumeurs et les témoignages (73,3%), les expériences personnelles (16%), les légendes et les personnages folkloriques (6,7%) et enfin les livres saints (4%) (Figure 38).

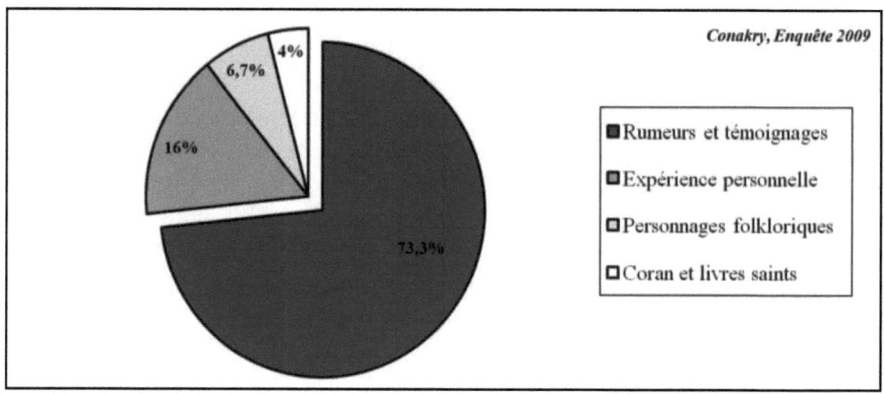

Figure 38 : Origines des croyances en la sorcellerie chez les personnes enquêtées à Conakry

D'après nos résultats, l'adhésion aux croyances en la sorcellerie passe principalement par les rumeurs et les témoignages s'inspirant parfois eux-mêmes d'histoires entendues un jour, voire purement imaginées. Néanmoins, plusieurs individus interrogés déclarent avoir eux-mêmes été la cible d'envoûtements :

- « *J'ai été une fois victime de ces cas, parce qu'au moment où mon père m'a scolarisé dans mon village les gens ne l'acceptaient pas et comprenaient cela comme une sorte de déracinement. Et pour m'empêcher cela un homme a voulu me rendre aveugle, mais par la grâce divine je m'en suis sorti* » ;

- « *À l'enfance, les sorciers ont introduit les cornes dans mon ventre, ils m'ont fait avaler de la viande cuite dans le cauchemar* » ;

- « *Lorsque je portais mon second enfant au dos, une vieille tenta de s'accaparer de lui, mais grâce à Allah j'ai pu m'en sortir à l'aide des versets du Coran* » ;

- « *J'ai assisté à une scène autrefois où les sorciers ont été capturés par les féticheurs. Les sorciers pour expliquer comment ils font pour ensorceler un être humain ordonnèrent d'apporter une papaye et ils mangèrent l'intérieur de la papaye sans y toucher* » ;

- « *Je le crois parce que lorsque je me suis rendu au village j'en ai été victime. De même lorsqu'un de mes amis s'est rendu à Forécariah (Guinée Forestière), il a été victime d'un empoisonnement causé par les sorciers de leur village* ».

Parmi les personnages folkloriques qui renforcent chez les enquêtés l'adhésion à ce type de croyances, ce sont la princesse de mer « Mami Wata » et le légendaire Soundjata Keita qui sont le plus souvent cités. « Mami Wata », probablement de l'anglais « Mommy water » représente une déesse de la mer qui symbolise chez certains peuples africains la puissance suprême[240]. Quant au Soundjata, le grand roi des Mandingues, selon la légende il fut paralysé jusqu'au jour où un miracle qui l'a guéri et rendu invincible s'est produit[241]. D'après l'une des réponses recueillies :

- « *L'Afrique est plein de mystères ! Pour preuve on n'a jamais su comment sont morts nos rois. Mais aussi et surtout on nous apprend en histoire que Soundjata fut d'abord cul-de-jatte avant de marcher* ».

Les cas de maladies subites ou inversement de guérisons miraculeuses ont d'ailleurs été très souvent cités comme exemples de la sorcellerie :

- « *J'ai vu une personne qui est tombée malade et qui pendant plusieurs années avait été traitée par les médecins, mais qui a été finalement guérie par un marabout* » ;

- « *Soudainement quelqu'un peut tomber malade et peu après un voyant explique que ce malade est attaqué par la sorcellerie* » ;

---

[240] Tadjo, V. (2000). *Mamy Wata et le monstre*. Paris, Hachette Livres.
[241] Niane, D. T. (1960). *Soundjata ou l'Epopée Mandingue*. Paris, Présence Africaine.

- « J'ai perdu une tante dont la maladie a été causée par les sorciers parce qu'on n'a pas connu sa cause ».

Quant à la représentation collective du sorcier, la grande majorité des enquêtés s'accorde à dire qu'il s'agit d'un personnage relativement âgé se distinguant par le port d'amulettes et de fétiches et vivant au fond de la forêt ou aux alentours des villages. Néanmoins, une distinction semble exister entre les hommes et les femmes qui pratiquent la sorcellerie. Les marabouts sont toujours des hommes et ils utilisent les formules magiques cachées dans les livres saints afin de prédire l'avenir, de guérir et de désenvoûter leur patients. Les hommes sorciers sont le plus souvent associés à la magie « blanche », c'est-à-dire positive pour la communauté.

Par exemple, chez certaines ethnies, comme les Guerzés et les Tomas, les marabouts occupent un statut supérieur dans la société. A l'exemple de Panoramix dans la célèbre bande dessinée Astérix, ils jouent le rôle des devins et des sages en fabriquant des mixtures magiques et en participant à la vie politique et à la prise de décisions. Inversement, les femmes qui exercent ce « métier » sont davantage considérées comme des sorcières qui pratiquent la magie « noire » transmise par les diables et les démons. Concernant les manifestations de la sorcellerie, les effets le plus couramment cités sont les transformations animales (40%), les apparitions de fantômes (33,4%), les rêves cauchemardesques causant les maladies et la mort (13,5%) et les actions des forces invisibles qui se manifestent par le déplacement d'objets (13,2%).

Par ailleurs, dans près d'un tiers des cas (31,2%) le recours à la sorcellerie se justifie par la jalousie envers les coépouses et envers leurs enfants, notamment lorsque ces derniers sont particulièrement doués et brillants :

- « Il y a certaines familles si le fils de leur coépouse réussit plus que leurs propres fils on cherche à le détruire en lui jetant des sorts » ;

- « Dans notre village il y avait une jeune fille handicapée à cause de mauvais sort jeté à sa maman par sa coépouse » ;

- « C'est le maraboutage, je sais que les femmes consultent les marabouts pour faire du tort à leurs coépouses ou aux enfants de leurs coépouses » ;

- « Mon fils a perdu une main à cause de la sorcellerie de sa marâtre ».

Parmi d'autres motifs d'invocations des forces maléfiques, les croyants en la sorcellerie évoquent la jalousie envers le voisinage (28,1%), les conflits interpersonnels (22%), la vengeance et la méchanceté des sorciers (18,7%) (Figure 39).

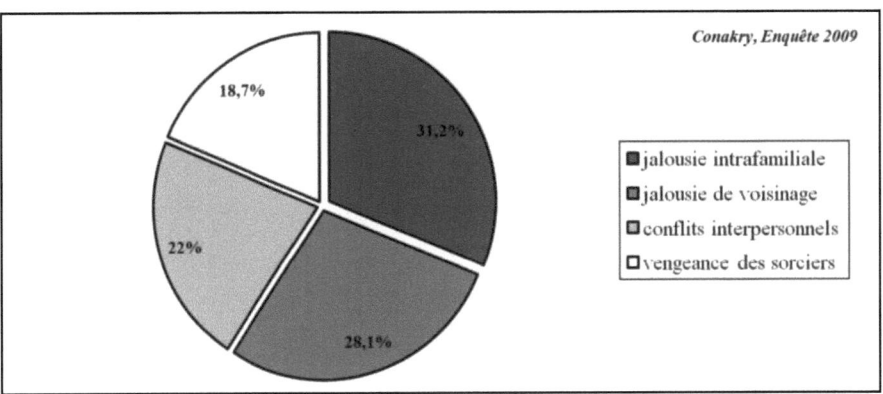

Figure 39 : Causes d'invocation de la sorcellerie chez les personnes interrogées à Conakry

Pour la plupart des enquêtés, les effets de la sorcellerie se traduisent donc par des maladies, des malheurs et des handicaps. Il s'agit toutefois principalement de preuves indirectes, lorsque les causes de ces fléaux demeurent un mystère. Pour finir, les seuls moyens d'y échapper consistent, selon l'opinion partagée par la majorité des personnes interrogées, d'une part, à faire appel aux féticheurs qui peuvent démasquer les sorciers et enlever les mauvais sorts et, d'autre part, à prier Allah en récitant les versets appropriés du Coran.

Pour revenir aux causes des handicaps, les croyances les associant à la sorcellerie sont elles-mêmes fortement liées aux différents facteurs tels que l'âge, le niveau d'études et le fait d'être atteint soi-même d'un handicap. Ainsi, chez les personnes « valides », le taux des croyants aux causes maléfiques des handicaps est nettement supérieur à celui des personnes « handicapés » (56% contre 43%). Cela montre que dans leur ensemble, les personnes valides ont tendance à associer le handicap à la sorcellerie, tandis que cette tendance s'inverse chez les personnes atteintes elles-mêmes de handicap. Par ailleurs, aucune différence significative chez les personnes dont l'un des proches est atteint de handicap n'a été révélée (Figure 40).

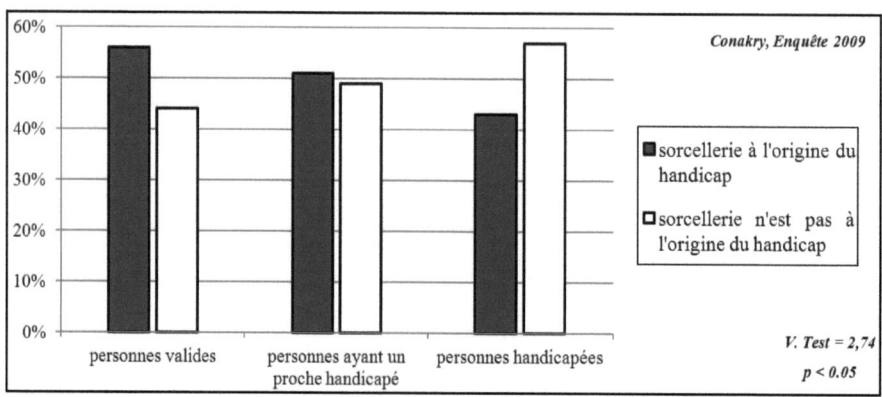

Figure 40 : Croyances en la sorcellerie en fonction de la situation des individus face aux handicaps

Ensuite, quel que soit le groupe (porteurs de handicap ou non), on constate que les taux des croyants en la sorcellerie comme cause possible des handicaps augmentent avec l'âge et diminuent avec le niveau d'études. Chez les personnes âgées de 10 à 39 ans, les proportions des croyants et des non croyants sont quasi-identiques. Puis, les taux des croyants augmentent en flèche jusqu'à 72% chez les personnes âgées de 40 à 49 ans et atteignent plus de 83% chez les personnes âgées de plus de 50 ans (Figure 41).

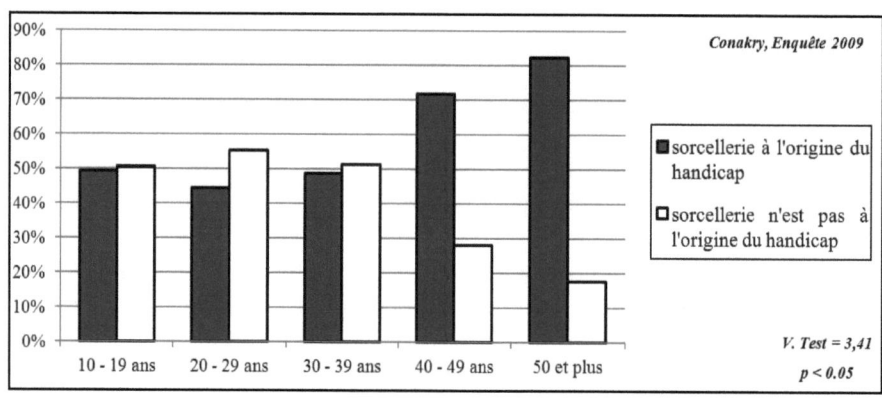

Figure 41 : Croyances en la sorcellerie chez les personnes interrogées en fonction de l'âge

Le niveau d'études joue l'effet contraire de l'âge. En effet, plus celui-ci est élevé, moins les personnes adhèrent aux croyances en la sorcellerie et en la nature maléfique des handicaps (Figure 42).

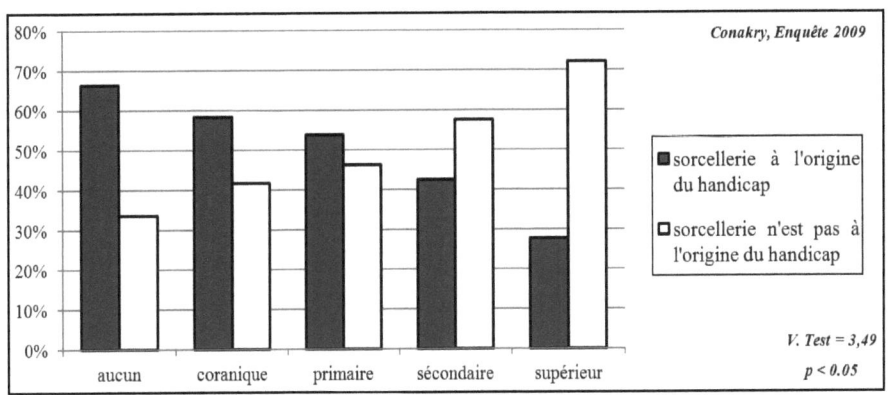

Figure 42 : Croyances en la sorcellerie en fonction du niveau d'études

Néanmoins, on constate que même parmi les individus ayant un niveau d'études très élevé, les taux d'adhésion à ce type de croyances restent relativement élevés. Ainsi, c'est le cas de près de 30% des enquêtés qui possèdent un niveau d'études supérieur. En outre, parmi ces derniers, il n'est pas rare de trouver des médecins, des cadres supérieurs, des enseignants, des ingénieurs, etc. Ces observations se confirment également par nos entretiens, car à quelques exceptions près, l'ensemble de nos interlocuteurs croit aux origines surnaturelles des handicaps. Voici, par exemple, ce que nous apprend Monsieur Ibrahima S., instituteur et directeur de l'école spécialisée pour les enfants et les jeunes déficients moteurs :

> *I. S. : Non. [...], les enfants peuvent se réveiller une nuit en hurlant et ils sont automatiquement paralysés, ou ils sont sourds, ou ils perdent l'usage de la langue, c'est lié à la sorcellerie. La sorcellerie est une croyance, mais elle peut se traiter. On peut soigner une personne atteinte par l'entremise de la sorcellerie. Selon les croyances, on dit que le sorcier peut jeter un sort, mais ces sorts sont traités à 90%. Ils sont traités par un autre sorcier, mais pas par la médecine.*

En effet, ce dernier répond à la question sur les croyances par un « Non », mais ajoute aussitôt que quelquefois la sorcellerie est bien réelle. Concernant sa propre explication de ce phénomène, le directeur du centre Nimba se réfère à l'Islam en nous affirmant que :

> *I. S. : La sorcellerie n'est pas qu'une croyance animiste, elle ne contredit pas la croyance religieuse (Islam). Certains sorciers utilisent des versets du Coran afin de guérir leurs patients. La sorcellerie est décrite dans le Coran. On y trouve des passages qui expliquent exactement la manière de guérir certaines maladies dues aux mauvais sorts.*

Après avoir vérifié effectivement que certains versets évoquent « la méchanceté des sorciers » et le risque de la dérive vers la sorcellerie[242], la preuve de leur existence pour un individu semble être profondément liée à sa propre foi en Dieu. C'est comme pour un chrétien d'affirmer que l'homme provient d'Adam et Eve et non de l'ancêtre commun avec les grands primates, car c'est ainsi que c'est écrit dans la Bible. Toutefois, même certains « hommes de science » donnent une explication similaire. Comme nous l'a expliqué Mohamed K., médecin interne à l'hôpital de Donka, la science d'aujourd'hui n'est pas en mesure d'expliquer l'ensemble des phénomènes naturels et surnaturels, tels que certaines maladies inconnues ou les cas de guérisons miraculeuses :

M. K. : Oui, je suis partagé entre la preuve matérielle, c'est-à-dire la science, et ..., j'ai aussi la conviction que certaines choses, telles que la sorcellerie existent vraiment. Regardez, jusqu'à présent beaucoup de choses ne peuvent pas être expliquées. Chez vous en France, comment expliquez-vous, par exemple, les guérisons miraculeuses à Lourdes ? Et pourtant des millions de pèlerins s'y rendent chaque année. S'il existe les sources sacrées telles que Lourdes, pourquoi ne pas croire en la sorcellerie que nous rencontrons régulièrement ici ? Chez nous aussi il y a des sources sacrées qui peuvent guérir les gens. L'exemple le plus proche, que vous connaissez peut-être, c'est la chute de la Voile de la Mariée (région de Kindia), où se produisent des miracles sous la forme de guérisons. Oui je pense que ce n'est pas que des choses imaginées.

Comme l'entend ce médecin, pourquoi ne pas croire à quelque chose qui semble exister, mais qui ne peut pas s'expliquer pas la science ? L'exemple de Lourdes est très intéressant, car finalement on y retrouve des artefacts similaires à ceux que décrivent les Guinéens. Lorsque les pèlerins du monde entier espèrent réanimer leurs membres en se rendant à Lourdes, ou encore guérir la cécité en se rinçant le visage dans l'eau de Sainte-Odile en Alsace, n'assistons-nous pas au même type de croyances associées à la guérison miraculeuse ?

En outre, les croyances en la guérison par la magie ne sont pas répandues qu'en Afrique. Ce terrain est très exploité, par exemple, en Europe de l'Est (Roumanie, Bulgarie et tout l'espace post-soviétique) où il existe de nos jours un grand nombre d' « extrasens », tels que la célèbre Vanga (décédée en Bulgarie), mais aussi Kachpirovsky, Djulia, Grobovoi (l'homme au rayon

---

[242] Coran, La magie Sourate VI, 117-119, La magie de Moïse Sourate VII, 107-109, Sourate CXIII, 1-5, etc.

X), Tchumak, etc. Par ailleurs, il est remarquable que l'explosion de ce secteur « paramédical » coïncide *a fortiori* avec la chute de l'URSS, qui a déclenché l'effondrement dans certains pays de l'Est de leur système de santé publique[243]. En définitive, l'absence d'une couverture médicosociale à la fois efficace et accessible à toutes les couches sociales, telle que la sécurité sociale en France, pousse un grand nombre d'individus à se soigner à l'aide de recettes traditionnelles ou bien à aller consulter des soi-disant guérisseurs.

2. Sorcellerie et représentations sociales des handicaps chez les habitants de Conakry

Le point d'analyse suivant concerne l'influence des croyances en la sorcellerie sur les cinq idées reçues que nous avons choisies en rapport aux personnes atteintes de handicap en République de Guinée. Bien que certains, sinon tous les cinq exemples soient absurdes, les taux d'adhésion de l'ensemble de l'échantillon à ceux-ci varient entre 10,4% pour « *une femme atteinte de handicap ne peut pas avoir d'enfants valides* » et 22,3% pour « *une personne atteinte de handicap ne peut pas travailler avec des personnes valides* ».

Par ailleurs, les résultats montrent que la moyenne d'adhésion à ces cinq préjugés est plus forte chez les croyants en la sorcellerie (20,2%) que chez les non-croyants (15,2%). Au sujet des deux premiers, on constate que les valeurs test des « Chi carrés de Pearson » entre la croyance en la sorcellerie et l'inaptitude à travailler et la prédilection pour la mendicité sont très significatives. Cela montre que le fait de croire en la sorcellerie renforce fortement l'adhésion des individus à ces deux exemples de préjugés (Figure 43).

---

[243] Taratorin, A. (1997). Nevidumannaia istoria extrassenssov v Rossii. *Journal Istoria, 2*.

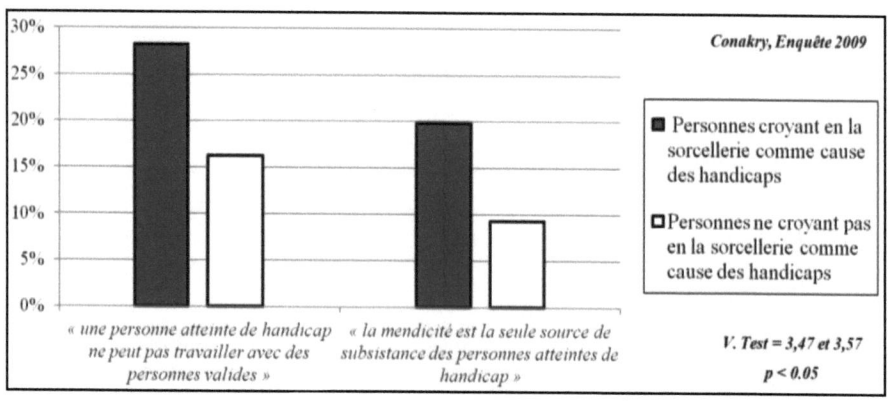

Figure 43 : Croyances en la sorcellerie et préjugés sur les comportements socio-économiques

Des liens également très significatifs ont été trouvés entre la sorcellerie et les deux préjugés concernant la transmission du handicap des parents aux enfants (V. Tests respectives 3,63 et 3,01). En effet, ces idées reçues sont observées trois fois plus souvent chez les croyants en la nature maléfique des handicaps que chez les non croyants en ce phénomène (Figure 44).

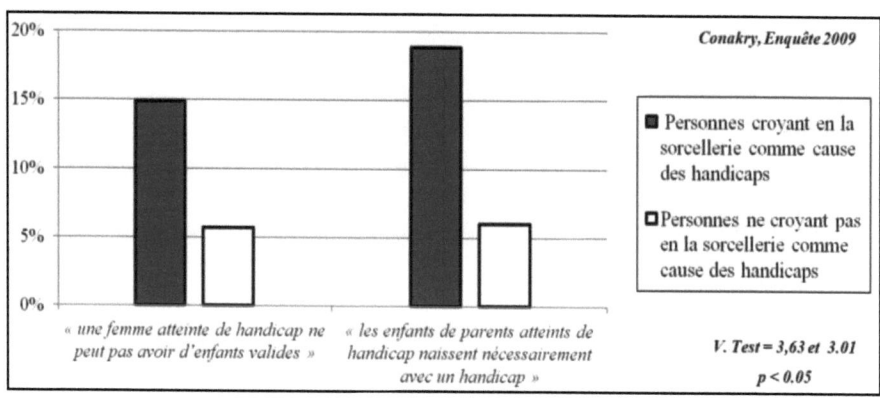

Figure 44 : Croyances en la sorcellerie des enquêtés et préjugés sur la transmission des handicaps

Notre dernier exemple de préjugé sur le handicap concerne l'enfant et son insertion au sein de l'école publique qui est officiellement laïque et obligatoire pour tous les enfants guinéens ayant moins de 16 ans. Comme le montrent nos résultats, la grande majorité des personnes interviewées (87,4%) suggèrent qu'un enfant atteint de handicap peut fréquenter l'école publique (V. Test = 4,82). Toutefois, parmi les personnes qui pensent le contraire, la proportion des croyants en la sorcellerie est, une fois de plus, nettement supérieure à celle des non croyants (18,9% contre 6,0%).

3. Quelle définition du handicap à Conakry ?

Nous arrivons à la dernière partie de ce chapitre qui marque l'aboutissement de notre recherche en République de Guinée. La question que nous nous posons ici est de savoir finalement quelle définition les Guinéens interrogés donnent-t-ils aux handicaps ? En d'autres termes, essayons de comprendre ce que la notion de handicap représente véritablement pour les habitants de Conakry. L'analyse des définitions recueillies par la seconde enquête, révèle que dans 61,3% des réponses, le handicap correspond à une incapacité ou une déficience physique ou mentale. Ensuite, près d'un quart des enquêtés estime qu'il se traduit par une dépendance, telle que l'impossibilité pour la personne de satisfaire ses besoins, le manque d'autonomie, la diminution de la mobilité et la dépendance vis-à-vis de son entourage. Enfin, près de 10% considèrent le handicap comme une maladie et seulement 5% envisage ce phénomène comme un obstacle rencontré dans la vie (Figure 45).

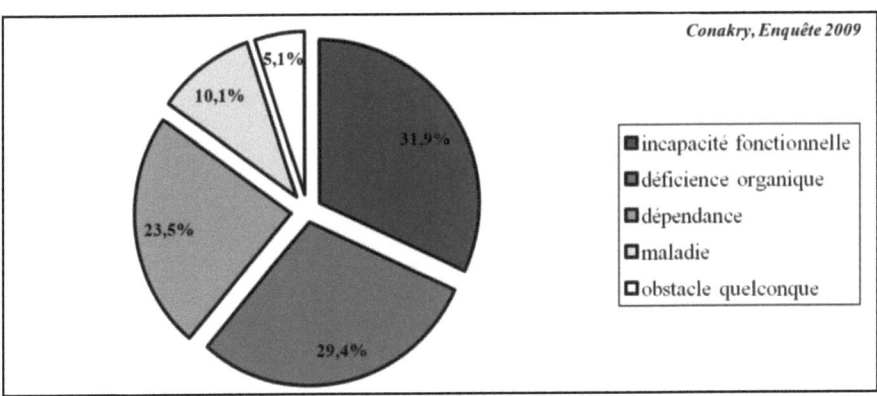

Figure 45 : Définitions données au handicap par les personnes interrogées à Conakry

D'après ces résultats, nous pouvons affirmer que la majorité des personnes interrogées à Conakry estime que les handicaps s'apparentent avant tout à des problèmes biomédicaux. Ainsi, quels que soient l'âge, le sexe, la confession, le niveau d'études et la situation socioprofessionnelle des enquêtés, les définitions qu'elles accordent aux handicaps rejoignent majoritairement la conception de Wood, d'après laquelle ce phénomène constitue une conséquence des déficiences et des incapacités qui impliquent des désavantages vécus par les individus au quotidien. D'après les différents exemples, le handicap peut se définir comme :

- « *une infirmité que subit un individu le rendant incapable de participer aux certaines activités de la vie* » ;

- « *une perte organique ou fonctionnelle chez une personne qui la rend incomplète sur le plan moral, économique et physique* » ;

- « *le handicap est un triste sort infligé à une personne contre sa volonté qui le transforme en charge sociale* » ;

- « *une personne handicapée c'est celui-là qui ne peut pas faire certains efforts physiques par lui-même. Par exemple, transporter l'eau, jouer au ballon, courir, sauter, etc.* ».

La représentation dominante, qui est largement diffusée auprès des habitants de la capitale guinéenne, semble donc davantage s'inspirer de ce que nous avions définit comme le modèle individuel ou biomédical des handicaps. On rappelle, que dans ce dernier, le handicap est vécu comme un problème individuel. L'individu, à cause de ses capacités limitées, n'est pas en mesure d'affronter seul la société. Contrairement aux sociétés occidentales, qui ont désormais intégré la dimension socio-environnementale des handicaps, la société guinéenne ne semble donc pas être encore prête à se remettre en question et continue à rejeter la responsabilité aux personnes atteintes.

Néanmoins, nous avons constaté que les définitions accordées à ce terme varient entre le public valide et celui atteint de handicap. Lorsque le premier adresse systématiquement la faute des handicaps aux personnes qui le portent, ces derniers ne manquent pas, même si elles ne l'expriment pas explicitement, de mettre en cause la société notamment sur le plan d'accessibilité. Ainsi, 8,6% des personnes atteintes de handicap contre seulement 2% des personnes valides associent le handicap davantage aux obstacles environnementaux qu'à la déficience biologique (Figure 46).

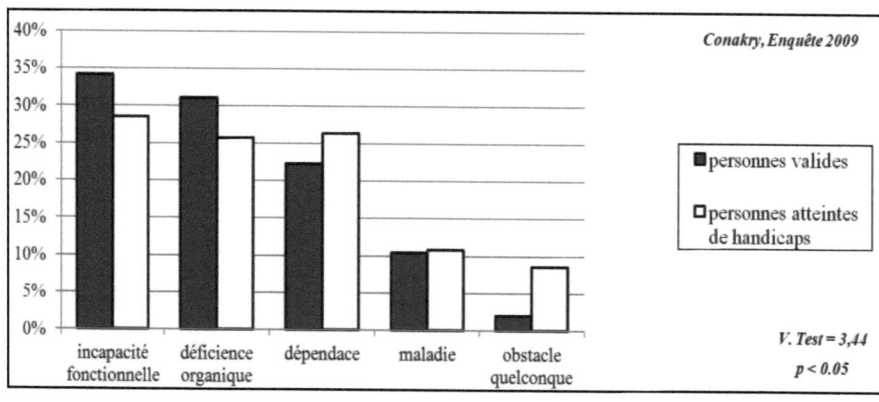

Figure 46 : Définitions des handicaps par le public valide et le public atteint de handicap

Par ailleurs, cette tendance se confirme par l'analyse des entretiens recueillis à Conakry, car quelles que soient leurs croyances et leurs catégories socioprofessionnelles, l'ensemble des personnes atteintes de handicap interviewées reconnaissent que les difficultés qu'elles rencontrent dans la vie de tous les jours sont principalement liées à l'inaccessibilité des formations, du marché de l'emploi, du système éducatif et à l'inexistence de leur prise en charge médicale et financière.

D'après certains interviewés, tels que Georges N., la société guinéenne, cumule un retard de perception et d'acceptation du handicap. Selon lui, bien que la cause des handicaps, en l'occurrence des handicaps physiques se trouve dans les déficiences, les problématiques qu'ils engendrent doivent se résoudre sur le plan social :

G. N. : « Pour moi le handicap c'est quand même ma maladie. Je ne peux pas le nier. Mais, aujourd'hui, je crois de plus en plus que cette question devrait être abordée sur le terrain social. Que les gens normaux comprennent quand même que nous ne pouvons rien contre ce sort. C'est comme ça, c'est la volonté de Dieu, ou la malédiction pour certains, mais ça ne nous empêchent pas de vivre avec les autres. Comme les autres quoi. [...]. Je veux dire, ... eh, de faire des formations, de trouver un emploi... Il faut qu'on arrête ici de nous prendre pour des « incapables », il faut nous accepter comme des membres de la société à part entière. Nous sommes identiques. La société doit comprendre ça. Voilà, c'est ce que je voulais dire. Si on ne peut pas changer notre destin face au handicap, nous pouvons le contourner et malgré tout réussir de vivre avec les autres, ensemble dans une société égalitaire ».

Selon ce jeune adulte malvoyant, son handicap est certes lié à une cause médicale, en l'occurrence l'onchocercose, mais au-delà des conséquences inévitables pour lui, l'image qu'il véhicule, celle de victime d'un mauvais sort, le dérange plus que tout le reste. Cette croyance en la malédiction au regard de la société dans laquelle il vit lui impose une image réductrice. Pour lui, il est désormais fondamental que les « autres », c'est-à-dire les valides, comprennent enfin qu'une personne atteinte de handicap peut très bien réussir dans sa vie à condition d'être prise en charge, suivie, aidée et surtout acceptée telle quelle est au sein de la société.

Dans le cas de Mariama B., il s'agit une fois de plus d'une vision biomédicale de ce phénomène. Le handicap pour elle est synonyme d'un manque et d'une défaillance corporelle. Néanmoins, elle tient à souligner que le réel problème provient de la négligence qu'éprouve la majorité des Guinéens vis-à-vis de leurs concitoyens « handicapés » :

M. B. : « *Le handicap pour moi est le fait d'être en manque, physique ou psychique. C'est comme une défaillance d'une partie du corps d'un être vivant. Mais le problème ne vient pas que de là, car il se multiplie par la société. On peut être handicapé, avoir des problèmes pour se déplacer, mais ce n'est pas ça qui va aggraver les choses. Je pense donc que la définition de handicap doit tenir compte des facteurs sociaux comme, par exemple, la stigmatisation* ».

Selon Saran S., le handicap, pour être intégré et accepté socialement, devrait être plus souvent abordé au sein de la société. Pour elle, les difficultés associées à ce phénomène viennent du fait que jamais cette question n'a été véritablement posée en Guinée :

S. S. : « *Pour mon opinion, c'est que jusqu'à aujourd'hui la problématique par rapport à handicap n'a jamais été abordée. Oui. Ici les gens handicapés, qui mendient et qui souffrent, personne ne les entend dire ce qu'ils pensent de tout ça. Ils ne s'expriment pas, c'est ça. Il faut aujourd'hui leur donner la parole, mais aussi il faut faire plus de reportages et de manifestations impliquant les handicapés. Il faut montrer à tous les gens que le handicapé n'est pas qu'un mendiant, qu'il peut faire beaucoup de choses. Qu'il sait gagner sa vie proprement. C'est très important d'en parler partout, à la télévision, à l'école, partout* ».

En effet, l'image du handicap la plus répandue chez les Guinéens correspond soit à celle des mendiants clochards qui abordent les principaux axes routiers et les carrefours de la capitale, soit à celle d'individus ensorcelés et punis par les diables et les génies. Comment envisager à partir de là une place digne pour ces personnes au sein de la société guinéenne ? Saran S. propose donc de les valoriser en diffusant à travers les reportages, la radio et les conférences une autre image du handicap, celle de la souffrance certes, mais aussi, comme dans son cas, une image de la réussite personnelle et professionnelle.

Concernant les personnes qui s'occupent de près ou de loin de la prise en charge des personnes atteintes de handicap, leurs définitions de ce phénomène rejoignent les grands traits de la tendance générale : le handicap apparait comme une cause des déficiences et des incapacités provoquées par les maladies, les accidents et éventuellement les phénomènes surnaturels tels que la sorcellerie. Néanmoins, toutes les personnes interviewées dans le cadre de notre étude reconnaissent le rôle prédominant de la société dans la construction sociale de ce phénomène. D'après le Directeur de la Cité de Solidarité, Monsieur Ya Ya N., le handicap ne peut pas disparaître complètement temps que les organes ou les fonctions défaillantes ne seront pas reconstitués, mais la société peut le rendre moins visible et moins contraignant pour les individus qui le portent :

Y. Y. N. : « Temps qu'on ne réussira pas de coller une jambe manquante à un handicapé ou rendre la vue à un aveugle, le handicap ne disparaîtra pas. Mais à nous, dans la société à apporter une contribution pour effacer les contraintes qui augmentent les difficultés des individus qui vivent avec les handicaps ».

Selon Mohamed C., Président de la FEGUIPAH, qui est lui-même atteint d'une déficience des membres inférieurs le handicap est une limitation des capacités, qui peut découler des déficiences physiques, intellectuelles, organiques, etc. et qui empêche la participation sociale des individus :

M. C. : « C'est une chose grave qui se définit comme toute atteinte du corps humain, qui peut être d'origine physique, mentale, psychologique, et qui limite les possibilités d'un homme dans la vie ordinaire. Autrement dit, c'est un déficit involontaire à la participation aux activités de la vie ».

Par ailleurs, Mohamed C. insiste sur l'aspect involontaire, voire subi du handicap, ce qui l'amène à s'opposer au modèle individuel de ce phénomène.

D'après Pierre C., Président du Handisport de Guinée, atteint depuis son bas âge d'une déficience des membres inférieurs, le handicap correspond à l'incapacité, à la privation et à la diminution spirituelle de la personne :

P. C. : « Le handicap est une carence qui nous rend moins apte à accomplir certaines choses, qu'une personne supposée normale soit capable de faire. On peut dire que c'est une diminution mentale ou physique d'une personne. Sur le plan spirituel aussi, car la personne se sent privée de la vie ».

D'un point de vue religieux, d'après Monsieur Djibril B., imam de la mosquée de Bambeto à Conakry, le handicap possède également une dimension spirituelle et la seule façon de remédier au handicap consiste à prier Allah :

D. B. : « Le handicap est une expression de la volonté de Dieu. L'homme défiguré ou handicapé paye pour ses pêchés et pour ses proches. Mais, le handicap peut seulement être guéri par Allah quand il choisit d'accorder à quelqu'un le droit de monter au paradis, tous les signes de handicaps disparaissent aussitôt. Seule façon de gagner l'estime d'Allah est de suivre ses paroles ».

Pour finir sur une note optimiste, certains de nos interlocuteurs, comme Dauda K., estiment finalement que la reconnaissance du handicap en République de Guinée n'est « qu'une question de temps ». Du moins, leurs conditions de vie étant de nos jours si dramatiques que cela ne risque pas de se dégrader davantage :

D. K. : « Je pense que avec le nouveau gouvernement (après l'élection d'Alpha CONDE) les choses vont s'améliorer, car ça ne peut pas être pire. […]. J'attends de l'Etat guinéen de l'aide concrète, une aide qui va nous permettre de vivre mieux. Car c'est très difficile actuellement, il n'y a pas de transports pour des gens handicapés, certaines rues sont impraticables. Par rapport à la santé aussi, nous avons besoin d'être encadrés. J'espère donc que le nouveau gouvernement tiendra ses promesses et prochainement ça ira mieux pour nous et pour tout le monde ».

Enfin, nous pouvons également citer Alpha Oumar S., comme nous le rappelons, professeur de mathématiques et Président de l'association AGUIBAD, qui pense qu'il est temps pour la Guinée de reconnaître un statut spécifique aux personnes atteintes de handicap :

A.O.S. : « Après les femmes et les enfants, la reconnaissance des droits des personnes handicapées n'est qu'une question de temps. Et nous, les handicapés, nous allons finir par faire passer le message au sein de la société. Nous avons les mêmes droits et les obligations comme tous les autres citoyens. Aujourd'hui il est juste nécessaire le plus rapidement possible d'appliquer les textes et les lois qui sont déjà votés et qui s'engagent à défendre nos droits ».

De manière générale, la grande majorité des personnes enquêtées à Conakry définissent le handicap comme un phénomène s'apparentant à la déficience, à l'incapacité, et à la maladie. Néanmoins, lorsque l'on aborde ce sujet spécifiquement, notamment lors des entretiens, l'on constate l'émergence du rôle de la société et de l'environnement dans le ressenti qu'elles évoquent par rapport à ce phénomène. En d'autres termes, bien que l'on soit encore loin d'une représentation multidimensionnelle du handicap, cette vision semble à son tour se développer, notamment à travers la demande de reconnaissance des droits et du statut particulier des personnes atteintes de handicap.

SYNTHESE

Nos résultats portent dans un premier temps sur les causes des déficiences des membres inférieurs à Conakry. Comme nous l'avons démontré, près de 40% de celles-ci sont occasionnées par les séquelles de la poliomyélite. D'après nos résultats, ce phénomène résulte principalement d'une vaccination incomplète, voire inexistante contre cette maladie, notamment avant les années 1990. De plus, nous estimons que, de nos jours, la couverture vaccinale réelle reste moins importante que le suggèrent les statistiques officielles. Les difficultés à mener celle-ci à bien sont très nombreuses. Parmi elles, nous pouvons souligner la fragilité du vaccin utilisé (Polio3) qui est d'une très courte durée de vie et qui nécessite une conservation permanente entre 2 et 8 degrés C°, sans jamais être congelé[244]. Etant donné l'insuffisance de containers de congélation appropriés, ainsi que les difficultés d'accessibilité à certaines zones rurales, nous pensons qu'une partie des vaccins n'arrive pas à destination, du moins pas dans des conditions optimales.

Au regard des difficultés liées à ce processus, on constate que l'une est très caractéristique du milieu rural, où il n'est pas rare de constater une réticence de la population face aux interventions médicales qui est liée aux croyances traditionnelles et aux superstitions. En effet, en l'absence d'hôpitaux et de médecins qualifiés à proximité, la majorité des soins est opérée par des guérisseurs traditionnels et des sorciers qui s'opposent généralement à la médecine moderne. Comme le souligne Doumbouya (2008, p. 29), « *La résignation de la population aux pratiques traditionnelles de santé relève de deux causes principales : l'une s'explique par les croyances ancestrales et l'autre plus critique concerne la pauvreté qui touche plus de 40% de la population* ». Il en résulte que nombre de personnes suivent alors les conseils de marabouts et de « tradipraticiens » en refusant simplement de se laisser vacciner, ou de laisser leurs enfants se faire vacciner.

Parmi d'autres facteurs de risque qui contribuent significativement à alourdir cette famille de handicaps, nous avons répertorié les problèmes d'insécurité routière, un grand nombre d'accidents de travail et d'erreurs médicales du type paralysie par injection de médicaments antipaludéens. Outre cela, la situation dans laquelle vivent les personnes atteintes de handicap semble être aggravée par l'insuffisance et l'inefficacité de leur prise en charge orthopédique. Comme nous l'avons expliqué, la remise aléatoire d'aides techniques par les entreprises privées dans une visée publicitaire représente

---

[244] Doumbouya, O. S. (2008). *Les ONG féminines en Guinée*. Paris, L'Harmattan.

un véritable « gâteau empoisonné ». Distribués de cette manière, sans aucun contrôle médical ni suivi, ces appareils d'aide à la locomotion limitent à long terme les capacités restantes de certains individus et sont contre-indiqués chez les enfants et les femmes en âge de procréer. De plus, nos résultats montrent que l'acquisition de ce type d'appareillage ne résout absolument pas le problème de la pauvreté et d'inactivité professionnelle, car la majorité des personnes qui en possèdent continue à pratiquer la mendicité afin de subvenir à leurs besoins.

Notre deuxième remarque abordée dans cette partie, soulève le phénomène de l'exode rural car, d'après nos résultats, la grande majorité des personnes DMI interrogées a migré vers la capitale pour des raisons socio-économiques, familiales, médicales et professionnelles. La pauvreté et l'isolement représentent des facteurs explicatifs d'un exode rural massif, et renforcé chez les populations fragilisées par des déficiences physiques. Nous pouvons ainsi conclure que le milieu rural constitue en République de Guinée un double désavantage vis-à-vis de la capitale. D'une part, la profusion de maladies telles que la poliomyélite et le paludisme, les mauvaises conditions d'hygiène, et l'absence d'hôpitaux et de médecins qualifiés tendent conjointement à augmenter chez les habitants les risques de contraction d'une déficience des membres inférieurs. D'autre part, les seules institutions spécialisées dans la prise en charge du handicap, de même que les richesses de la capitale, incitent les personnes déficientes de membres inférieurs à migrer vers celle-ci afin d'y trouver un refuge, de parer à l'isolement et de subsister grâce à la mendicité (Figure 47).

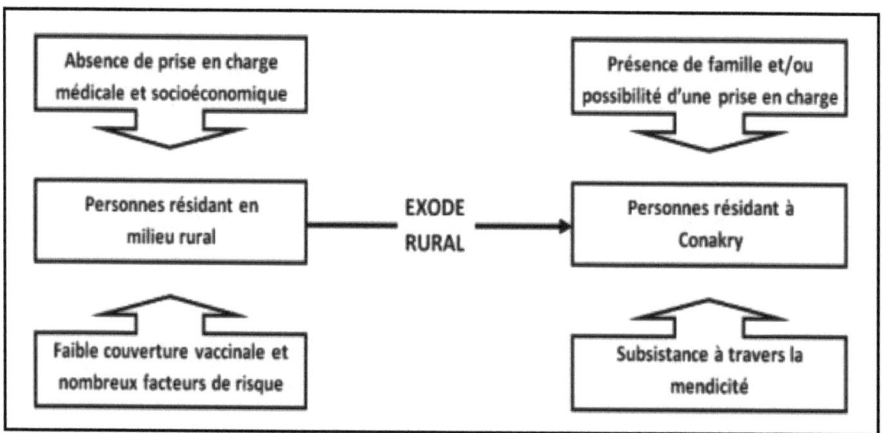

Figure 47 : Causes de la prédominance des déficiences des membres inférieurs à Conakry

Les comportements socio-économiques des personnes DMI ont fait l'objet de la deuxième partie de ce chapitre. D'après nos résultats, le mode de subsistance le plus répandu consiste à pratiquer la mendicité de façon très organisée dans le temps et dans l'espace. Parmi les facteurs biomédicaux qui impliquent ce choix de vie, nous avons distingué l'âge et le niveau anatomique où se situe la déficience. En effet, l'aggravation avec le temps de l'état de santé des personnes, ainsi que l'aggravation de leur apparence esthétique, semblent favoriser la pratique de cette activité. En revanche, parmi les facteurs sociodémographiques, ce sont le lieu de naissance et le niveau d'études qui déterminent ce comportement socio-économique. L'absence de formation ainsi qu'une scolarisation suivie dans les écoles coraniques, de même que l'exode rural, contribuent à la diffusion de ce phénomène. Néanmoins, nos résultats montrent que les personnes qui pratiquent la mendicité ne semblent pas être exclues de la société, mais sont au contraire, très actives. Ainsi, elles sont très engagées sur le plan associatif et familial, de même que dans leur grande majorité, elles sont très mobiles, notamment grâce aux tricycles et aux fauteuils roulants offerts par les sponsors locaux et étrangers. Pour revenir aux aides techniques, on peut ajouter tout de même que lorsqu'elles sont adaptées aux besoins d'individus, leur acquisition présente pour ces derniers de nombreux avantages.

Le deuxième mode de subsistance que nous avons évoqué consiste à travailler afin de subvenir à ses besoins. Marquée par la présence d'emplois essentiellement manuels (agriculture, exploitations minières, menuiserie, bâtiment, etc.), la société guinéenne offre peu de possibilités aux personnes atteintes de handicap. Leurs seules activités se cantonnent à des travaux intellectuels et plus majoritairement à des emplois ne nécessitant pas de lourdes implications physiques. Comme nous l'avons constaté, les jeunes, qui sont quantitativement les plus représentatifs, sont majoritairement sans emploi. Les taux d'insertion professionnelle sont également proportionnels au niveau d'études. Plus ce dernier est élevé, plus les personnes déclarent occuper un emploi. Cela ne fait que confirmer la nécessité actuelle de développement des offres de formations spécialisées et d'investissement dans le matériel de production (matières premières, machines et outils de travail).

La dernière stratégie adoptée, à avoir la prise en charge familiale, se caractérise par l'inactivité et l'isolement de la personne. Cette dépendance s'observe principalement chez les femmes, qui se trouvent sous la tutelle d'une famille élargie, marquée par des liens sanguins ou communautaires. Ce modèle de prise en charge présente certes des avantages, tels que l'assurance d'être nourri, vêtu et logé, mais cependant ne permet pas selon nous l'épanouissement de la personne, ni son développement culturel et social. Toutefois, l'exception à la règle est faite par les familles aisées, qui constituent la minorité de la population et qui utilisent de grands moyens afin de faire réussir leurs enfants, par exemple, en les envoyant dans les pays occidentaux.

Pour conclure, nos analyses permettent d'affirmer que l'absence de couverture sociale et de dispositifs d'aide financière ou matérielle, qui caractérise la République de Guinée, incite les personnes atteintes de déficiences des membres inférieurs à choisir parmi les trois principaux modes de subsistance que sont la pratique de la mendicité, l'occupation d'un emploi et la prise en charge familiale. Ces choix, comme nous l'avons démontré, dépendent de certains facteurs biomédicaux et sociodémographiques. De plus, comme nous l'avons expliqué, chaque mode de subsistance semble déterminer le niveau de participation et d'intégration sociale des individus (Figure 48).

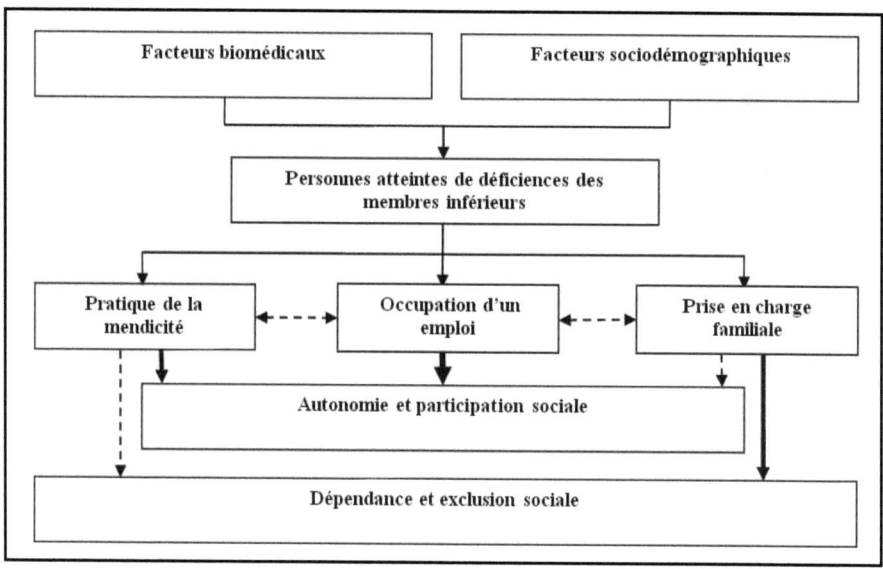

Figure 48 : Déterminisme socio-économique des personnes DMI à Conakry

Notre avant dernière question abordée dans le cadre de ce travail consistait à comprendre le rôle des croyances traditionnelles et religieuses en la sorcellerie dans la construction collective des représentations du handicap. Les résultats montrent que la croyance en la sorcellerie est largement répandue dans les esprits des Guinéens. Ainsi, près de la moitié de notre échantillon associe celle-ci à la cause directe des handicaps. Bien que le pourcentage de croyants en ce phénomène ait tendance à diminuer avec l'augmentation du niveau d'études, il reste assez élevé y compris chez les étudiants et chez les diplômés universitaires. L'âge joue également un rôle prépondérant, car les proportions des croyants en la sorcellerie explosent littéralement à partir de 40 ans. Cela pourrait s'expliquer par l'évolution de la société guinéenne qui se modernise au fil des générations et où les valeurs occidentales, telles que la mondialisation et le progrès scientifique se substituent chez les jeunes, aux valeurs traditionnelles. Par ailleurs, aucun rapport entre la croyance en la sorcellerie et le lieu de naissance n'a été trouvé, sachant que les personnes nées en milieu rural, où les hôpitaux et les médecins qualifiés sont quasi-inexistants, et où la majorité des soins est opérée par des guérisseurs traditionnels et des marabouts, devraient adhérer plus massivement aux explications surnaturelles des handicaps.

Notre partie suivante consistait à faire le lien entre la croyance en la nature maléfique des handicaps et les préjugés relatifs aux handicaps. Dans cette approche, nos résultats ont montré que le fait d'adhérer aux cinq idées reçues que nous avons sélectionnées est effectivement biaisé chez les représentants de notre échantillon par les croyances traditionnelles et religieuses en la sorcellerie (Figure 49).

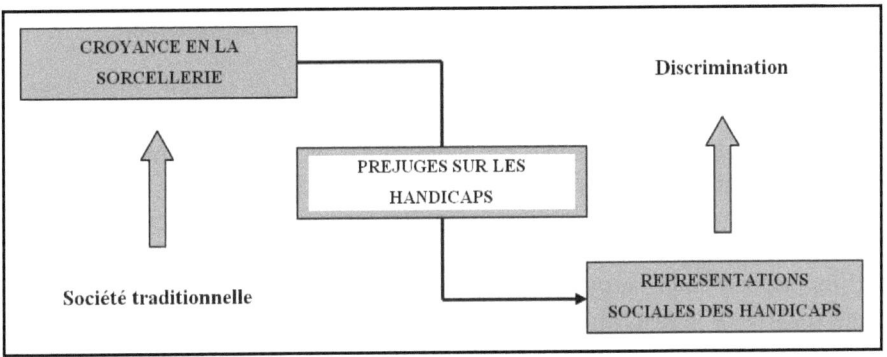

Figure 49 : Influence des croyances en la sorcellerie sur les représentations sociales des handicaps en République de Guinée

Les préjugés concernant les conditions de travail et la pratique de la mendicité trouvent deux fois plus d'adhérents auprès des croyants aux causes maléfiques des handicaps qu'auprès des personnes sceptiques non croyantes en ce phénomène. Ce rapport passe du double au triple lorsque l'on interroge les personnes sur l'éventualité d'une transmission directe de handicaps et la possibilité pour une femme atteinte d'une déficience quelconque d'avoir des enfants valides. Les deux tiers des personnes qui pensent que le handicap se transmet des parents aux enfants et qu'une mère atteinte de handicap donne nécessairement naissance à des enfants handicapés, croient en la malédiction provoquée par la sorcellerie.

Enfin, notre dernière partie de cette recherche s'est focalisée sur la question relative à la définition que donnent les Guinéens aux handicaps. D'après les résultats de notre deuxième enquête, la définition majoritairement accordée à ce phénomène semble s'inspirer du modèle biomédical de Wood. Dans la quasi-totalité des cas, le handicap est perçu comme une incapacité, une déficience physique ou mentale ou encore une maladie qui sont responsables de la limitation des individus dans leur vie sociale. Seul un quart des personnes enquêtées définissent le handicap comme une dépendance quelconque vis-à-vis d'autrui et près des 5% restants voient dans ce terme un obstacle à la réalisation personnelle et professionnelle des individus. Nos résultats confirment que l'opinion partagée par la majorité des Guinéens interrogés à Conakry envisage le handicap comme un phénomène individuel. De plus, le handicap semble, à notre regard, représenter pour ce public une fatalité, une faute individuelle, une malédiction et quelquefois une punition divine pour des comportements déviants de la victime ou de ses ancêtres. Par ailleurs, ce n'est que dans des cas isolés que les questions du rôle de l'environnement et de la société dans la production des handicaps ont été soulevées. Cela confirme que dans l'état actuel des choses, dans leur majorité, les Conakrykas ne semblent pas être prêts à assumer leur part d'implication dans le processus de production sociale du handicap.

Néanmoins, les entretiens réalisés tout au long de ce travail permettent de nuancer ces résultats, car bien que dans leur majorité les personnes enquêtées attribuent la cause du handicap à la déficience physique, elles reconnaissent que la société joue un rôle fondamental dans les conséquences et le ressenti des handicaps chez les individus qui en sont atteints. La quasi-totalité de ces personnes admettent que la société attache beaucoup trop d'importance aux croyances maléfiques, ce qui contribue de façon significative à la discrimination sociale des personnes porteuses de handicap. En définitive, l'évolution des individus dans leur carrière de « handicapés » semble à tous les niveaux être contrariée par ce type de croyances donnant naissance aux multiples préjugés et stéréotypes. Pour conclure, nous pouvons espérer une véritable révolution des mentalités, mais en attendant il est urgent d'agir dans le sens du développement d'une prise en charge globale des individus atteints de handicap en les couvrant sur les plans juridique, médical, social, professionnel et pourquoi pas sportif.

CONCLUSION

« Ça c'est pas facile comme question ! (rire). En fait, le handicap n'est pas une fatalité, mais c'est ce que chacun fait et comment il fait qui nous rend handicapé. C'est-à-dire... Moi, tant que je puisse travailler et « subvenir » à mes besoins et aux besoins de mes enfants, tant que je puisse me déplacer librement où je veux aller et quand je veux, tant que les autres ne me regardent pas comme si j'étais une sorcière, je ne ressentirai pas mon handicap. [...]. Tous ce que je sais..., ehh, même si je ne peux pas marcher comme les autres, je suis aussi normale que les autres, je peux me déplacer à l'aide de mon fauteuil roulant, j'ai une formation qui me permet aujourd'hui d'avoir un travail, j'ai un mari et quatre enfants. Mes enfants jouent au football, l'ainé veut même devenir joueur professionnel... Beaucoup de gens par ici n'ont pas ce que j'ai. Mais c'est mon travail personnel qui m'a permis de réussir. Il ne faut jamais abandonner. Il faut toujours se battre quel que soit le handicap. Oui, le handicap pour moi est avant tout un problème social ».

(Saran S., 34 ans, Conakry, janvier 2011).

Pour Saran, artisan-couturière, le handicap est un problème à la fois individuel et social. Comme elle l'explique, son investissement personnel et sa conviction d'être « *comme les autres* » et non pas « *anormale* » lui ont permis de réussir pleinement sa vie. Aujourd'hui elle se sent heureuse car elle est mariée et mère de quatre enfants, elle possède une maison et elle occupe un emploi qui lui plait et qui lui permet de mener une vie relativement confortable. Certes, pour obtenir ce dont elle peut aujourd'hui être fière, elle a dû travailler assidûment sans jamais se rabaisser au point de pratiquer la mendicité. Le handicap pour elle n'est pas un obstacle, ni une fatalité, car chaque individu, selon elle, est capable d'obtenir ce qu'il recherche dans sa vie. La devise de cette jeune femme est donc avant tout « *agir sans attendre que ça se passe tout seul !* ». Néanmoins, pour comprendre l'exemple de Saran S., intéressons-nous aux facteurs qui peuvent expliquer aujourd'hui sa réussite.

Comme elle en témoigne dans son interview, Saran est native d'une zone rurale où une vingtaine d'années auparavant s'est produite une erreur médicale fatale qui lui a valu la paralysie de son membre inférieur gauche. Ayant malgré tout obtenu le brevet de l'enseignement secondaire de même qu'une formation informelle en couture, transmise par sa mère, elle a aussitôt décidé de migrer vers la capitale pour y trouver du travail. En effet, au village où elle vivait à cette période « *tous les travaux étaient essentiellement manuels* » et incompatibles avec ses capacités physiques. De plus, le manque de matières premières, indispensables pour la création de vêtements et l'absence de clientèle potentielle, ne lui permettaient pas de s'épanouir dans le domaine de la couture. Installée chez ses proches à Conakry, Saran s'est aussitôt lancée dans la réalisation de son rêve d'enfance, à savoir l'ouverture de son propre atelier de couture. Elle commença ainsi à exercer dans une boutique de retouche d'anciens vêtements, où ses talents ont été aussitôt remarqués. Quelque temps après, grâce aux économies et aux aides de son entourage, Saran ouvrit sa propre boutique de couture où elle emploie à ce jour deux autres femmes, elles aussi atteintes de handicap.

Au-delà des compétences très axées sur l'emploi, c'est donc sa ferme volonté de prendre sa vie en main et de ne pas se laisser abaisser par les autres, qui a probablement joué le rôle fondamental dans sa réussite socioprofessionnelle. Par ailleurs, elle précise que mis à part son entourage, aucune institution, ni personne d'autre que les membres de sa propre famille ne sont jamais venus lui proposer de l'aide. Comme elle l'explique, c'est elle-même qui s'est achetée un fauteuil roulant car elle ne voulait pas « *attendre des années avant qu'on lui offre un* ». Sa réussite, elle ne la doit donc qu'à elle-même : « *Il ne faut pas attendre qu'on vient vous aider, il faut agir par soi-même* ». Néanmoins, les efforts personnels, peuvent-ils suffire pour rompre le cercle vicieux du handicap et de la misère ? L'exemple de Saran serait-il une exception à la règle ou une suite de coïncidences favorables parmi tant d'échecs ? Les difficultés que rencontre sur le plan socioprofessionnel un grand nombre de personnes atteintes de handicap ne seraient-elles pas davantage liées aux contraintes environnementales et sociales, qu'à leur propre motivation et à leur bonne volonté ?

Pour répondre à cette dernière question nous proposons de revoir l'ensemble des résultats de notre étude en y cherchant les éléments de réponse. Ainsi, lorsque l'on examine le cas de Saran, nous constatons qu'elle constitue un exemple assez classique d'individus qui, pour des raisons économiques, médicales et autres, migrent vers la capitale afin d'y découvrir une vie meilleure. Dans le cas de Saran, sa volonté de quitter son village natal a été renforcée par l'envie de trouver un emploi dans sa profession et par la présence d'une famille élargie à Conakry. Néanmoins, sa détermination à vouloir gagner sa vie en travaillant lui a permis d'éviter le cercle vicieux de l'inactivité et de la dépendance vis-à-vis de sa famille. Bien au contraire, son projet professionnel semble avoir retenu toute l'attention de ses proches qui n'ont pas manqué de lui apporter un soutien financier. Les facteurs qui ont joué un rôle favorable et déterminant pour sa réussite peuvent donc se résumer à sa formation professionnelle, à sa capacité d'élaborer un projet à long terme et à l'aide dont elle a bénéficié de la part de ses proches. A présent, posons-nous la question de savoir pourquoi le modèle de cette jeune femme n'est pas si répandu au sein du public atteint de handicap résidant à Conakry ?

Mis à part le fait que la grande majorité de ces derniers ne possède aucune formation, l'on rappelle que la déficience de Saran n'est pas apparue à la naissance, mais a été provoquée à la fin de sa puberté vers 14-15 ans suite à une erreur médicale. Elle a d'une part réussi à finir le collège et, d'autre part, son handicap n'a jamais été considéré par son entourage comme une malédiction, car la cause de celui-ci a été clairement identifiée. Par conséquent, elle n'a vraisemblablement pas subi de discriminations dont sont victimes de nombreuses personnes atteintes dès la naissance ou dès les premières années de la vie. Ce détail permet d'expliquer, en partie, les raisons pour lesquelles Saran ne semble pas s'identifier au public atteint d'un handicap. Par ailleurs, un sentiment similaire a été retrouvé chez Amadou D., qui, comme on le rappelle, a été victime d'un accident de circulation et qui a poursuivi son métier de soudeur. L'âge et les circonstances de l'apparition des déficiences semblent jouer un rôle primordial dans la construction des représentations qu'elles impliquent. Il semble donc que, lorsqu'un handicap apparait après la naissance et que ses causes sont clairement identifiées, la personne qui le porte subit moins de discriminations qu'une personne dont le handicap est inné et dont les causes demeurent un mystère.

Néanmoins, dans l'exemple d'Ibrahima S., qui lui aussi est devenu déficient après avoir été percuté par un véhicule, la cause de son malheur a été malgré tout reliée à un sort qui aurait été jeté contre lui et ses parents. De plus, contrairement à Saran, Ibrahima reste passif en attendant un miracle et en pratiquant la mendicité. La façon dont ce jeune homme se représente lui-même est donc biaisée par l'image que lui reflète son entourage et par l'absence de formation dont il subit les conséquences. En manque de compétences utiles pour trouver un travail et à cause du mépris que lui renvoie sa communauté, Ibrahima représente selon nous, davantage l'échec des individus qui subissent des conséquences néfastes des représentations et de la négligence de la part de la société. En d'autres termes, nos résultats permettent d'affirmer que la tendance qui consiste à associer certaines formes de déficiences physiques et mentales à la malédiction, qui est renforcée par les croyances traditionnelles et religieuses, pose un sérieux problème, voire un obstacle à l'intégration des personnes atteintes de handicap en République de Guinée. L'absence et l'inefficacité de leur prise en charge sur le plan social, éducatif, financier, médical et professionnel, semblent expliquer leur reconversion massive en mendiants professionnels.

Pour terminer, les deux points suivants retiennent notre attention. Il s'agit de montrer les limites de ce travail qui impliquent la nécessité d'une nouvelle étude sur ses problématiques et de proposer un certain nombre de recommandations que nos résultats permettent de suggérer aux autorités guinéennes et à la communauté internationale en vue d'une amélioration de la qualité de vie et de la réadaptation des publics atteints de handicap. Bien que les efforts que nous avions fournis au cours de cette recherche ont permis d'éclaircir considérablement la situation dans laquelle vivent les personnes atteintes d'un handicap à Conakry, une nouvelle étude sur ces publics nous semble indispensable. En effet, afin de comprendre cette nécessité nous allons dans un premier temps nous interroger sur les limites de notre travail et ensuite nous définirons les principaux axes de recherche à poursuivre en République de Guinée.

Notre première « autocritique » concerne la partie conceptuelle de notre thèse. Malgré une importante revue de littérature, nous avons eu une certaine difficulté à cerner notre objet d'étude notamment sur le plan théorique. L'absence d'un référentiel scientifique propre à la recherche sur le handicap a donc été notre principale contrainte. Toutefois, comme nous l'avons expliqué, étant donnée la complexité de ce sujet, nous avons opté pour une approche pluridisciplinaire intégrant à la fois les champs scientifiques tels que la sociologie, la psychologie, la médecine de la santé, la démographie et encore l'économie. Cette démarche s'explique également par notre inspiration de la « Grounded theory » élaborée par Glaser et Strauss en 1967, qui favorise une certaine innovation scientifique en permettant de générer des nouvelles connaissances tout en partant des données de terrain[245]. Ainsi, à la lueur de nos observations initiales et des résultats de nos enquêtes successives, nous avons continuellement remodelé notre cadre théorique. Néanmoins, dans cette approche, notre principale difficulté consistait à maitriser l'ensemble des concepts que nous avons utilisés et qui appartiennent à des champs théoriques relativement différents. Par conséquent, il serait pertinent de nous reprocher de ne pas avoir

---

[245] Glaser, B. G, Strauss, A. L. (1967). *The Discovery of Grounded Theory: Strategies for Qualitative Research.* Chicago, Aldine Publishing Company.

suffisamment développé et illustré certaines notions liées, par exemples, aux représentations sociales, à l'intégration, à la culture et à la société.

Ensuite, d'un point de vue méthodologique, notre travail de terrain s'est confronté à un certain nombre de difficultés que nous voulons présenter succinctement. Notre première contrainte résidait dans la compréhension de nos questionnaires. Malgré le fait que les questions qu'ils contenaient nous semblaient être relativement simples, de nombreuses personnes y compris les enquêteurs ne les ont pas toujours correctement interprétées. Ainsi, une formation de plusieurs heures précédant chaque enquête a été nécessaire. En outre, les difficultés à remplir les questionnaires soi-même, c'est-à-dire sans l'aide des enquêteurs, qu'ont éprouvées un grand nombre d'individus interrogés se sont inévitablement répercutées sur la taille des échantillons. De plus, certaines de nos questions ont provoqué chez les Guinéens un comportement de méfiance et d'évitement. Ainsi, lorsqu'il s'agissait d'interroger les individus sur leurs croyances en la sorcellerie, plusieurs enquêteurs se sont aussitôt désistés. Cette réaction a été également observée chez les enquêtés qui se sentaient dans leur majorité gênés de devoir s'exprimer sur ce sujet. Chez certains, ce sujet constituait donc un véritable tabou, ce qui peut s'expliquer par l'enracinement profond des croyances maléfiques et des superstitions dans les esprits des Guinéens.

L'ensemble des difficultés méthodologiques que nous venons d'évoquer a contraint notre étude à limiter les échantillons en excluant, par exemple, les enfants de moins de 10 ans (les phénomènes de malnutrition et de sous-nutrition, que nous n'avons pas analysés et qui contribuent également à augmenter l'incidence des handicaps), les étrangers résidant à Conakry (nombreux réfugiés libériens et sierra-léonais) et de manière plus globale tous les individus qui habitent en-dehors de la capitale. Or, nous avons montré que la capitale guinéenne présente une exception en se démarquant du reste de la Guinée sur les plans économique, politique, socioculturel, médical, technologique, etc. Par ailleurs, nous avons sous-évalué le rôle que pouvaient jouer les origines ethniques des personnes ayant participé à nos investigations. Ainsi, comme nous l'avons souligné, la population guinéenne est caractérisée par une grande diversité ethnique et le fait d'appartenir à une tribu plutôt qu'à une autre influence également les comportements et les représentations des individus. Néanmoins, nous avons eu l'impression qu'à Conakry, l'attachement ethnique est beaucoup moins perceptible, notamment grâce à l'émergence d'une société homogène marquée par l'influence de la mondialisation et du modernisme. Par conséquent, nous pouvons conclure que les résultats de cette étude ne peuvent s'appliquer qu'à la capitale guinéenne, même si les tendances majeures dégagées par les analyses peuvent se retrouver dans l'ensemble de la population guinéenne et de façon générale chez les habitants de l'Afrique de l'Ouest.

Nous pensons donc que dans une future étude sur ce type de public, il serait primordial d'inclure d'une part toutes les palettes d'âges en spécifiant leurs caractéristiques, par exemple, l'insuffisance pondérale et la malnutrition chez les enfants, les effets du vieillissement chez les personnes âgées, les taux d'insertion scolaire chez les jeunes et le chômage chez les adultes. Par ailleurs, nous pensons que la meilleure façon de mener cette nouvelle étude consiste à l'inclure, de la même manière qu'en 1996, au prochain recensement général de la population et de l'habitat.

Dans le dernier paragraphe nous proposons, en tenant compte de nos résultats, de développer quelques recommandations vis-à-vis de la prise en charge des personnes atteintes d'un handicap en République de Guinée, notamment dans cinq domaines que sont l'école, l'emploi, l'assistance économique, l'assistance médicosociale et l'accessibilité.

Tout d'abord, les résultats de notre thèse permettent d'affirmer que le système éducatif guinéen demeure dans l'ensemble inaccessible aux personnes atteintes d'un handicap. Comme nous l'avons constaté, plus d'un tiers de l'échantillon constitué de personnes DMI à Conakry n'a jamais été scolarisé. A cela se rajoute un autre tiers qui n'a fréquenté que les écoles coraniques. Or, il a été clairement démontré que l'absence de formation cohérente implique systématiquement chez les individus porteurs d'un handicap l'absence d'emploi et le renforcement de la pratique de la mendicité. Face à cette situation, nous recommandons à l'Etat guinéen de revoir les fondamentaux de son système éducatif en le rendant d'une part accessible à tous les enfants guinéens et, d'autre part, en le délocalisant au sein du milieu rural. Par ailleurs, il est indispensable qu'un cadre législatif soit adopté afin de réguler l'activité des groupements coraniques. Un contenu cohérent et homologué devrait être imposé à leurs enseignements. En définitive, si l'enseignement religieux occupe une si grande importance au regard des familles guinéennes, n'est-il pas envisageable de l'intégrer, sous forme optionnelle, par exemple, au sein de l'enseignement général ? La question de la laïcité ne s'y pose pas aussi radicalement qu'en France, d'autant plus que d'autres pays occidentaux tels que l'Allemagne n'y voient aucun inconvénient. L'incorporation de l'Islam et pourquoi pas du catéchisme, sous forme de matières facultatives mettrait fin aux enseignements chaotiques et parfois abusifs pratiqués dans certains établissements religieux. Pour finir, les rares écoles spécialisées pour les enfants et les jeunes handicapés que nous avons répertoriées à Conakry subsistent principalement grâce aux aides venues de l'étranger, comme c'est le cas de la fondation néerlandaise qui entretient le centre Nimba. En même temps, nous avons constaté qu'aucun soutien ne leur est attribué par l'Etat guinéen. Une politique de promotion et de financement de ces structures devrait être mise en place. En revanche, l'Etat devrait pouvoir surveiller ces établissements, notamment par la voie de l'inspection académique. Un programme national, visant la promotion des établissements spécialisés, la formation des enseignants et la fourniture de matériel éducatif, de même que l'élaboration de programmes adaptés qui permettront une meilleure insertion professionnelle des élèves atteints de handicap est donc indispensable pour la Guinée. Toutefois, selon l'ex-Ministre guinéen de l'enseignement pré-universitaire, Monsieur Ibrahima KOUROUMA, « *En Guinée, il n'y a jamais eu d'équation entre la formation et l'emploi* »[246]. En d'autres termes, l'inactivité sur le plan professionnel des bacheliers et des jeunes diplômés universitaires montre l'absence de continuité entre le système éducatif et le marché de l'emploi en République de Guinée. Néanmoins, nos résultats ont montré que plus le niveau d'études des personnes atteintes de handicap est élevé, plus elles déclarent occuper un emploi. De plus, les formations professionnelles telles que l'artisanat, l'informatique et les métiers de la mécanique semblent permettre aux individus à mobilité réduite de s'insérer plus facilement. Au regard de nos constats, nous pensons qu'il est indispensable pour le gouvernement guinéen de créer une base de formation professionnelle adaptée pour le public atteint de handicap et de soutenir, par exemple, à travers des microcrédits, les carrières et les projets professionnels de ces derniers. Outre cela, l'Etat Guinéen s'est engagé à réserver entre 5% et 6% des emplois de fonctionnaires aux publics handicapés. Il est donc important qu'il tienne ses promesses en augmentant les taux d'activité des personnes atteintes de handicap au sein du domaine public.

En outre, nous pensons que l'Etat doit garantir aux Guinéens, notamment les plus démunis, une assistance financière minimale. A l'exemple du Revenu de Solidarité Active (RSA) en France, une allocation devrait être attribuée à tous les individus y compris les handicapés, qui vivent en dessous du seuil de pauvreté et qui n'exercent aucun emploi. Des mesures similaires existent dans d'autres pays d'Afrique de l'Ouest, par exemple, au Mali et au Sénégal. Même s'il ne s'agira probablement que de faibles sommes, c'est-à-dire une trentaine de dollars US par mois et par personne (seuil de pauvreté absolu), l'idée de soutenir financièrement les personnes inactives, devrait inciter le gouvernement à former ses citoyens et à créer de nouveaux emplois. Nous n'avons aucun doute que la Guinée possède suffisamment de ressources pour assumer ces dépenses garantissant le minimum vital et la dignité de ces populations. Rappelons qu'elle représente le premier exportateur de bauxites au monde, détient la plus grande réserve d'eau douce en Afrique de l'Ouest et possède des richesses inestimables tant sur le plan agricole que géologique.

---

[246] Interview à la télévision guinéenne du 10 novembre 2010, Conakry, RTG.

Sur le plan socio-médical et orthopédique, nous avons constaté qu'il existe un fossé gigantesque entre le milieu urbain et le milieu rural, entre la capitale et reste de la Guinée. De plus, nos résultats montrent que la prise en charge des personnes atteintes de handicap est absolument insuffisante. Nous avons vu qu'à l'heure d'aujourd'hui il n'existe que trois centres orthopédiques, parmi lesquels seul le CNO de Conakry est véritablement fonctionnel. Au regard des besoins en matière d'appareillage et de rééducation, les déficiences motrices constituant la première cause des handicaps, la Guinée devrait posséder au moins une dizaine de centres similaires, répartis sur l'ensemble du territoire national (par exemple, dans les principales villes telles que N'Zérékoré, Macenta, Kissidougou, Kankan, Siguiri, Dabola, Labé, Fria, Boffa et Koundara). Il est de nos jours urgent, que l'Etat prenne en charge la construction de nouveaux centres orthopédiques, la fourniture de matières premières, les équipements et la formation de professionnels dans ce domaine. De plus, étant donné les difficultés économiques que traversent la majorité des personnes atteintes de handicap, leur prise en charge médicale doit être gratuite et optimisée.

Pour finir, nous pensons que la reconnaissance des droits des personnes atteintes de handicap devrait se fonder non seulement sur une série de lois, de décrets et d'autres textes officiels, mais davantage sur des dispositifs concrets visant avant tout l'accessibilité des bâtiments, des transports en commun et des services publics. Par ailleurs, la Guinée devrait abandonner l'idée de leur isolement et de leur regroupement au sein des cités telles que la Cité de Solidarité. Un plan de construction de logements sociaux adoptés aux besoins de l'ensemble de publics fragilisés devrait être élaboré. Ce projet figurait dans le programme électoral de l'actuel président de la Guinée[247], mais aucune mesure concrète n'a été prise à ce jour. Comme nous l'avons expliqué, l'idée de rendre la société accessible aux publics atteints de handicap implique de la rendre plus facile à vivre pour l'ensemble de la population. Enfin, nous pensons que pour garantir les droits fondamentaux des personnes atteintes de handicap, l'ensemble de la société guinéenne devrait se remettre en cause en reconnaissant son implication dans la production et l'amplification de ce phénomène.

---

[247] Condé, A. (2010). *Un Africain engagé. Ce que je veux pour la Guinée*. Paris, Jean Picollec Editeur.

BIBLIOGRAPHIE

Monographies

Andrieu, B. (1994). *Les cultes du corps. Ethique et sciences.* Paris, L'Harmattan.

Bah, M. (1990). *Construire la Guinée après Sékou Touré.* Paris, L'Harmattan.

Bardin, L. (1977). *L'analyse de contenu.* Paris, Presses Universitaires de France.

Barry C. (1988). *Etude sociologique de la mendicité dans la ville de Conakry.* Conakry, Presses Universitaires de Conakry.

Bayo, E. K. (2005). *Un des défis majeurs des années 2000. La problématique de l'enfance/jeunesse, circonstances aggravantes et solutions possibles.* Conakry, La Samaritaine-Guinée.

Berthoz, A. (1997). *Le sens du mouvement.* Paris, Editions Odile Jacob, Sciences.

Blanchet, A., Gottman, A. (1992). *L'enquête et ses méthodes : l'entretien.* Paris, Editions Nathan, col. « Sociologie 128 ».

Bobath B., Bobath K. (1986). *Développement de la motricité chez les IMC.* Paris, Masson.

Bogdan, R., Taylor, S.F. (1975). *Introduction to qualitative research methods.* New York, John Wiley.

Bruchon-Schweitzer, M. (2002). *Psychologie de la santé. Modèles, concepts et méthodes.* Paris, Dunod.

Charbonnier, G. (1961). *Entretiens avec Claude Lévi-Strauss.* Paris, Plon et Julliard.

Chebel, M. (2009). *Dictionnaire encyclopédique du Coran.* Villeneuve-d'Ascq, Edition Fayard.

Condé, A. (2010). *Un Africain engagé. Ce que je veux pour la Guinée.* Paris, Jean Picollec Editeur.

Darwin, C. (1921). *L'origine des espèces au moyen de la sélection naturelle ou La lutte pour l'existence dans la nature*. Traduit de l'Anglais par Edmond Barbier sur l'édition anglaise définitive. Paris, Alfred Coste.

Davy de Virville, A. (1955). *Histoire de la botanique en France*. Paris, SEDES.

Delcey, M. (1996). *Déficience motrice et handicaps. Aspects sociaux, psychologiques, médicaux, techniques et législatifs ; troubles associés*. Paris, Association des Paralysés de France.

Delcey, M. (2002). *Déficiences motrices et situations de handicaps*. Paris, Association des Paralysés de France.

Dolto, F. (1996). *Les étapes majeures de l'enfance*. Paris, Gallimard.

Donzo, F. (1999). *Des villes et de leurs problèmes sanitaires en Afrique occidentale*. Conakry, Ganndal.

Doriguizzi, P. (1994). *L'histoire politique du handicap, De l'infirme au travailleur handicapé*. Paris, L'Harmattan.

Doumbouya, O. S. (2008). *Les ONG féminines en Guinée*. Paris, L'Harmattan.

Durkheim, E. (1986). *De la division du travail social*. Paris, Presses Universitaires de France.

Durkheim, E. (1993). *Le suicide*. Paris, Presses Universitaires de France.

Ebersold, S. (2001). La naissance de l'inemployable ou l'insertion aux risque de l'exclusion. Rennes, Presses Universitaires de Rennes.

Emmanuelli, X. (1999). *Dernier avis avant la fin du monde*. Paris, Albin Michel.

Foucault, M. (1999). *Les anormaux*. Paris, Gallimard.

Fougeyrollas, P. (1993). *Le processus de production culturelle du handicap : contextes sociohistoriques du développement des connaissances dans le champ des différences corporelles et fonctionnelles*. Québec, Département d'anthropologie. Université Laval.

Fougeyrollas, P., Cloutier R., Bergeron H., J. Côté, St Michel G. (1998). *Classification québécoise : Processus de production du handicap.* Québec, (RIPPH)/SCCIDIH.

Fougeyrollas, P., St-Michel, G., Bergeron, H., Cloutier, R. (1991*). Le processus de production des handicaps : analyse de la consultation, nouvelles propositions complètes.* Québec, Comité québécois et Société canadienne de la CIDIH, Réseau international CIDIH.

Froelich, J-C. (1964). *Animismes : les religions païennes de l'Afrique de l'Ouest.* Paris, Edition de l'Orante.

Fromentin, P. (1958). *Mangeurs d'âmes : sorciers, magiciens et fantômes.* Paris, éditions André Bonne.

Gaillard, J., Andrieu, B. (2010). *Vers la fin du handicap ? Pratiques sportives, nouveaux enjeux, nouveaux territoires.* Nancy, Presses Universitaires Nancy.

Glaser, B. G, Strauss, A. L. (1967). *The Discovery of Grounded Theory: Strategies for Qualitative Research.* Chicago, Aldine Publishing Company.

Goffman, E. (1975). *Stigmate, les usages sociaux des handicaps.* Paris, Les éditions de minuit.

Grim, O. R. (2000). *Du monstre à l'enfant. Anthropologie et psychanalyse de l'infirmité.* Paris, CTNERHI.

Guerin, N. (dir). (2008). *Guide des vaccinations. Direction générale de la santé. Comité technique des vaccinations.* Saint-Denis, Inpes, coll. Varia.

Gueslin, A., Guillaume, P. (1992). *De la charité médiévale à la sécurité sociale.* Paris, Ouvrières.

Hamonet, C. (2004). *Les personnes handicapées.* Paris, Presses Universitaires de France.

Hamonet, C., Magalhaes, T. (2000). *Système d'identification et de Mesure des Handicaps.* Paris, ESKA.

Heraud, M. (2005). *Malédiction et handicap : à qui la faute ?* France, Editions du Handicap International.

Heyberger, L. (2005). *La révolution des corps*. Presses Universitaires de Strasbourg.

Jacquard, A. (2001). *La Science à l'usage des non-scientifiques*. Paris, Calmann Lévy.

Jodelet, D. (1994). *Les représentations sociales*. Paris, Presses Universitaires de France.

Jung, C.G. (1973). *L'Énergétique psychique*, Genève, Georg.

Jung, C.G. (1983). *Aïon. Etudes sur la phénoménologie du soi*. Paris, Albin Michel.

Kaké, I. B. (1987). *Sékou Touré, le héros et le tyran*. Paris, Jeune Afrique Livres.

Laurie, G., Maynard, F. M., Fischer, D. A., Raymond, J., (1991). *Effets à long terme de la poliomyélite, manuel pour les médecins et les post-polios*. Paris, Association des Paralysés de France.

Le Boulch, J. (1978). *Vers une science du mouvement humain, Introduction à la psychocynétique*. Paris, Les Editions ESF, troisième édition.

Le Breton, D. (1992). *La sociologie du corps*. Paris, Presses Universitaires de France.

Lebart, L., Morineau, A., Piron, M. (1995). *Statistique exploratoire multidimensionnelle*. Paris, Dunod.

Lebiki-N'Golot, G. (2010). *Démocratie bananière ou Démocratie en zone subtropicale*. Paris, Edilivre Aparis.

Lenoir, R. (1974). *Les exclus. Un Français sur dix*. Paris, Editions du Seuil.

Leopardi, G. (1845) extrait de *Pensieri* (*Pensées*, traduites en français en 1994 aux éd. Allia). Firenze, Le Monnier.

Lévy Bruhl, L. (1960) *La mentalité primitive*. Paris, Presses Universitaires de France.

Liberman, R. (1988). *Handicap et maladie mentale*. Paris, Presses Universitaires de France.

Lugan, B. (2009). *Histoire de l'Afrique. Des origines à nos jours*. Paris, Ellipses.

Mannoni, P. (1998). *Les représentations sociales*. Paris, Presses Universitaires de France.

Maury, M. (1996). *Déficiences motrices et handicaps, Aspects sociaux, psychologiques, médicaux, techniques et législatifs, troubles associés*. Paris, Association des Paralysés de France.

Mauss, M. (1950). *Les techniques du corps*. Paris, Presses Universitaires de France.

Morvan, J.S., Paicheler, H. (1990*). Représentations et handicaps : vers une clarification des concepts et des méthodes*. Vannes, CTNERHI.

Moscovici, S. (1988). *La Machine à faire les dieux*. Paris, Fayard.

Murphy, R. F. (1987). *Vivre à corps perdu, Le témoignage et le combat d'un anthropologue paralysé*. Paris, Plon.

Nassau, R. H. (1904). *Fetichisme in West Africa*. Londres, Duckworth.

Niane, D. T. (1960). *Soundjata ou l'Epopée Mandingue*. Paris, Présence Africaine.

Nicole-Drancourt, C., Roulleau-Berger, L. (2002). *L'insertion des jeunes en France*. Paris, Presses Universitaires de France.

Oularé, A. (1989). *Les handicapés dans la famille en Guinée : problématique de l'éducation des enfants et adolescents handicapés*, Conakry, Editions de l'AGBEF.

Perry D. (2003). *Moving Forward: Toward decent work for people with disabilities - Examples of good practices in vocational training and employment from Asia and the Pacific*. Genève, International Labour Office.

Poizat, D., Gardou, C. (2007). *Desinsulariser le handicap*. Paris, Érès.

Stiker, H-J. (1997). *Corps infirmes et sociétés*. Paris, Dunod.

Schilder, P. (1968). *L'image du corps*. Paris, Gallimard.

Tadjo, V. (2000). *Mamy Wata et le monstre*. Paris, Hachette Livres.

Todd, E. (2011). *L'origine des systèmes familiaux*. Paris, Gallimard.

Toualbi, N. (1984). *Le sacré ambigu ou les avatars psychologiques du changement social*. Alger, ENAL.

Trésor de la Langue Française, Dictionnaire de la Langue du XIXème et du XXème siècles. Paris, CNRS.

Tucker, C. T. (1996). *The European Powers in the First Word War: An Encyclopedia*. New York, Garland.

Wolf, H. W. (1974). *Anthropologie de l'Ancien Testament*. Genève, Labor et Fides.

Wood, P.H.N. (1989), *Measuring the Consequences of illness*. World Health Statistics Quarterly.

Zibri, M., Poupée-Fontaine, D. (2002). *Dictionnaire du handicap*. Paris, ENSP.

Chapitres d'ouvrages

Chauvière, M. (2003). Handicap et discriminations : genèse et ambiguïtés d'une inflexion de l'action publique. In D. Borillo (Ed.), *Lutter contre les discriminations* (p. 100-122). Paris, Editions la Découverte.

Chevance, J-P. (2002). Le handicap à vivre : le point de vue de la personne handicapée. In *Déficiences motrices et situations de handicaps* (p. 45-52). Paris, Association des Paralysés de France.

Fougeyrollas, P. (2001). Le processus de production du handicap : expérience québécoise. In R. de Riedmatten (Ed.), *Une nouvelle approche de la différence : comment représenter le « handicap »* (p. 101-122). Genève, Médecine et Hygiène.

Kalampalikis, N. (2006). Affronter la complexité : représentations et croyances. In V. Haas (Ed.), *Savoirs du quotidien. Transmissions, Appropriations, Représentations* (p. 229-237). Rennes, Presses Universitaires de Rennes.

Lapassade, G. (2006). L'observation participante. In R. Hess & G. Weingand (Ed.), *L'observation participante dans les situations interculturelles* (p. 13-32). Paris, Economica.

L'Écuyer R. (1981). L'analyse de contenu : notions et étapes. In J-P. Deslauriers (Ed.), *Les méthodes de la recherche qualitative* (p. 49-65). Sillery, Presses de l'Université du Québec.

McFee, S. (1996). Choisir une aide technique. In *Déficiences motrices et handicaps*. Paris, Association des Paralysés de France.

Pantaleon, N. (2012). Education et enfants en situation de rue au Maroc : le rôle des Activités Physiques et Sportives comme aide dans un projet de sortie de rue. In Compte, R, Bui-Xuan, G. et Mulkulovic, J., *Sport adapté, handicap et santé* (p. 397-402). Montpellier, Co-éditions FFSA-AFRAPS.

Ravaud, J. F. (2001). Vers un modèle social du handicap : l'influence des organisations internationales et des mouvements de personnes handicapées. In de Riedmatten R. (Ed.), *Une nouvelle approche de la différence : comment repenser le « handicap »* (p. 55-68). Genève, Médecine et Hygiène.

Sanchez, J., Bourderon, P. (1994). Les personnes handicapées en Saône-et-Loire, enquête par parrainage. In J.-F. Ravaud & M. Fardeau, *Insertion sociale des personnes handicapées : méthodologie d'évaluation*. Paris, CTNERHI-INSERM.

Sautreuil, P. (1996). Appareillage orthopédique. In *Déficiences motrices et handicaps* (p. 415-428). Paris, Association des paralysés de France.

Stiker, H-J. (2002). Aspects socio-historiques du handicap moteur. In *Déficience et situations de handicap* (p. 38-47). Paris, Association des Paralysés de France.

Articles de revues

Antona, D. (2002). L'éradication des maladies infectieuses : l'exemple de la poliomyélite. *Médecine/Sciences, 18,* 55-61.

Baker, L. A., Cahalin, L. P., Gerst, K., Burr, J. A. (2005). Productive activities and subjective well-being among older adults: the influence of number of activities and time commitment. *Social Indicators Research, 73,* 431-458.

Belmont, N. (1980). Les rites de passage et la naissance, l'enfant exposé. *Dialogue, 127,* 30-44.

Bénicourt, E. (2001). La pauvreté selon le PNUD et la Banque mondiale. *Études rurales, 159,* 35-54.

Bidou, J-E., Touré, J. G. (2002). La population de la Guinée - dynamiques spatiales. *Les Cahiers d'Outre-mer, 217,* 9-30.

Bilecot, R., Mbouolo, T., Ntsiba, H. Fouty-Soungou, P., Fila, A. (1992). Facteurs de paralysie sciatique secondaires aux injections intramusculaires. *Médecine d'Afrique Noire, 39(2).*

Bourrel, P., Souvestre, R. (1982). Les lésions du nerf sciatique par injection intra-fessier de quinine. *Médecine Tropicale, 2 (42).*

Bui-Xuân, G., Marcellini, A., Mikulovic, J. (1995). Corps et exclusion : la redynamisation du sujet handicapé - chômeur. *Corps et culture, 1.*

Chapireau, F. (1988). Le handicap impossible. Analyse de la notion de handicap dans la loi d'orientation du 30 juin 1975. *Annales médico-psychologiques, 8,* 691-706.

De Rudder, V. (1996). Stigmate/Stigmatisation. *Pluriel recherches, 4,* 75.

Diaz Olvera, L., Plat, O., Pochet, P. (2010). A l'écart de l'école, Pauvreté, accessibilité et scolarisation à Conakry. *Revue Tiers Monde, 202.*

Ejizu, C. (1990). Sens et processus de la guérison, vision africaine, *Spiritus, 120,* 314.

Fougeyrollas, P. (1997). Les déterminants environnementaux de la participation sociale des personnes ayant des incapacités : le défi sociopolitique de la révision de la CIDIH. *Canadian Journal of Rehabilitation, 2(10),* 147-160.

Fougeyrollas, P. (2002). L'évolution conceptuelle internationale dans le champ du handicap : Enjeux sociopolitiques et contribution québécoise. *Pistes, 2 (4).*

Gardou, C., Kristeva, J. (2004). Personne en situation de handicap : l'heure du rendez-vous. *Le Monde* (28 janvier 2004).

Gasparini, W. (2008). L'intégration par le sport ? *Sociétés contemporaines, 69,* 7-23.

Hebga, M. (1991). La guérison en Afrique. *Concilium, 234,* 83-96.

Lefebre, H., Levert, M-J., Imen, K. (2011). Un accompagnement personnalisé d'intégration communautaire en soutien au développement de la résilience : vers un modèle. *Développement humain, handicap et changement social, 1(19)*.

Martinelli, B, Ndjapou E. (2008). Sorcellerie et justice en République Centrafricaine. *Revue Centre-Africaine d'Anthropologie, 2*.

Mormiche, P. (2000). Le handicap se conjugue au pluriel. *Insee Première, 742*.

Muller, L. (2005). Age, diplôme, niveau de vie : principaux facteurs sociodémographiques de la pratique sportive et des activités choisies. *Stat-Info, 5*, 1.

Natanson, J., (2006). L'école, facteur d'exclusion ou d'intégration ? *Le portique, 3*, 2-10.

Negura, L. (2006). L'analyse de contenu dans l'étude des représentations sociales. *SociologieS, 1*, 1-16.

Noreau, L., Desrosiers, J., Robichaud, L., Fougeyrollas, P., Rochette, A., Viscogliosi, C. (2004). Measuring social participation: reliability of the LIFE-H in older adults. *Disability and Rehabilitation, 6*, 346-352.

Roulet, M., Cheseaux, M., Colé, P. Conséquences de la dénutrition chez l'enfant et l'adolescent. Mortalité, conséquences médicoéconomiques. *Nutrition clinique et métabolisme, 19*, 207-219.

Tchirkov V., Ambassa, S., Siddiqui, M. A. (2012). Causes and consequences of the deficiencies of the lower limbs in the Republic of Guinea. *Disability and rehabilitation, 21(34)*, 1809-1813.

Tchirkov V., Keller D., Ambassa S. (2011). Stratégies de subsistance des personnes atteintes de déficiences des membres inférieurs en République de Guinée. *Développement humain, handicap et changement social, 2(19)*, 97-107.

Turpin, J-P., Barbin, J.M., Ninot, G., Haye, G., Bui-Xuan, G., Marcellini, A., Mikulovic, J. (1997). Plaisir et handicap. *Corps et culture, 2*, 105-125.

Zaracostas, J. (2005). Disabled still face hurdles in job market. *The Washington Times, 16*.

Mémoires et thèses

Epelboin, A. (1983). *Savoirs médicaux et phytopharmacopées des Fulbé bandé et des Nyokholonké : essai d'ethnomédecine*. Thèse de doctorat. Université Paris V.

Larrouy, M. (2007). *L'invention de l'accessibilité. Des politiques de transport des personnes handicapées aux politiques d'accessibilité des transports urbains de voyageurs en France de 1975 à 2005*. Thèse de doctorat en sociologie. Université Paris I - Panthéon - Sorbonne.

Meley, M-F. (2003). *Paroles et silences autour des séquelles d'injection au Burkina Faso*. Mémoire de DEA d'anthropologie. Université des droits, d'économie et des sciences Aix-Marseille III.

Ngono, B. (2002). *Comprendre et prendre en charge le SIDA dans l'approche culturelle*. Mémoire de DEA. Université Paris Descartes.

Noutcha, R. (2004). *Des œuvres missionnaires au traitement social du handicap au Cameroun : du protectorat à la République*. Thèse de doctorat en STAPS. Université de Strasbourg.

Tchirkov, V. (2012). *Déterminants du handicap moteur en République de Guinée. Causes et conséquences des déficiences des membres inférieurs chez les habitants de Conakry*. Thèse de Doctorat en Sciences du Sport. Equipe de Recherche en Sciences Sociales du Sport (EA 1342). Ecole doctorale des Sciences humaines et sociales. Perspectives Européennes. Université de Strasbourg.

Tchirkov, V. (2007). *Perspectives de développement du secteur APA en République de Guinée*. Mémoire de Master 2 STAPS DAPA. Université de Strasbourg.

Tchirkov, V. (2005). *Obésité. Entre l'Afrique et l'Occident, mêmes problèmes, causes différentes*. Mémoire de Licence STAPS APA. Université de Strasbourg.

Etudes et rapports

Camara, M (2008). Rapport de la conférence « Mendicité des enfants au Mali », commandité par le Groupe de Réflexion sur les Droits de l'Enfant. Bamako.

Diallo, C. D. (2002). *Etude sur les groupes marginaux en Guinée.* Conakry, Ministère des Affaires Sociales, de la Promotion Féminine et de l'Enfance de Guinée.

Diallo, R. S. (2011). *Rapport de la présidence du CNT.* Conakry.

Enquête Démographique et de Santé, Guinée 2005. (2005). Direction Nationale de la Statistique (DNS) et ORC Macro. Calverton, DNS and Macro International Inc.

Enquête Handicaps-Incapacités-Dépendance (HID), 1998 - 1999, Insee.

Etude sur la santé des personnes âgées en Guinée. (2005). Ministère de la Santé Publique, Conakry, Division de Promotion de la Santé.

EuroQoL Group. (1990). EuroQoL - a new facility for the measurement of health-related quality of life. *Health Policy.* 16, 199-208.

FMI (2007). *Guinée - 3e rapport de mise en œuvre de la stratégie de réduction de la pauvreté.* Washington.

International Network of Action Against Hunger (2001). *Catastrophe humanitaire en Afrique de l'Ouest : 350000 réfugiés en grand péril entre la Guinée et la Sierra-Léone.*

OMS (2009). *Stratégie de coopération de l'OMS avec les pays, 2008-2014 - Guinée.* Conakry.

OMS (2001). *Classification internationale du fonctionnement, du handicap et de la santé.* Projet Final, Version Complète. Genève.

OMS (1980). *The International Classification on Impairments, Disabilities and Handicap (ICIDH).* Genève.

OMS (1994). *Classification statistique internationale des maladies et des problèmes de santé connexes,* 10ème révision, Vol 1-3. Genève.

OMS (2005). *Rapport mondial sur le paludisme.* Genève.

OMS (2010). *Vaccine-preventable diseases: monitoring system 2010 global summary.* Genève.

ONU (1982). *Résolution 37/52 du 3 décembre* 1982.

ONU (1999). *World Urbanization Prospects: The 2007 Revision.* United Nations Department of Economic and Social Affairs/Population Division.

ONU (2004). *RBC. Une stratégie de réadaptation, d'égalisation des chances, de réduction de la pauvreté et d'intégration sociale des personnes handicapées.* Document d'orientation générale.

Marcellini, A., Bui-Xûan, G., Turpin, J. P. (1995). Le sport, du travail de deuil à la continuité de soi, ou les usages du sport par les personnes handicapées physiques. *Actes de VIème Journée Internationale d'automne d'ACAPS,* Pointe à Pitre.

Noba, Y. Y. (1997). *Formation et projet de réinsertion des handicapés de la Cité de Solidarité.* Conakry, Direction nationale de la Promotion et de la Protection Sociale.

Noba, Y. Y. (1997). *Politique nationale de Réadaptation à base communautaire en faveur des personnes handicapées.* Conakry, Direction Nationale de la Protection Sociale.

Noba, Y. Y. (1998). *Projet de réorientation du profil de la cité de solidarité.* Conakry, Direction Nationale de la Promotion et de la Protection Sociale.

PNUD (2008). *Rapport Mondial de Développement.* République de Guinée.

PNUD (2007). *Note sur la situation politique, sociale et économique en Guinée.* www.gn.undp.org/Docs/Briefing_Note_juillet2007.pdf

Rapport du Ministère de l'Enseignement Pré-Universitaire et de l'Education Civique (2001). Scolarisation en Guinée. Résultats de l'EDSG-II 1999.

Recensement Général de la Population et de l'Habitation de 1996. Décret /95/210 PRG/SGG du 26 Juillet 1995. Département des archives du Ministère des Affaires Sociales, de la Promotion Féminine et de l'Enfance.

Sidibé, M. (2000). *Les handicapés.* Ministère de l'Economie et des Finances de Guinée. Direction Nationale de la Statistique. Conakry.

Solaux, G., Suchaut, B. (2002). *La privatisation « rampante » des systèmes éducatifs d'Afrique sub-saharienne,* Colloque ARES « Les Voies de scolarisation alternative en Afrique sub-saharienne », Strasbourg.

Lois et textes officiels

Loi sur le reclassement professionnel des travailleurs handicapés, n° 57-1223 du 23 novembre 1957.

La loi d'orientation en faveur des personnes handicapées, n° 75-534 du 30 juin 1975.

La loi pour l'égalité des droits et des chances, la participation et la citoyenneté des personnes handicapées, n°2005-102 du 11 février 2005.

Politique nationale de Réadaptation à base communautaire en faveur des personnes handicapées. Ministère des Affaires Sociales, de la Promotion Féminine et de l'Enfance. Conakry, septembre 1997.

Recommandation N°R (92) 6 du Conseil de l'Europe relative à « Une politique cohérente pour les personnes handicapées », 1992.

Guinée-Conakry
aux éditions L'Harmattan

Dernières parutions

D'UNE GUINÉE À L'AUTRE – Souvenirs et témoignages
Diallo Bah Aïssatou
Cet ouvrage est un témoignage autobiographique de l'itinéraire de l'auteur, de la période coloniale à nos jours. L'auteur fait un résumé des événements politiques marquants de la Guinée française à la fin de la période coloniale, de la première République et du régime militaire. Elle donne des références sur la vie économique et sociopolitique du pays de l'ère postcoloniale et aussi sur la vie familiale et personnelle.
(Coll. Harmattan Guinée, 15.50 euros, 154 p.)
ISBN : 978-2-336-00077-0, ISBN EBOOK : 978-2-296-50405-9

VEUVAGE FÉMININ ET SACRIFICES D'ANIMAUX DANS LE FOUTA-DJALON (GUINÉE)
Traditions en changement
Kervella-Mansaré Yassine
En Guinée, dans la région du Fouta-Djalon, les rites funéraires comprennent des cérémonies de sacrifice d'animaux. On pourrait penser que ces rites sont hérités d'une longue tradition, mais l'auteure montre que ce qui s'observe aujourd'hui n'est pas la reproduction de ce qui s'observait hier. Cela n'empêche pas de considérer que perdurent certains éléments ou certaines structures.
(Coll. Etudes africaines, 22.00 euros, 218 p.)
ISBN : 978-2-296-99285-6, ISBN EBOOK : 978-2-296-50294-9

GUINÉE L'AURORE D'UNE DÉMOCRATIE
Lonseny-Fall François
Plus de cinquante ans après son indépendance, la Guinée organise enfin une élection démocratique multipartite. L'auteur, acteur politique, porte son regard avisé sur ce processus allant de l'émergence d'une véritable transition politique à l'organisation de la première élection présidentielle permettant de bâtir l'avenir de la Guinée pour tous ses enfants.
(11.50 euros, 88 p.) ISBN : 978-2-296-99404-1

ORIGINES ET MIGRATIONS DES PEUHLS ET DES KISSI
Diallo Boubacar
Ce livre cherche à interroger le passé. Les contes repris ici sont les plus beaux de l'Afrique de l'Ouest. Qui aurait pu penser que la génétique des populations aurait confirmé ces fabuleux mythes que J. Richard Molard qualifiait, en 1956, «d'élucubrations fantastiques» ?
(Coll. Harmattan Guinée, 11.00 euros, 74 p.) ISBN : 978-2-296-99077-7

TOURBILLON
La dérive autoritaire
Barry Aminata
«Le grand malheur de la Guinée est d'avoir une mémoire cabossée ou de ne pas en avoir du tout». La violence de cette répression d'Etat qui s'est abattue sur notre pays de l'indépendance à nos jours a produit des dommages profonds. Aminata Barry, l'auteur, tente le pénible exercice d'expliquer ce qui est arrivé à des milliers de mamans et d'enfants qui ont eu à répondre de la responsabilité politique du régime de Sékou Touré.
(Coll. Harmattan Guinée, série Mémoires africaines, 11.50 euros, 94 p.)
ISBN : 978-2-296-96507-2

CUISINES DE GUINÉE
Bari Nadine, Maka-Ingenbleek Josée
La cuisine reflète toujours la culture d'un pays, ici la Guinée-Conakry. Or, il s'agit d'une Guinée plurielle, ce qui justifie le titre de cet ouvrge *Cuisines de Guinée*. Les recettes collectées sont regroupées par nature d'utilisation dans un repas : entrée, plat, accompagnement, dessert, boisson, afin de faciliter les recherches des cuisinières-lectrices.
(Coll. Harmattan Guinée, 18.00 euros, 164 p.)   *ISBN : 978-2-296-96631-4*

EXPÉRIENCE SOGUIPAH MOYEN SÛR DE LUTTE CONTRE LA PAUVRETÉ
Camara Mariame
L'agriculture est la priorité de développement de la Guinée, dont SOGUIPAH est le plus bel exemple de réussite. Son concept combine la création d'un noyau industriel de plantations et d'usines de transformation de produits agricoles, ayant pour finalité la protection durable des ressources naturelles, la création d'emplois et de revenus en milieu rural. Cet ouvrage est à destination du peuple de Guinée, à sa jeunesse et au monde paysan.
(Coll. Harmattan Guinée, 9.90 euros, 60 p.)   *ISBN : 978-2-296-96632-1*

DISCOURS (LES) (deuxième édition revue, corrigée et augmentée)
Une vision et un combat pour la réconciliation nationale, la démocratie et la bonne gouvernance
Souaré Ahmed Tidiane
Les grands discours sont porteurs d'Histoire. Ces discours de Ahmed Tidiane Souaré, dernier Premier ministre de Lansana Conté, constituent un écho de la vision de l'auteur et de son combat pour la démocratie et la bonne gouvernance. Il y décline son ambition et son combat quotidien sur les questions intérieures, sa vision pour combattre le sous-développement et la pauvreté en Afrique sans oublier les rapports bi et multilatéraux de la Guinée et de ses pays amis.
(22.00 euros, 236 p.)   *ISBN : 978-2-296-54903-6*

GUINÉE SOUS LES VERROUS DE LA RÉVOLUTION
Autobiographie
Lamine Kamara
Lamine Kamara parle de la détention politique sous le régime de Sékou Touré, construisant son récit autour d'une véritable trame, tout en restant fidèle aux faits vécus par le prisonnier dans sa chair et son sang. Il fait côtoyer le rire et les gémissements, malgré les monstruosités de l'univers carcéral.
(Coll. Harmattan Guinée, 22.00 euros, 0 p.)   *ISBN : 978-2-296-96485-3*

RACINES (LES) DE L'AVENIR
Réflexions sur la première République de Guinée – Essai
Kamara Lamine
L'auteur livre une analyse complète du régime, aussi bien aux plans politique, économique que social, une analyse objective bien que sans concession, en rétablissant les faits, en décryptant les mécanismes qui les ont engendrés, en dévoilant les méthodes et les pratiques en cours à l'époque, tout en veillant à faire la part des choses au moment de situer la ou les responsabilités de ce qui est arrivé à des hommes par des hommes...
(Coll. Harmattan Guinée, 13.00 euros, 114 p.)   *ISBN : 978-2-296-96484-6*

NABI IBRAHIMA YOULA, GRANDE FIGURE AFRICAINE DE GUINÉE
Entretiens avec Djibril Kassomba Camara
Kassomba Camara Djibril, Youla Nabi Ibrahima
Nabi Ibrahima Youla était un cadre polyvalent. Pionnier, puis président des coopératives bananières de Guinée, il occupa de hauts postes à responsabilité auprès d'éminentes personnalités. Au service de son pays, Sékou Touré l'envoya en mission exceptionnelle auprès du Général de Gaulle, dans le but de rétablir les relations franco-guinéennes. Ce livre évoque sa jeunesse, sa vie professionnelle remplie, sa carrière diplomatique et sa retraite silencieuse.
(Coll. Harmattan Guinée, 10.00 euros, 64 p.)   *ISBN : 978-2-296-96482-2*

SORY KANDIA KOUYATÉ – Chantre immortel d'une Afrique éternelle
Kouyaté Mamadou
Sory Kandia s'impose comme un véritable monument de la musique africaine. Mais si Sory Kandia Kouyaté, l'artiste éclos, est bien connu, Kandia, l'enfant enclos dans l'éducation traditionnelle, est souvent méconnu. Le passé, l'enfance de Kandia vécue en pleine période coloniale, est en fait l'expression des âpres contradictions d'alors. Ce sont ces instants nostalgiques que son fils aîné raconte ici.
(Coll. Harmattan Guinée, 14.00 euros, 126 p.)   *ISBN : 978-2-296-96483-9*

CONTRIBUTION À LA CONNAISSANCE DE L'HISTOIRE DU BADIAR
Koundara, Guinée
Boiro El Hadj Alseny
Le Badiar englobe la commune urbaine de Koundara et les sous-préfectures de Saréboïdo, Kammadby et Samba Ilo. C'est une région de plaines et de bas plateaux, aux sols hydromorphes et exondés, dominés par le mont Badiar. Le climat tropical subit des fluctuations préjudiciables aux activités agropastorales de la population et la végétation de savanes et de forêts-galeries est menacée de dégradation.
(Coll. Harmattan Guinée, 11.00 euros, 70 p.)   *ISBN : 978-2-296-55880-9*

NAÎTRE, VIVRE ET MOURIR EN PAYS KISI PRÉCOLONIAL
Essai d'anthropologie sociale et culturelle
Iffono Aly Gilbert - Préface de Shaka Bagayogo
L'ambition de ce travail est d'enrichir la connaissance historique d'un peuple sur lequel il n'existe guère que la thèse ethnologique classique et déjà ancienne de Denise Paulme (*Les gens du riz : les Kissi de la Haute-Guinée Française*, 1954). Le travail de l'auteur s'appuie sur un impressionnant travail d'enquête de terrain et d'archives pour présenter une société kisi déjà en proie à une profonde mutation plus d'une décennie avant la conquête coloniale.
(Coll. Etudes africaines, 25.00 euros, 242 p.)   *ISBN : 978-2-296-55815-1*

APPRENDRE ET ENSEIGNER AUTREMENT EN AFRIQUE (TOME 1)
Pratiques et recherches éducatives en chimie en Guinée-Conakry
Diallo Alfa Oumar
Dans la majorité des pays africains, enseigne qui le veut et non qui le peut. Les cohortes d'enseignants sont recrutées au gré de projets disparates. Chez les élèves, on constate une baisse du niveau, un manque de motivation, l'exode vers l'étranger. Du côté des professeurs, la routine et la médiocrité s'installent. Cet ouvrage apporte aux élèves et enseignants du continent des techniques pour apprendre et enseigner autrement.
(Coll. Etudes africaines, 23.00 euros, 228 p.)   *ISBN : 978-2-296-56445-9*

APPRENDRE ET ENSEIGNER AUTREMENT EN AFRIQUE (TOME 2)
Pratiques et recherches éducatives en chimie en Guinée-Conakry
Diallo Alfa Oumar
Ce second volume présente une démarche de recherche-action dans tous les cycles de l'école guinéenne. Cette méthodologie comprend des instruments didactiques classiques comme la problématique, les objectifs de la recherche, les hypothèses, les outils d'investigation, les résultats et les interprétations, etc. Elle permet aux enseignants de décortiquer, de circonscrire, de maîtriser les obstacles rencontrés par les apprenants.
(Coll. Etudes africaines, 16.50 euros, 162 p.)   *ISBN : 978-2-296-55929-5*

MON PARI POUR LA GUINÉE – Le changement est possible — (2e édition)
Fall François Lonsény
Dans cet ouvrage, l'auteur jette un regard rétrospectif et prospectif sur lui-même, son cheminement, son pays. Il montre son enracinement dans sa Guinée natale, relate son enfance, les moments qui comptent et les personnes qui l'entourent. Vient ensuite son parcours, notamment au sein des Nations Unies. Homme de dialogue, médiateur au service de la paix et de la démocratie, il décide de rentrer en Guinée fin 2008 pour jeter les bases d'un ambitieux projet de Refondation.
(Coll. Etudes africaines, 20.00 euros, 214 p.)   *ISBN : 978-2-296-56128-1*

L'Harmattan, Italia
Via Degli Artisti 15; 10124 Torino

L'Harmattan Hongrie
Könyvesbolt ; Kossuth L. u. 14-16
1053 Budapest

Espace L'Harmattan Kinshasa
Faculté des Sciences sociales,
politiques et administratives
BP243, KIN XI
Université de Kinshasa

L'Harmattan Congo
67, av. E. P. Lumumba
Bât. – Congo Pharmacie (Bib. Nat.)
BP2874 Brazzaville
harmattan.congo@yahoo.fr

L'Harmattan Guinée
Almamya Rue KA 028, en face du restaurant Le Cèdre
OKB agency BP 3470 Conakry
(00224) 60 20 85 08
harmattanguinee@yahoo.fr

L'Harmattan Cameroun
BP 11486
Face à la SNI, immeuble Don Bosco
Yaoundé
(00237) 99 76 61 66
harmattancam@yahoo.fr

L'Harmattan Côte d'Ivoire
Résidence Karl / cité des arts
Abidjan-Cocody 03 BP 1588 Abidjan 03
(00225) 05 77 87 31
etien_nda@yahoo.fr

L'Harmattan Mauritanie
Espace El Kettab du livre francophone
N° 472 avenue du Palais des Congrès
BP 316 Nouakchott
(00222) 63 25 980

L'Harmattan Sénégal
« Villa Rose », rue de Diourbel X G, Point E
BP 45034 Dakar FANN
(00221) 33 825 98 58 / 77 242 25 08
senharmattan@gmail.com

L'Harmattan Togo
1771, Bd du 13 janvier
BP 414 Lomé
Tél : 00 228 2201792
gerry@taama.net

Achevé d'imprimer par Corlet Numérique - 14110 Condé-sur-Noireau
N° d'Imprimeur : 92367 - Dépôt légal : novembre 2012 - *Imprimé en France*